国家卫生健康委员会"十四五"规划教材

全国高等职业教育教材

供老年保健与管理专业用

老年人生理与心理概论

主　编　苑秋兰

副主编　叶毅敏　闫长虹

编　者（以姓氏笔画为序）

王华栋（四川卫生康复职业学院）

王芳华（长春医学高等专科学校）

王晓琳（湘潭医卫职业技术学院）

叶毅敏（泉州医学高等专科学校）

史艳琴（山西医科大学汾阳学院）

闫长虹（菏泽医学专科学校）

闫婷婷（聊城职业技术学院）（兼秘书）

汪玉兰（河南护理职业学院）

苑秋兰（聊城职业技术学院）

秦立霞（清华大学医院）

人民卫生出版社

·北　京·

图书在版编目（CIP）数据

老年人生理与心理概论 / 苑秋兰主编 . —北京：
人民卫生出版社，2021.12（2024.9 重印）
ISBN 978-7-117-32541-7

Ⅰ. ①老… Ⅱ. ①苑… Ⅲ. ①老年人–人体生理学–
高等职业教育–教材②老年人–心理保健–高等职业教育
–教材 Ⅳ. ①R33②B844.4③R161.7

中国版本图书馆 CIP 数据核字（2021）第 260881 号

人卫智网 www.ipmph.com	医学教育、学术、考试、健康，购书智慧智能综合服务平台	
人卫官网 www.pmph.com	人卫官方资讯发布平台	

老年人生理与心理概论
Laonianren Shengli yu Xinli Gailun

主 编：苑秋兰
出版发行：人民卫生出版社（中继线 010-59780011）
地 址：北京市朝阳区潘家园南里 19 号
邮 编：100021
E - mail：pmph @ pmph.com
购书热线：010-59787592 010-59787584 010-65264830
印 刷：廊坊一二○六印刷厂
经 销：新华书店
开 本：850×1168 1/16 印张：13
字 数：411 千字
版 次：2021 年 12 月第 1 版
印 次：2024 年 9 月第 4 次印刷
标准书号：ISBN 978-7-117-32541-7
定 价：55.00 元

打击盗版举报电话：010-59787491 E-mail：WQ @ pmph.com
质量问题联系电话：010-59787234 E-mail：zhiliang @ pmph.com

出版说明

随着社会的发展，人们的生活水平不断提高，人口老龄化已经成为世界上大多数国家人口发展过程中的普遍现象。社会迫切需要大批的经过专业教育，具有良好职业素质，具有扎实的老年护理与保健知识，具有较强的操作技能和管理水平的高素质技术技能型人才。

老年保健与管理专业作为培养国家紧缺型养老服务技术技能人才的新专业，于2015年列入教育部《普通高等学校高等职业教育（专科）专业目录》。2019年以来，《国家职业教育改革实施方案》和《国务院办公厅关于推进养老服务发展的意见》等一系列文件的颁布为高等职业教育老年保健与管理专业的发展提出了要求并指明了方向。

为推动老年保健与管理专业的发展和学科建设，规范老年保健与管理专业的教学模式，适应新时期老年保健与管理专业人才培养的需要，在2019年8月教育部公布了《高等职业学校老年保健与管理专业教学标准》以后，人民卫生出版社在全国广泛调研论证的基础上，启动了全国高等职业教育老年保健与管理专业第一轮规划教材编写工作。

本套教材编写紧密对接新时代健康中国高质量卫生人才培养需求，坚持立德树人，德技并修，推动思想政治教育与技术技能培养融合统一，深入贯彻课程思政，在编写内容中体现人文关怀和尊老敬老的中华传统美德。教材遵循技术技能型人才成长规律，编写人员不仅包括开设老年保健与管理专业院校的一线教学专家，还包括来自企业的一线行业专家，充分发挥校企合作的优势，体现"双元"的职业教育教材编写模式。教材编写团队精心组织教材内容，优化教材结构，积极落实卫生职业教育改革发展的最新成果，创新编写模式，从而推动现代信息技术与教育教学深度融合。

本轮教材编写的基本原则：

1. 符合现代职业教育对高素质老年保健与管理专业人才的需求　教材融传授知识、培养能力、提高技能、提升素质为一体，注重职业教育人才德能并重、知行合一和崇高职业精神的培养。重视培养学生的创新、获取信息及终身学习的能力，突出教材的启发性，为建设创新型国家提供人才支撑。

2. 体现衔接与贯通的职教改革发展思路　教材立足高职专科层次学生来源及就业面向，实现教材内容的好教、好学、好用。突出教材的有机衔接与科学过渡作用，并将职业道德、人文素养教育贯穿培养全过程，为中高衔接、高本衔接的贯通人才培养通道做好准备。

3. 与职业技能等级证书标准紧密接轨　职业技能等级证书标准以岗位需求为导向，注重多个学科的交融与交叉，是教学应达到的基本要求。因此教材内容和结构设计与职业技能等级证书考核要求和标准紧密结合，从而促进与1+X证书制度的有效融合，提高学生职业素养和技能水平，提升养老服务与管理人才培养质量。

本套教材共9种，供高等职业教育老年保健与管理专业以及相关专业选用。

主编简介和寄语

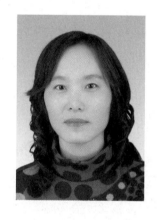

苑秋兰,副教授,山东省精品资源共享课程基础护理技术主持人,基础护理技术、老年护理课程负责人。兼任山东省护理学会理事,山东省护理学会护理管理、护理教育、居家养老等委员会委员。

主要研究方向为老年护理、护理教育,主编多部国家级规划教材和统编教材,如《老年护理》《基础护理技术项目化实训手册》《护理心理学基础》等;发表核心论文多篇;主持的教科研课题获多项省市级以上奖励。曾获全国职业院校护理技能大赛优秀指导教师、优秀教师、先进个人、优秀裁判员等荣誉称号。

寄语:

老年保健与管理专业为朝阳专业,在人口老龄化程度日益严峻的今天,了解老年人的身心变化,为更好地对老年人进行照护与管理打下坚实的基础。希望学生通过自己的不断努力,实现自我价值,为祖国赢得更好的未来。

前　言

人口老龄化是社会发展的重要趋势,也是今后较长一段时期我国的基本国情,这既是挑战也是机遇。人口老龄化将减少劳动力的供给数量,增加家庭养老负担和基本公共服务供给的压力。同时,人口老龄化促进了"银发经济"发展,扩大了老年产品和服务消费,有利于推动技术进步,为经济发展带来新的机遇,为老年保健与管理专业提供了广阔的发展空间。

本教材为老年保健与管理专业核心课程教材,共十四章,涵盖老年人生理变化和心理变化两部分。第一章至第六章介绍生理变化,按各系统变化分别进行阐述;第七章至第十四章介绍心理变化,着重于从老年人的心理健康、情绪调节、社会适应及心理评估与咨询等方面进行阐述,挖掘符合老年人年龄特点及身份变化所带来的一系列问题。

本教材有如下特点:①按照教育部老年保健与管理专业专业标准确定编写大纲。②每章设有学习目标,包括能力目标、知识目标、素质目标。知识目标分为掌握、熟悉、了解三个层次,方便教学和学生学习。③每章节设置导入情景,正文中设置知识链接,章末设置思考题,有助于教学互动、学生独立思考。④内容包括实训项目,同时附有操作性、实践性兼具的量表,为学生进一步学习提供帮助。⑤配套内容丰富的数字资源,包括教学课件、目标测试、动画;通过数字化资源共享,为教师教学及学生自主学习提供资源与平台。

本教材供高等职业教育老年保健与管理专业使用,也可作为养老机构继续教育及岗位培训的参考书。

本教材在编写过程中得到了全国老年保健与管理专业评审委员会成员的指导,得到各位编委所在单位的大力支持与帮助,在此表示诚挚的感谢。

由于编写时间紧,且编者的能力和水平有限,本教材难免有疏漏和错误之处,敬请广大同仁和各位读者不吝赐教和指正。

苑秋兰

2021 年 6 月

目 录

第一章
数字内容

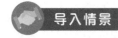

学习目标

1. 掌握老年相关概念；老年人年龄与老龄化社会的划分；人口老龄化对养老护理服务的需求。

2. 熟悉我国人口老龄化现状及老年保健事业发展面临的问题；老年保健的目标、原则与重点人群。

3. 了解老年人生理与心理概论的研究对象和任务。

4. 具有运用老年保健的新理念及新方法为老年人保健进行指导的能力。

5. 具有坚定为老年保健事业奉献的职业理念，以爱心、责任心、耐心对待老年人。

2018年、2019年世界卫生日主题均为全民健康覆盖，2019年中国宣传主题定为"维护人人健康，迈向全面小康"。老年人群因自身身体变化等原因，成为全民健康覆盖的重点关注人群，这是社会发展的必然结果，也是当今世界人们普遍关心的重大社会问题。因此，研究老年人的健康问题，提高老年人的生活质量，实现健康老龄化是今后老年保健与管理领域的重要课题。

第一节　老年人与人口老龄化

导入情景

我国开始进入老龄化社会以来，老龄化程度不断加深。第七次人口普查数据显示，截至2020年11月1日零时，60岁及以上人口为2.64亿，占总人口的18.7%；其中，65岁及以上人口约1.91亿，占总人口的13.5%。为应对人口老龄化，一方面我国正逐步推出延迟退休的政策，另一方面我国也在多方面加强养老保障，包括国有股权转给养老金等措施，以应对老龄化社会所带来的挑战。

工作任务

1. 作为一名老年保健工作者，如何看待人口老龄化。

2. 请描述健康老龄化的定义及主要内容。

一、老年人的年龄划分

（一）老年人的年龄划分标准

世界卫生组织（WHO）对老年人年龄的划分，按不同国家地区分别使用两个标准：在发达国家将65岁以上的人群定为老年人；而在发展中国家，则将60岁以上人群定为老年人。

目前我国老年人的年龄分期标准：45~59岁为老年前期（中老年人）；60~89岁为老年期（老年人）；90岁以上为长寿期（长寿老人）。

世界卫生组织提出的划分标准：15~44岁为青年人；45~59岁为中年人；60~74岁为年轻老年人；75~89岁为老老年人；90岁以上为长寿老人；100岁以上为百岁老人。

（二）人口老龄化和老龄化社会

1. 人口老龄化的概念　人口老龄化是指人口生育率降低和人均寿命延长导致的总人口中因年轻人口数量减少、年长人口数量增加而导致的老年人口比例相应增长的现象。又称群体老化，是指在社会人口的年龄结构中，60岁或65岁以上者所占比重增加的一种趋势。第七次人口普查数据显示，60岁及以上人口为2.64亿，占总人口的18.7%；其中，65岁及以上人口约1.91亿，占总人口的13.5%。据全国老龄工作委员会办公室预测，到2050年，中国60岁及以上老年人口将增加到4.87亿左右。出生率和死亡率的下降、平均预期寿命的延长是人口趋向老龄化的直接原因，同时也受人口迁徙等因素的影响。

2. 老龄化社会的标准　老年人口比例是反映人口老龄化程度的指标之一。按照联合国的标准，老龄化社会的标准有两个：一是发展中国家60岁及以上人口占总人口比例超过10%；二是发达国家65岁及以上人口占总人口的比例超过7%（表1-1）。

表 1-1　老龄化社会的划分标准

分类	发展国家	发达国家
老年界定年龄	≥60岁	≥65岁
青年型（老年人占人口总数）	<8%	<4%
成年型（老年人占人口总数）	8%~10%	4%~7%
老年型（老年人占人口总数）	≥10%	≥7%

人口老龄化的程度是以老年人口系数来衡量的。老年人口系数是指一个国家或地区的老年人口所占总人数的百分比。具体计算公式如下：

$$老年人口系数（\%）=\frac{60岁（或65岁）以上老年人口数}{总人口数}×100\%$$

3. 健康老龄化　健康老龄化是20世纪80年代后期，由于世界人口老龄化的发展而产生的一个新概念。1990年，世界卫生组织提出健康老龄化，以应对人口老龄化的问题。其核心理念是生理健康、心理健康、适应社会良好。

健康老龄化是指在个体生物年龄增长的同时，通过一系列积极的措施来推迟其老化（身体功能健康的受损）和社会性老化（社会参与的活力退化）。健康老龄化是实施健康中国战略、推进健康中国行动的重要组成部分。主要包括三项内容：

（1）老年人个体健康：涵盖老年人生理和心理健康以及良好的社会适应能力。

（2）老年人口群体的整体健康：健康预期寿命的延长以及与社会整体相协调。

（3）人文环境健康：人口老龄化社会的社会氛围良好与发展持续、有序、符合规律。健康老龄化，一方面指老年人个体和群体的健康，另一方面是指老年人生活在一个良好的社会环境。

中国老年学学会指出："要全面、科学地理解健康老龄化，必须明确六个要点"。这六个要点分别是：

第一，健康老龄化的目标是老年人口群体的大多数人健康长寿，体现在健康的预期寿命（healthy life expectaney）的提高。

第二，健康老龄化不仅体现为寿命长度，更重要的是寿命质量的提高，老年人口健康寿命的质量是有客观标准的，也是可以量化的。

第三，人类年龄结构向老龄化转变，一方面要求有相应的"健康转变"（health transition）来适应；另一方面，要求把健康的概念引申到社会、经济和文化诸方面。

第四，人口老龄化是一个过程，要从个体和群体增龄的过程中认识老年人群健康状况的前因后果、来龙去脉及发展趋势；把老年群体健康看作是进入老年前的婴幼儿、青少年和成年后各阶段所有制约健康因素的最综合、最集中和最终的表现，历史地、全面地认识老年人的健康，它同所有人的福利都联系着。

第五，健康老龄化是人类面对人口老龄化挑战提出的一项战略目标和对策，是建立在科学认识的基础上的。

第六，健康老龄化是同各个年龄段的人口、同各行各业都有关系的一项全民性保健的社会系统工程，需要全党全民长期不懈的努力才能逐步实现。

二、老年人生理与心理概论的研究对象和任务

（一）老年人生理与心理概论的研究对象

老年人生理与心理概论的研究对象是年满60岁及以上的老年人群，包括健康的和患病的老年人群。随着年龄增长，老年人在身体形态和功能方面发生一系列变化，主要表现在：

1. 机体组成成分中代谢不活跃的部分比重增加，如体脂占比增加，而细胞内水分随年龄增长减少，导致细胞内液量减少，细胞数量减少，出现脏器萎缩。

2. 器官功能减退，尤其是消化吸收、代谢、排泄及循环功能减退。

3. 新陈代谢放缓、抵抗力下降、生理功能下降。

头发、眉毛、胡须变得花白也是老年人最明显的特征之一，部分老年人会出现老年斑，偶见记忆力减退。

（二）老年人生理与心理概论的任务

进行老年人生理与心理的学习可科学地指导老年保健与管理人员掌握老年人生理改变及心理变化，使其根据老年人的变化特点及规律对老年人进行保健与管理。为实现这一任务，本门课程必须深入研究以下内容：

1. 研究老年人的生理变化及特点　随年龄增长，老年人会出现生理退行性改变，主要有以下改变：

（1）代谢功能降低：合成代谢降低，分解代谢增高，尤其是蛋白质的分解代谢大于合成代谢。

（2）基础代谢降低：老年人体内的瘦体组织减少，脂肪组织增加。

（3）消化功能减退：牙齿脱落，嗅觉和味觉迟钝影响食欲，肠道消化液分泌减少，消化和吸收功能减弱。

（4）机体成分改变：细胞数量下降，肌肉萎缩，器官减轻，功能下降；身体水分减少，影响体温调节，老年人对环境温度的变化适应能力降低；骨组织矿物质减少，骨质密度降低，容易出现骨质疏松症。

（5）器官功能改变：肝、肾功能降低，致使消化功能降低，维生素D的利用降低；胰腺功能降低，老年人糖耐量降低。

（6）免疫组织减少，免疫细胞数量下降，老年人免疫功能降低；心率减慢，血管硬化，易患高血压。

2. 研究老年人的心理变化及特点 老年心理学研究老年期个体的心理特征及变化规律,是老年学的重要组成部分。随着增龄,人体组织器官发生老化,生理功能随之衰退,机体调节功能减弱,适应能力、社交能力和生活能力等受到严重影响,使老年人发生一系列心理变化。同时,离退休、丧偶、再婚、经济窘迫等状况的出现,也对老年人的心身健康产生很大影响。老年期心理变化的特点主要包括以下几点:

(1)身心变化不同步:生理变化是随增龄发生的,与自然因素关系密切,心理变化则主要受社会因素影响。因此,老年人生理功能衰退的同时,心理状态并非紊乱衰退。

(2)心理发展的可塑性:老年期面对的社会问题,如离退休、亲朋好友去世等较多,老年人需要逐步适应。对此类问题的良好适应表明老年人心理发展具备可塑性。

(3)心理变化存在较大个体差异:由于受遗传、社会环境、个体生活经历等相关因素影响,老年人的心理变化存在较大的个体差异。

第二节 老年人的健康保健

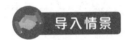

李奶奶,78岁,退休教师。年轻时身体不是很好,提前向单位申请病退。退休后,重点关注了健康保健方面的节目及文章,会从报纸、老年杂志上剪下有关养生保健的文章;会特别注重观看某电视台有关健康保健类的节目,并将自己看到的重点内容及保健的方式、方法用语言及图示的方式书写下来。几年下来,已经整理了很多。她认为,这样既锻炼了自己的书写绘画能力,同时让自己不断思考、不断总结,按照节目中介绍的方式进行身体的康复与保健,身体状况比年轻时还要好,生活充满了朝气与活力。

工作任务

1. 作为一名老年保健工作者,请对老年人的健康保健措施进行总结。

2. 请你为社区老年人进行保健指导。

为实现健康老龄化,就要最大限度地保持老年期活跃而具有独立活动的能力,即延长独立生活的时间,缩短老年期丧失功能、生活上依赖他人的时段,同时使老年人能够继续发挥自己的专长和潜能,为国家和社会作出力所能及的贡献,身心愉快地度过晚年,实现健康长寿的目标。而这一目标的实现,离不开成熟的老年保健体系的建立。

一、概述

(一)老年保健的概念

老年保健(health care in elderly)是指在平等享用卫生资源的基础上,充分利用现有的人力、物力,以维护和促进老年人健康为目的,发展老年保健事业,使老年人得到基本的医疗、护理、康复、保健等服务。

老年保健事业是以维持和促进老年人健康为目的,为老年人提供疾病的预防、治疗、功能锻炼等综合性服务,同时促进老年保健和老年福利发展的事业。实施老年保健,需要在医院、养老机构、社区及临终关怀等老年医疗保健服务体系中进行,充分利用现有社会资源,特别重视中长期保健照护的需要,为老年人进行健康保健服务。可通过建立健康手册、普及健康教育知识、开展社区或机构健康咨询、功能训练及访问指导等方式进行健康维护。

老年保健最初源于英国。英国开设老年病医院,对长期患病的老年人实行"轮换住院制度"、建立了以社区为中心的社区老年保健服务机构,有健全的老年人医疗保健网络;美国通过"多种形式的老年健康保险"在长期护理方面比较完善；日本建立了多元化的老年护理体系，对健康老年人，独居、虚弱老年人，长期卧床老年人、痴呆老年人开设不同的照护服务。

我国对老年人十分关注，在《"十三五"国家老龄事业发展和养老体系建设规划》中提出了我国养老服务体系的发展目标："居家为基础、社区为依托、机构为补充、医养相结合的养老服务体系更加健全。养老服务供给能力大幅提高、质量明显改善、结构更加合理，多层次、多样化的养老服务更加方便可及"。为促进老年人医疗保健事业的发展，国家颁布了一系列法律法规和政策，积极探索具有中国特色的老年人社会保健制度和社会互助制度，逐步建立以居家养老为基础、社区服务为依托、机构养老为补充、医养相结合的老年人服务体系和保健模式。

1996年制定《中华人民共和国老年人权益保障法》，2000年制定《关于加强老龄工作的决定》。其中关于城镇，通过建立基本养老保险、基本医疗保险、商业保险、社会救济、社会福利和社会服务为主的养老保障体系，为城镇老年人提供保障。对于农村老年人，坚持以家庭养老为主，进一步完善社会救济，不断完善农村合作医疗制度，积极探索多种医疗保障制度，解决农民养老问题，建立和完善农村社会养老保险是改革发展稳定大局的需要。

（二）老年保健的重点人群

1. 高龄老年人 高龄老年人一般是指年龄在80岁以上的人群，往往体质脆弱，大部分人患有慢性疾病，多种疾病并发。随着年龄的增长，老年人的健康状况不断退化，同时心理健康状况也令人堪忧，因此，高龄老年人对医疗、护理、健康保健等方面的需求加大。

2. 独居老年人 随着社会发展及人口老龄化、高龄化，以及之前我国实行计划生育政策带来的家庭结构变化，只有老年人组成的家庭比例逐渐增高。在农村，青年人大多外出打工，老年人单独生活。独居老年人外出就医不便，对社区医疗保健方面需求增加。因此，定期巡诊、送医送药及生活必需品上门，为老年人提供健康宣教或开展社区保健至关重要。

3. 丧偶老年人 丧偶老年人随年龄增长而增加，会对老年人生活造成很大影响，心理方面也会造成很大冲击。丧偶打破了相互关爱、相互支持的状态，夫妻中一方失去对方的关爱，使丧偶老年人感到生活无聊，甚至出现严重的身心问题。据世界卫生组织统计，丧偶老年人更容易有孤独感，发生心理问题，对老年人的健康非常有害，尤其近期丧偶者，往往导致原有疾病复发。

4. 患病老年人 患病老年人，身体状况较差，自理能力降低，需经过全面系统的治疗，因此会加重老年人的经济负担。为缓解这一问题，部分老年人会选择自行购药、服药，导致病情延误或贻误。因此，为促进老年人康复，需做好老年人健康检查、保健咨询等工作，使其配合医生进行治疗。

5. 近期出院老年人 近期出院的老年人往往疾病未完全恢复，身体状况较差，需要继续治疗并有效调整诊治方案，否则疾病极易复发，甚至导致死亡。因此，从事社区医疗保健的人员，应根据老年患者的情况，定期随访。

6. 精神障碍老年人 老年人中的精神障碍人员主要为痴呆患者，包括血管性痴呆和阿尔茨海默病。随着老年人口和高龄老年人的增多，痴呆患者也会增加。痴呆使老年人生活失去规律，并且不能自理，常伴有营养障碍，因而会加重原有的躯体疾病。因此，精神障碍老年人需要的医护服务明显高于其他人群，应引起全社会的重视。

7. "三无老人"、低保和特困老年人 政府目前关注的养老服务对象还有"三无老人"（无劳动能力、无收入、无赡养人和抚养人）、低保和失能、半失能等生活特别困难的老年人。

（三）老年保健服务对象的特点

1. 对医疗服务需求的特点 患多种疾病，就诊率高，住院率高，住院时间长。

2. 对保健服务和福利设施需求的特点 社会交往少，参与社会活动机会较少，收入减少，社会地位低。

3. 老年人患病的特点 多种疾病同时存在，病情复杂，临床表现不典型，病程长，康复慢。

4. 高龄老年人生活照顾特点 退行性疾病增加，生活不能自理，精神疾病增加（如阿尔茨海默病）。

二、老年保健的基本原则

（一）全面性原则

老年人的健康包括身体、心理及社会适应能力三个方面的健康，同时包含疾病和功能障碍的预防、治疗、护理、康复及健康促进，因此老年保健也应该是多维度、多层次的，不仅要从身体健康入手，还应关注心理卫生及社会适应的健康。建立统一、全面的老年保健计划非常必要。

（二）区域性原则

区域化保健指能为老年人提供更方便、快捷、有效的保健服务，所提供的以一定区域为单位的保健，即以社区为基础提供的老年保健。区域化保健原则主要体现在为社区老年群体提供多样化的社会援助服务：可通过家庭、社区等提供保健和社会服务，帮助老年人及其照顾者，如家庭保健协助、提供饮食营养方案、健康教育与咨询服务等；还可设立长期照护机构，通过专业或帮助性措施，进入社区为老年人进行服务，如日间照料与服务、交通与护送服务等。

（三）个体化原则

老年人健康受诸多因素的影响，因此在对老年人实施保健前需对他们的健康进行个体化的综合评估，在对其躯体、心理、社会方面存在的问题进行多方面评估的基础上，提出个性化的治疗及照护计划。

（四）费用分担原则

根据现在老年保健需求日益增长，费用可采取多渠道筹集，比如由政府、社会和个人三方出资。即政府出资承担一部分，保险公司的保险金补偿一部分，另外一部分由老年人自付。此种方式可缓解部分家庭的经济压力，更有利于老年人保健。

（五）功能分化原则

老年保健的功能分化随着老年保健的需求增加，在对老年保健的多层次性有充分认识的基础上，对老年保健的各个层面有足够的重视，在老年保健的计划、组织和实施及评价方面有所体现。如因老年人疾病有其特征及特殊的发展规律，老年护理院和老年医院的建立就成了功能的最初分化；再如老年人可能会存在特殊的生理、心理和社会问题。因此，不仅要有从事老年医学研究的医护人员，还应有精神病学家、心理学家及社会工作者共同参与老年保健，在老年保健的人力配备上也应显示明确的功能分化。

（六）防止过分依赖原则

受传统文化影响，普遍认为老年人群为弱者，需要在生活中给予更多周到的照顾与关心，而忽视了老年人群本身的主观能动性，导致老年人对家人及医务人员过分依赖。生活中过分的照顾影响了老年人机体正常功能的开发，导致老年人自理能力下降，依赖性进一步增强。因此，对老年人进行照护时，要充分调动老年人的主观能动性，促使其更好地为维护自身健康作出努力。

（七）联合国老年政策原则

联合国老年政策原则包括老年人的独立性原则、参与性原则、保健与照顾原则、自我实现与自我成就原则及尊严原则。

联合国大会于 1991 年 12 月 16 日通过《联合国老年人原则》（第 46/91 号决议）。大会鼓励各国政府尽可能将这些原则纳入本国国家方案。原则概要如下：

1. 独立

（1）老年人应能通过提供收入、家庭和社会支持以及自助，享有足够的食物、水、住房、衣着和保健。

（2）老年人应有工作机会或其他创造收入的机会。

（3）老年人应能参与决定退出劳动力队伍的时间。

（4）老年人应能参加适当的教育和培训。

（5）老年人应能生活在安全且适合个人选择和能力变化的环境。

（6）老年人应能尽可能长期在家居住。

2. 参与

（1）老年人应始终融于社会,积极参与制定和执行直接影响其福祉的政策,并将其知识和技能传给子孙后代。

（2）老年人应能寻求为社会服务的机会,并以志愿工作者身份担任与其兴趣和能力相称的职务。

（3）老年人应能组织老年人运动或协会。

3. 照顾

（1）老年人应按照社会的文化价值体系,享有家庭和社区的照顾和保护。

（2）老年人应享有保健服务,帮助他们保持或恢复到身体、智力和情绪的最佳水平并预防或延缓疾病的发生。

（3）老年人应享有各种社会和法律服务,以提高其自主能力并使他们得到更好的保护和照顾。

（4）老年人居住任何住所、安养院或治疗所时,均应能享有人权和基本自由,包括充分尊重他们的尊严、信仰、需要和隐私,并尊重他们照顾自己和抉择生活品质的权利。

4. 自我充实

（1）老年人应能寻求充分发挥自己潜力的机会。

（2）老年人应能享用社会的教育、文化、精神和文娱资源。

5. 尊严

（1）老年人的生活应有尊严、有保障,且不受剥削和身心损害。

（2）老年人不论其年龄、性别、种族或族裔背景、残疾或其他状况,均应受到公平对待,而且不论其经济贡献大小均应受到尊重。

三、老年人自我保健

（一）自我保健的概念与内涵

WHO 提出"自我保健是个人、家庭、邻里、亲友和同事自发的卫生活动"。自我保健属于自我保健医学范畴。内涵为:

1. 自我保健中的"自我" 狭义上指个人,广义上还包括家庭、亲友、邻里、同事及社区。

2. 自我保健活动 包括个体不断获得自我保健并形成某种机体内在的自我保健机制及个体利用学习和掌握的保健知识,主动且自觉地对自身健康负责,根据自身健康保健需求进行相关自我保健活动。

3. 自我保健强调和重视"自我"在保健中的地位和作用 充分发挥个体在健康维护及防治疾病等活动中的主观能动性,突出自我负责精神。

4. 自我保健需要接受专业的健康教育和指导。

因此,自我保健是在医疗机构和社会保健等有关系统参与、指导及支持下进行的一种自助和互助的保健活动。

（二）自我保健的内容

人们通过适应环境、学习健康保健知识、保持与增进健康的行为习惯、积极参与社区保健活动等均属于此项范畴。每位老年人都应积极参加社区的各项预防保健活动,如健康体检、预防接种、环境卫生改善、针对性的健康教育等,以便不断提高自我保健意识,增强自我保健能力。

（三）自我保健的措施

自我保健的措施包括自我监测、自我治疗、自我护理、自我预防及自我急救。

1. 自我监测 即通过"视、听、嗅、触"等方法观察自身健康状况,以便及时发现异常或危险信号,及时进行诊治。主要内容包括:

（1）与生命活动相关的重要指标,如生命体征等。

（2）疼痛的部位、性质及特征。

（3）机体各系统功能的变化情况。

老年人应学会和掌握自我观察的基本技巧,随时注意自己身体发生的变化,并及时寻求相应医疗保健服务。此外,还应保存好以往体检报告及就医病历,做到心中有数。

2. 自我治疗 包括治疗和康复。自我治疗指轻微伤症的自我诊治。自我康复主要针对慢性病或急性病的康复期,采用非药物疗法进行调理和功能性锻炼,以增强体质,提高生活质量,促进机体早日康复。要做好自我康复治疗,首先应根据自己的健康或患病情况,家中备有一定量的药品或家庭保健常用器材,还应备一些介绍老年保健和老年病防治的科普读物,经常阅读、对照、分析、判断,并在生活或患病的实践中不断地探索、总结、积累经验,逐步提高自我治疗和康复的能力和水平。

3. 自我护理 指增强生活自理能力,进行自我健康维护的一种方法,包括自我保护、自我照料、自我参与和自我调节等内容。

4. 自我预防 即有病治病,无病防病,预防为主。主要包括:

（1）良好行为习惯的建立。

（2）讲究心理卫生,保持自身最佳心理状态。

（3）合理膳食,均衡营养。

（4）适度运动与身体锻炼。

（5）定期健康体检。

老年人应懂得如何预防疾病,以减少或杜绝疾病的发生,尤其是存在高危因素的老年人,如肥胖症、高脂血症等,预防尤为重要。

5. 自我急救   包括:

（1）熟知急救电话。

（2）外出时随身携带急救卡,上面注明姓名、家属或朋友的联系电话、血型、定点医院、病历号、主要疾病等。

（3）患有心绞痛的老年人应随身携带急救药盒。

（4）患有心肺疾患的老年人家中应常备氧气装置。

（四）老年慢性病患者的自我保健

目前慢性病自我管理普遍采用的是"知、信、行"健康教育模式,其理论基础是自我效能理论。主要目的是提高慢性病患者所需的知识、技能和信心,充分调动其主观能动性,依靠自身力量管理自身疾病,维持和增进其独立生活的能力,提高生活质量。

四、我国老年保健的策略和任务

由于文化背景及各国社会经济条件差异,不同国家老年保健制度体系不尽相同。我国在积极探索构建更加完善的多渠道、多层次、全方位的,即包括政府、社区、家庭和个人共同参与的老年保障体系,进一步形成老年人口寿命延长、生活质量提高、代际关系和谐、社会保障有力的健康老龄化社会的老年服务保健网络。

（一）我国老年保健的策略

根据老年保健目标,针对老年人的特点和权益,可将我国的老年保健策略归纳为六个方面,即老有所医、老有所养、老有所乐、老有所学、老有所为和老有所教。

1. 老有所医——老年人的医疗保健 大多数老年人的健康状况随年龄增长而下降,健康问题逐渐增多。因此"老有所医"关系到老年人的生活质量。改善老年人口的医疗状况,首先必须解决好医疗保障问题。只有深化医疗保健制度的改革,逐步实现社会化的医疗保险,运用立法的手段和国家、集体、个人合理分担的原则,将大多数的公民纳入这一体系当中,才能改变目前支付医疗费用的被动局面,真正实现"老有所医"。

2. 老有所养——老年人的生活保障 家庭养老是我国老年人养老的主要形式,但由于家庭养老功能的逐渐弱化,养老必然由家庭转向社会,特别是社会福利保健机构。建立完善社区老年服务设施和机构,增加养老资金投入,满足老年人的基本生活和服务要求,将成为老年人安度幸福晚年的重要保障。

3. 老有所乐——老年人的文化生活　老年人在劳动生产岗位奉献了自己的知识和能力,因此有权继续享受生活的乐趣。国家、集体和社区都有责任为老年人"所乐"提供条件,积极引导老年人正确和科学地参与社会文化活动,提高心身健康水平和文化修养。"老有所乐"的内容十分广泛,如社区内可建立老年活动站,开展琴棋书画、阅读欣赏、体育文娱活动,饲养鱼虫花草、组织观光旅游、参与社会活动等。

4. 老有所学和老有所为——老年人的发展与成就　老年人虽然体力和精力上不如青年人和中年人,但在人生岁月中积累了丰富的经验和广博的知识,是社会的宝贵财富。即使如此,老年人仍需学习新的知识以适应社会发展。

1)老有所学:老年大学为老年人提供了一个再学习的机会,也为老年人的社会交往提供了有利条件。通过一段时间的学习,老年人精神面貌发生很大改观,生活变得充实而活跃,身体健康状况明显改善,因此受到老年人欢迎。老年人可根据自己的兴趣爱好,选择相应的学习内容,如医疗保健、乐器演奏、绘画、烹调、手工制作等,这些知识又给"老有所为"创造了一定的条件并有助于潜能的发挥。

2)老有所为:分为直接参与社会发展和间接参与社会发展。①直接参与社会发展:将自己的知识与经验用于社会活动中,如从事各种技术咨询服务、医疗保健服务、人才培养等。②间接参与社会发展:如献计献策、参与社会公益活动、编史或写回忆录、参加家务劳动、支持子女工作等。人口老龄化日益加剧,不少国家开始出现劳动力缺乏,"老有所为"将在一定程度上缓和这种矛盾,同时,也为老年人增加了个人收入,对提高老年人在社会及家庭中的地位和改善自身生活质量起到了积极的作用。

5. 老有所教——老年人的教育及精神生活　研究表明,科学、良好的教育和精神文化生活是老年人生活质量和健康状况的前提和根本保证。因此,社会有责任对老年人进行科学的教育,充分利用先进文化武装人、教育人、塑造人、鼓舞人。建立健康的、丰富的、高品位的精神文化生活将会成为未来老年人的主要追求。

（二）老年保健的任务

长寿并不等于健康,老年人对"独立、参与、自我充实、尊严"的需要均体现了他们追求生活质量的迫切愿望。因此,老年保健任务的完成依赖一个完整的老年医疗照顾体系的建立,需要包括老年人医院、中间机构、社区及临终关怀医院等相关机构共同努力,真正实现健康老龄化。

1. 维护生理健康,提高预期寿命　老年人组织器官的老化引起了生理功能的衰退,从而逐渐衰老,这是一个不可抗拒的自然规律。但是,如果去除外界不良因素后,人的寿命可以按原有遗传程序适量延长。老年人要保持健康的体魄,延缓生理老化的进程,需做到"生活规律、讲究卫生、饮食合理、适度锻炼、定期体检",以此保持老年人组织器官的生理功能,维护老年人健康,提高老年人的预期健康寿命。

2. 关注心理表现,促进心身健康　老年人要心情开朗、情绪稳定、遇事乐观、为人豁达,积极地适应晚年生活的各种角色转变,主动参加社会活动,培养兴趣爱好,扩大人际交往,合理用脑、加强学习,丰富和充实精神生活,做到老有所为、老有所乐、老有所学。老年保健的另一个重要任务就是研究老年人心理特征,特别是老年人异常心理表现,做到早发现、早解决,促进心身健康。

3. 提升健康素养,提高生活质量　健康素养是指个人获取和理解基本健康信息和服务,并运用这些信息与服务作出正确决策,以维护和促进自身健康的能力。促进老年人健康指导和健康教育,提升老年人健康素养,给予正确保健指导,延缓衰老,达到延年益寿。根据老年机体退行性变化和病理改变特征给予适宜的治疗、护理,使其早日康复,并减少或减轻残障,同时要教会老年人及其家属用药的不良反应和注意事项、老年急症的院前急救措施。

4. 探索临终关怀,提供全人服务　死亡是无法抗拒的自然规律。使临终的老年人接受死亡事实,减轻痛苦,提高生命质量,毫无遗憾地离开人世,并给予家属心理支持,减轻家属的痛苦,是临终关怀的最高目标。临终关怀事业在发达国家起步较早,因为他们较早地进入了老龄化社会,而且"全人服务"的发展比较健全。我国是一个发展中的大国,老龄化已经提前"敲门",这对于临终关怀事业是一个巨大的挑战。我国可以先针对临终关怀患者建立一套完整的制度和照顾体系,依靠政府和社会的力量来弥补家庭照顾的不足,给人生临近终点的患者及其家属带去关怀和抚慰。

总之,老年人保健工作的主要目的不是延长人类寿命,而是身体、心理、社会等方面的全人照护,延长老年人的健康预期寿命,提高老年人生存质量。

（苑秋兰）

思考题

1. 作为一名老年保健工作者,你认为应采取何种措施应对人口老龄化?
2. 作为一名专业人员,如何为社区老年人进行自我保健指导?

老年人呼吸与循环系统功能变化与常见疾病

第二章
数字内容

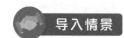

1. 掌握老年人上呼吸道、气管、支气管及肺功能的改变;老年人血管功能及心脏功能的改变。

2. 熟悉老年人胸廓和呼吸肌的生理功能的改变。

3. 了解老年人呼吸、循环系统常见疾病。

4. 具有对老年人进行呼吸、循环系统知识宣教的能力。

5. 具有尊老、爱老的优良品质及终生学习、奋发上进的职业追求。

呼吸系统由呼吸道和肺组成。主要功能是进行气体交换,即从外界吸入氧,呼出二氧化碳。心血管系统包括心脏和血管(动脉、毛细血管和静脉),心脏是循环系统动力器官,血管是运输血液的通道。进入老年以后,随着年龄的增长,呼吸系统与循环系统会发生一定的结构与功能变化。

第一节　老年人呼吸系统功能变化与常见疾病

导入情景

张大爷,80岁。半年前因股骨骨折久治未愈而长期卧床。因"咳嗽、咳痰、气喘10d,加重3d"住院治疗。通过体格检查、实验室检查和X线检查,诊断为坠积性肺炎(长时间卧床使得呼吸道分泌物难以咳出,淤积于中、小气道,诱发肺部细菌感染,即坠积性肺炎)。

工作任务

1. 根据老年人呼吸道的结构特点,向张大爷及其家属解释分泌物为什么难以排出。

2. 如何帮助张大爷排出呼吸道分泌物。

呼吸系统由呼吸道和肺两部分组成(图2-1)。呼吸道是传送气体的管道,肺是进行气体交换的器官。呼吸系统的主要功能是完成机体与外界环境间的气体交换,即吸入氧气,排出二氧化碳。

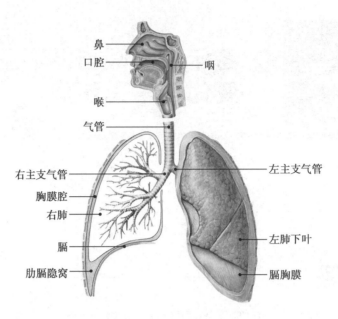

图 2-1　呼吸系统的组成

一、老年人呼吸系统功能变化

呼吸道包括鼻、咽、喉、气管和主支气管及其分支。临床上常将鼻、咽、喉称为上呼吸道,将气管、主支气管及其分支称为下呼吸道。呼吸道不仅是气体进出肺泡的必经之道,同时还有对吸入气体进行加温、加湿及过滤清洁等作用。肺泡是肺换气的主要场所,胸廓是实现肺通气的动力器官。

（一）老年人呼吸系统的结构改变

1. 老年人上呼吸道的改变　鼻是呼吸道的起始部分,也是嗅觉器官,包括外鼻、鼻腔和鼻窦三部分。鼻是呼吸道的起始部分,也是嗅觉器官。鼻腔内面覆以黏膜,分为呼吸区和嗅区,具有对吸入的空气湿润、加温和吸附灰尘的作用,鼻中隔前下部黏膜较薄,其内的小血管丰富,位置表浅,易受理化因素的影响而引起鼻出血,故称此区为鼻易出血区。咽是消化管和呼吸道共有的器官。喉腔可分三部分,其中声门下腔黏膜下组织比较疏松,炎症时易引起水肿,导致呼吸困难。喉既是气体通道,又是发音器官。

呼吸道异物的排除主要靠其分泌的黏液及纤毛的运动。当有异物进入呼吸道时,就会被黏附在黏液上,然后纤毛通过摆动将异物推入口腔。随着老化,纤毛逐渐受损,弹性变差,黏液腺和支气管上皮细胞退化,从而降低清理呼吸道的能力;有效咳嗽也减弱,使呼吸道更易受到感染。

随着年龄增长,鼻黏膜会慢慢变薄,腺体萎缩,分泌减少。由于老年人鼻软骨弹性减弱,鼻尖下垂,鼻前孔开口的方向由向前水平变为向前下方,致使经鼻的气流形成涡流,气流阻力增加,迫使老年人经口呼吸,导致鼻腔对气流的滤过、加温、加湿的功能减退或丧失,容易引起口渴。

老年人的咽黏膜和咽淋巴组织会随着年龄增长而逐渐萎缩,其中腭扁桃体的萎缩尤为明显,导致咽腔变宽大。喉黏膜变薄,上皮角化,甲状软骨骨化,防御性反射变得迟钝。咽喉黏膜感觉、会厌反射功能降低,咽缩肌活动减弱,易产生吞咽障碍,易使食物及咽喉部寄生菌进入下呼吸道,引发坠积性肺炎。

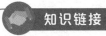

知识链接

打呼噜与睡眠呼吸暂停综合征

打鼾即打呼噜,是睡眠呼吸暂停综合征这一疾病的主要表现。普通打呼噜者的呼噜声均匀规律,一般在平卧位睡眠、劳累或饮酒后出现。如果呼噜声响亮而不规律,时断时续,声音忽高忽低,标志着气道阻塞发生,要考虑呼吸暂停综合征的可能。

如果呼吸暂停一夜发生 30 次以上,或者平均每小时发生 5 次以上,患者就会反复从睡眠中憋醒,医学上将之称为睡眠呼吸暂停综合征。睡眠呼吸暂停综合征的主要临床表现:睡眠中打呼噜、频繁呼吸停止;睡醒后头痛、疲劳、血压升高;严重者可发生夜间心绞痛、心律失常;睡觉不解乏、白天困倦、嗜睡;记忆力减退、反应迟钝、工作能力降低等。有上述表现应及时就医。

2. 老年人气管、支气管的改变 气管为硬而有弹性的管道,长约 11cm,略呈圆桶状,由 14~16 个 C 形的气管软骨及其连结的平滑肌和结缔组织构成。左、右主支气管是由气管发出的第一级分支,它们各自向外下行,分别经左、右肺门入左、右肺。气管和主支气管的管壁结构基本相同,从内向外依次为黏膜、黏膜下层、外膜。腺体的分泌物与杯状细胞分泌的黏液,润滑气管黏膜表面,并黏着尘埃和细菌等,再经纤毛不断地向咽喉摆动,将分泌物排出体外。

在衰老过程中,老年人气管内径增大,以横径增大为主。老年人气管与支气管黏膜上皮出现萎缩、鳞状上皮化生、纤毛倒伏、杯状细胞增多;黏膜下腺体和平滑肌萎缩;外膜软骨逐渐退变,出现钙盐沉着和骨化。小气道杯状细胞数量增多,分泌亢进黏液潴留,可导致管腔狭窄,增加气道内在阻力,尤其是呼气阻力增加而容易发生呼气性呼吸困难。

3. 老年人肺及胸廓的改变 肺位于胸腔内,纵隔的两侧,左右各一。肺呈海绵状,富有弹性。左肺被斜裂分成上、下两叶,右肺被斜裂和水平裂分为上、中、下三叶。肺的微细结构可分为实质和间质两部分,实质由肺内各级支气管和肺泡构成,间质为肺内的结缔组织、血管、淋巴管和神经等。肺实质根据功能的不同,又可分为导气部和呼吸部。

肺泡是进行气体交换的主要部位,呈多面囊泡状。肺泡壁极薄,由肺泡上皮构成。此上皮有两种细胞:一种为 I 型肺泡细胞,构成气体交换的广大面积;另一种为 II 型肺泡细胞,能分泌表面活性物质,它分布于肺泡上皮的泡腔面,具有降低肺泡表面张力、防止肺泡塌陷的作用。肺泡与血液进行气体交换时,必须经过肺泡上皮细胞和基膜、毛细血管内皮细胞及基膜等四层结构,通常称这些结构为气-血屏障,也称呼吸膜。

老年人的肺组织萎缩,体积减小,重量减少了约 1/5。肺泡壁周围的弹性纤维组织退行性变化,易使肺泡壁断裂,发生肺泡相互融合、肺泡数量减少,导致肺泡腔变大,肺泡面积减少,气体交换面积由 30 岁时的 $75m^2$ 减至 70 岁的 $60m^2$。

在胸廓方面,因钙离子代谢改变和肋软骨钙化,加上脊椎的骨质疏松与塌陷,导致胸椎的背曲弧度加重而产生脊柱后弯,胸腔前后径增加,胸壁硬化,活动度下降,再加上呼吸肌无力,使老年人的呼吸功能减退。

(二)老年人呼吸系统的生理改变

机体与外界环境之间进行的气体交换过程称为呼吸。呼吸过程由三个互相联系的环节组成,即外呼吸、气体在血液中的运输和内呼吸。外呼吸是指肺的血液与外界环境间的气体交换,包括肺通气和肺换气;内呼吸主要指血液与组织细胞间的气体交换,又称组织换气。

随着年龄的增长,人的呼吸系统会逐渐老化,结构开始出现退行性改变的同时呼吸系统功能也开始减退,并且随着年龄的增长退化速度加快。60 岁以后呼吸系统老化现象日趋明显。

1. 呼吸肌衰退 老年人的呼吸肌与全身其他部位的肌肉一样,也在逐渐发生退行性改变。老年人呼吸肌力量减弱,耐力下降且易疲劳。膈肌是主要的呼吸肌,随着年龄的增长膈肌出现退行性改变。具体表现为膈肌变薄、肌肉萎缩、重量减轻,肌张力下降;加上老年人腹腔内脂肪增加,膈肌收缩时下降幅度也会受限。膈肌收缩时的下降幅度每减少 1cm,可使肺容积减少 250ml,老年人膈肌的活动度与肌肉的能量储备比中年差,可使老年人的肺容积减少,导致肺通气效能降低。

2. **肺通气阻力增加** 肺通气的过程中遇到的阻力称为肺通气阻力。肺通气的阻力可分弹性阻力和非弹性阻力两种。弹性阻力包括肺的弹性阻力和胸廓的弹性阻力。正常情况下,弹性阻力约占总通气阻力的 70%;非弹性阻力又包括气道阻力、惯性阻力等,约占总通气阻力的 30%。

由于呼吸系统与外界直接相通,长年受到外界各种不利因素的影响,所以老年人气道不仅发生退行性变化,而且易伴有慢性炎症,导致气道阻力增加,尤其是在呼气过程中小气道易塌陷,废气滞留于肺泡内,不易被呼出。

随着年龄的增长,老年人肺的弹性阻力增大,即肺的顺应性下降。这主要与以下两方面原因有关:一方面老年人的肺组织因弹性纤维的退行性改变,肺泡的弹性回缩力明显减小;另一方面肺泡表面活性物质的合成和释放减少,使老年人肺泡表面张力变大。此外,老年人由于骨质疏松,脊椎骨塌陷,常发生脊柱后突,加上老年人关节韧带硬化,使得老年人胸廓的活动度受到限制,胸廓的弹性阻力增加,即胸廓的顺应性降低。老年人肺和胸廓顺应性的下降,必然导致老年人的呼吸更加费力且通气储备能力将大大下降。

3. **换气功能下降** 气体的交换包括肺泡与肺泡毛细血管血液之间的气体交换、血液与组织液之间的气体交换。前者称为肺换气,后者称为组织换气。氧与二氧化碳的气体交换是在肺泡内进行的,因此肺泡面积的减少会影响换气功能。老年人肺泡的数目减少,弹性减弱。20 岁的年轻人有 $80m^2$ 的肺泡面积,70 岁时降为 $65~70m^2$。而且,随着年龄的增长,老年人呼气末肺残气量增加,肺活量减少,最大呼气量也减少,肺泡隔中毛细血管和管内血流量均减少,肺泡与血液交换能力降低,老年人动脉血氧分压水平随增龄而下降 10%~15%。

4. **呼吸节律变化** 人在安静状态下平静而均匀的呼吸称为平静呼吸。正常成人安静时的呼吸频率为 12~18 次 /min。人体在运动或劳动时,深而强的呼吸称为用力呼吸,也称深呼吸。以膈肌舒缩为主的呼吸运动,伴有腹壁明显的起伏,称为腹式呼吸;以肋间外肌舒缩为主的呼吸运动,称为胸式呼吸。正常成人为腹式和胸式混合式呼吸,成年男性和儿童以腹式呼吸为主。

人的呼吸运动是一种节律性活动,呼与吸交替进行。这种节律一方面具有自主性,可无意识参与,也不因睡眠而中断,呼吸的深度和频率可随着机体内外环境的变化而相应变化;另一方面,呼吸运动节律也会受人的意识支配。

即使没有心、肺疾病的老年人,睡眠期间也可以出现呼吸紊乱的现象。老年人在睡眠中因呼吸道肌肉力量的减弱易导致呼吸道塌陷,尤其是在熟睡时,肌肉完全松弛容易形成呼吸道狭窄从而影响肺通气。因此老年人打呼噜较多,并且研究发现有相当多的老年人有睡眠呼吸暂停综合征的发生。

二、常见呼吸系统老年疾病

(一)老年肺炎

1. **概念** 肺炎是指终末气道、肺泡和肺间质的炎症,可由病原微生物、理化因素、免疫损伤、过敏及药物所致。近年来肺炎总的病死率有所上升,主要与人口老龄化、吸烟、伴有基础疾病、免疫功能低下加之病原体变迁、医院获得性肺炎发病率增加、病原学诊断困难、不合理使用抗生素导致细菌耐药性增加等因素有关。老年肺炎严重程度随年龄增长而加重,重症链球菌感染所致肺炎的死亡率是年轻人的 3~5 倍。

2. **分型** 按病因分类,老年肺炎分为细菌性肺炎、非典型病原体所致肺炎、病毒性肺炎、真菌性肺炎、其他病原体所致肺炎、理化因素所致肺炎等。按解剖分类,可分为大叶性(肺泡性)肺炎、小叶性(支气管性)肺炎和间质性肺炎。按患病环境分类,分为社区获得性肺炎和医院获得性肺炎。

3. **病因** 老年肺炎大部分由感染所致,病情的严重程度与病原体及老年人自身状况有关。老年肺炎的病原体中,细菌仍占主要地位。肺炎链球菌是引起老年人社区获得性肺炎最主要的致病菌。革兰氏阴性杆菌和金黄色葡萄球菌在老年肺炎中比例较小,但仍较年轻人多见。革兰氏阴性杆菌是引起老年人医院获得性肺炎的主要致病菌,其中以铜绿假单胞菌及克雷伯菌最常见,金黄色葡萄球菌、肺炎链球菌和厌氧菌也比较常见。老年人由于基础疾病多,免疫功能及上呼吸道防御功能下降等原因,多种病原菌合并感染多见。

4. 临床表现　肺炎患者多有寒战、高热、胸痛、咳嗽、咳痰等症状。严重感染中毒症患者易发生感染性休克,也称休克型肺炎,老年人较多见,表现为血压降低、四肢厥冷、多汗、少尿、发绀、心动过速、心律失常等,而高热、胸痛、咳嗽等症状并不突出。也可出现胸膜炎、脓胸、心包炎、脑膜炎和关节炎等并发症。

老年肺炎的临床表现大多不太典型,其表现因病原体毒力、身体状态不同而有较大差异。多具有以下特点:

(1)症状不典型:半数以上老年人无典型高热、咳嗽、咳痰症状。

(2)全身症状明显:常表现为食欲减退、乏力、精神萎靡、意识模糊、营养不良等。

(3)并发症多而重:易并发呼吸衰竭、心力衰竭、休克、弥散性血管内凝血(DIC)、电解质紊乱、酸碱失衡等严重并发症。

(4)病程长:老年肺炎常为多种病原菌合并感染,耐药情况多见,病灶吸收缓慢。

此外,老年肺炎中因误吸而引起的吸入性肺炎的比例特别高,常发生在睡眠中。这是因为老年人吞咽功能下降,反应比较迟钝,食物反流进入肺部的可能性增加。如果带有胃酸的食物反流到肺部,还会对肺组织产生化学性损害。因此,老年人要避免吃饱就睡,饭后最好散步或坐着轻微活动15~30min;睡眠时不宜采用平卧位,应采用头部稍微抬高的右侧卧位或半侧卧位,以避免分泌物倒流进入气管及支气管内。对于长期卧床的老年人,家人在喂食时要预防食物进入气管,造成吸入性肺炎。

5. 健康教育　指导老年人及其家属了解肺炎的病因和诱因。易感者尤其是年老体弱和免疫功能低下者,可注射流感或肺炎免疫疫苗,使之产生免疫力。指导患者要注意休息,劳逸结合。保证摄取足够的营养物质,适当参加体育锻炼,增强机体抗病能力。避免受凉、淋雨、酗酒和过度疲劳,天气变化时随时增减衣服,预防上呼吸道感染。对意识障碍、慢性病、长期卧床者,应指导家属注意帮助患者经常改变体位、翻身、拍背,鼓励并协助患者咳出痰液,有感染征象时及时就诊。

(二)老年慢性阻塞性肺疾病

1. 概念　老年慢性阻塞性肺疾病是一种以不完全可逆性气流受限为特征,呈进行性发展的肺部疾病。老年慢性阻塞性肺疾病是呼吸系统疾病中的常见病和多发病,由于患者数量多,死亡率高,社会经济负担重,已成为一个重要的公共卫生问题。在世界范围内,老年慢性阻塞性肺疾病的死亡率位于所有死因的第四位,并且有逐年增加之势。在我国,慢性阻塞性肺疾病是老年人的常见病和多发病,并且发病率随增龄而增多。老年慢性阻塞性肺疾病是严重危害人民群体健康的重要慢性呼吸系统疾病。

老年慢性阻塞性肺疾病与慢性支气管炎、肺气肿密切相关。慢性支气管炎是指气管、支气管黏膜及其周围组织的慢性、非特异性炎症。如患者每年咳嗽、咳痰达3个月以上,连续2年或以上,并排除其他已知原因的慢性咳嗽,即可诊断为慢性支气管炎。阻塞性肺气肿(简称肺气肿)是指肺部终末细支气管远端气腔出现异常持久的扩张,并伴有肺泡壁和细支气管的破坏而无明显肺纤维化的病理状态。当慢性支气管炎和/或肺气肿患者肺功能检查出现气流受限并且不能完全可逆时,可视为老年慢性阻塞性肺疾病。如患者只有慢性支气管炎和/或肺气肿,而无气流受限,则不能视为老年慢性阻塞性肺疾病,可视为老年慢性阻塞性肺疾病的高危期。

2. 病因　目前老年慢性阻塞性肺疾病的确切病因尚不清楚,与老年慢性阻塞性肺疾病有关的危险因素包括个体易感因素和环境因素,两者相互影响。个体易感因素包括呼吸道功能减弱、免疫功能低下、自主神经功能失调,肾上腺皮质功能和性腺功能减退等。环境因素包括吸烟、空气污染、过敏、感染及其他理化因素,这些危险因素都有可能参与老年慢性阻塞性肺疾病的发生、发展。

3. 临床表现　老年慢性阻塞性肺疾病的患者多表现为慢性咳嗽、咳痰、气短或呼吸困难、喘息和胸闷。与一般成人相比,老年慢性阻塞性肺疾病具有以下特点:①呼吸困难典型而严重,在日常生活甚至休息时也感到气促。②典型症状弱化或缺如,老年人表现为厌食、胸闷、少尿、精神萎靡、发绀、呼吸音低等。在炎症发作时体温不升、白细胞不高、咳嗽不重、气促不显著。③肺源性心脏病、休克、呼吸性酸中毒、肺性脑病、DIC等并发症的发生率增高。

4. 健康教育　指导老年人识别和消除使疾病恶化的因素。戒烟是预防老年慢性阻塞性肺疾病的重要且简单易行的措施,应鼓励患者戒烟,避免粉尘和刺激性气体的吸入,在呼吸道传染病流行期间,应尽量避免去人群密集的公共场所。指导患者要根据气候变化,及时增减衣物,避免受凉感冒。使老年人理解康复锻炼的意义,充分发挥老年人进行康复的主观能动性,制订个性化的锻炼计划,选择空气新鲜、安静的环境,进行步行、慢跑、气功等体育锻炼。在潮湿、大风、严寒气候时,避免室外活动。对实施家庭氧疗的老年人,照护人员应指导老年人和家属做到以下几点:①了解氧疗的目的、必要性及注意事项;注意安全,供氧装置周围严禁烟火,防止氧气燃烧爆炸;吸氧鼻导管须每日更换,以防堵塞,防止感染;氧疗装置定期更换、清洁、消毒。②告诉患者和家属宜采取低流量(氧流量 1~2L/min 或氧浓度 25%~29%)吸氧,并且每日吸氧的时间不宜少于 15h;因夜间睡眠时,部分患者低氧血症更为明显,故夜间吸氧不宜间断;监测氧流量,防止随意调高氧流量。③氧疗有效的指标为患者呼吸困难减轻、呼吸频率减慢、发绀减轻、心率减慢、活动耐力增加。

（三）老年支气管哮喘

1. 概念　支气管哮喘是由嗜酸性粒细胞、肥大细胞、T 淋巴细胞等多种炎性细胞和细胞组分参与的气道慢性炎症性疾病。这种慢性炎症导致气道高反应性和广泛、可逆性的气流受限。典型表现为反复发作性的喘息、伴有哮鸣音的呼气性呼吸困难。

哮喘是全球性最常见的慢性病之一,全球约有 1.6 亿患者,我国患病率为 1%~4%,半数在 12 岁以前发病,城市高于农村,老年人群的患病率有增高趋势。成人男女患病率相近,约 40% 的患者有家族史。

2. 病因　哮喘发病具有明显的家族集聚现象,哮喘患者亲属患病率高于一般群体患病率,并且亲缘关系越近患病率越高。环境因素主要包括:①吸入性变应原,如尘螨、花粉、真菌、动物毛屑、二氧化硫、氨气等各种特异和非特异性吸入物。②感染,如细菌、病毒、原虫、寄生虫等。③食物,如鱼、虾、蟹、蛋类、牛奶等。④药物,如普萘洛尔、阿司匹林等。⑤其他,气候改变、运动等都可能是哮喘的诱发因素。

3. 临床表现　哮喘发作前常有干咳、胸闷、喷嚏、流泪等先兆表现,典型表现为发作性呼气性呼吸困难。严重者呈强迫坐位或端坐呼吸,甚至出现发绀、干咳或咳大量泡沫样痰。哮喘症状可在数分钟内发作,经数小时至数日,用支气管舒张药或自行缓解。在夜间及凌晨发作和加重常是哮喘的特征之一。根据临床表现哮喘分为急性发作期、慢性持续期和缓解期。

4. 治疗　目前尚无根治的方法。治疗的目的为控制症状,防止病情恶化,尽可能保持肺功能正常,维持正常活动能力,避免治疗副作用,防止不可逆气道阻塞,避免死亡。

5. 健康教育　通过健康教育使患者能懂得哮喘虽不能彻底治愈,但只要坚持充分的正规治疗,完全可以有效地控制哮喘的发作,即患者可达到没有或仅有轻度症状,能坚持日常工作和学习。

（1）避免触发因素:针对个体情况,指导老年人有效控制可诱发哮喘发作的各种因素,如避免摄入引起过敏的食物;室内布局力求简洁,避免使用地毯、种植花草、不养宠物;经常打扫房间,清洗床上用品;避免接触刺激性气体及预防呼吸道感染;避免进食易引起哮喘的食物;避免强烈的精神刺激和剧烈的运动;避免大笑、大哭、大喊等过度换气动作;在缓解期应加强体育锻炼、耐寒锻炼及耐力训练,以增强体质。

（2）用药指导:哮喘老年人应了解自己所用的每种药的药名、用法及使用注意事项,了解药物的主要不良反应及如何采取相应的措施来避免。指导老年人或家属掌握正确的药物吸入技术。与老年人共同制订长期管理、防止复发的计划。坚持定期随访保健,指导正确用药,使药物副作用减至最少。

（3）其他指导:保持有规律的生活和乐观情绪,积极参加体育锻炼,最大程度恢复劳动能力,特别向老年人说明发病与精神因素和生活压力的关系。动员与老年人关系密切的力量,如家人或朋友参与对哮喘患者的管理;为其心身健康提供各方面的支持,并充分利用社会支持系统。

（四）老年肺结核

1. 概念　肺结核病是由结核分枝杆菌引起的慢性肺部感染性疾病,结核分枝杆菌可侵及全身多个脏器,肺部结核占各器官结核病总数的 80%~90%,其中痰中排菌者称为传染性肺结核病。我国结核病患者数量居世界第二位,仅次于印度。结核病是我国重点控制的重大疾病之一。本病多见于生活贫困、居住环境拥挤、营养不良的人群。

2. 传播　飞沫传播是肺结核最重要的传播途径。传染源主要是痰中带菌的肺结核患者。患者咳嗽排出的结核菌悬浮在飞沫核中,当被人吸入后即可引起感染。排菌量愈多,接触时间愈长,危害愈大;而飞沫直径亦是重要影响因素,大颗粒多在气道沉积随黏液纤毛运动排出体外,直径 1~5μm 大小最易在肺泡沉积,情绪激昂的讲话、用力咳嗽,特别是打喷嚏所产生的飞沫直径小,影响大。易感人群主要指与肺结核患者密切接触者、免疫抑制或滥用药物者、人类免疫缺陷病毒(HIV)感染者、居住环境拥挤者、老年人、流浪人员、经济收入低下者以及婴幼儿等机体自然抵抗力低下者。疾病和吸烟亦是结核病发病的危险因素。

3. 临床分型　原发型肺结核、血行播散型肺结核、继发性肺结核、结核性胸膜炎、菌阴肺结核、其他肺外结核。

4. 临床表现　发热为肺结核最常见的全身性毒血症,多数为长期低热,经常在午后或傍晚开始,次晨降至正常,可伴有倦怠、乏力、夜间盗汗或无明显自觉不适。其他全身症状有食欲减退、体重减轻、妇女月经不调、易激惹、心悸、面颊潮红等轻度毒性和自主神经功能紊乱症状。呼吸系统症状主要有咳嗽、咳痰、咯血、胸痛。气急仅见于广泛肺组织破坏、胸膜增厚和肺气肿时,严重者可并发肺心病和心、肺功能不全。

5. 治疗

(1)治疗原则:早期、规律、全程、适量、联合。

早期:对所有检出和确诊的活动性结核均应立即治疗。早期病灶局部血流丰富,药物浓度高,抗结核药能发挥其最大的杀菌或抑菌作用,以达到迅速控制病灶,减少传播的目的。

规律:严格遵照医嘱要求规律用药,不漏服,不停药,以避免耐药性的产生。

全程:保证完成规定的治疗期,是提高治愈率、减少复发的重要措施。

适量:根据病情选择治疗方案和足够的药量。

联合:同时采用多种抗结核药物治疗,即可提高疗效,杀死病灶中不同生长速度的菌群,还可减少或预防耐药菌的产生。

(2)治疗目的:及时控制、减轻症状、尽早康复、避免和减少传播、保护易感人群。

(3)治疗方法:主要是化学治疗,传统的休息和营养疗法起辅助作用。常用抗结核药物(5种):异烟肼(INH)、利福平(RPF)、链霉素(SM)、乙胺丁醇(EMB)、吡嗪酰胺(PZA)。

标准化疗方案:新病例分两个阶段,即 2 个月强化期和 4~6 个月的巩固期。强化期通常联合 3~4 个杀菌药,将传染性患者经治疗转为非传染性,症状得以改善。巩固期药物减少,但仍需灭菌药,以清除残余菌并防止以后的复发。强化期 3~4 个药和巩固期 2 个药的短程化疗方案可以降低选择性耐药菌产生的危险,对初始耐药患者与敏感患者一样有效。

6. 健康教育

(1)知识宣教:老年人及其家属能了解本病的病因、临床表现、治疗方法、隔离措施及预防保健相关知识。

(2)生活指导:房间定时通风换气,降低空气中微生物的密度;被褥经常晾晒,注意保暖;注意休息、规律生活、适量锻炼、加强营养。

(3)预防指导:指导患者打喷嚏、咳嗽时注意用双层卫生纸捂住口鼻,然后将纸包裹分泌物放入专用袋中焚烧,平时配戴口罩,教育患者不要随意吐痰,将痰液吐入装有含氯消毒剂的专用痰杯中焚烧处理,使用专用餐器,用后煮沸消毒,室内每天紫外线照射 30~40min,尽量不到公共场所。

(五)老年肺癌

1. 概念　肺癌又称原发性支气管肺癌,起源于支气管黏膜,是最常见的肺部恶性肿瘤。肺癌的发病率和死亡率近数十年来逐年增高,尤其是 40 岁以上的男性患病率更高。

2. 病因　肺癌的病因复杂,迄今尚未明确,一般认为可能与多种因素有关。①物理、化学致癌因素:长期接触无机砷、石棉、石油废气、煤焦油以及放射性物质可诱发肺癌。②吸烟:吸烟量越多,吸烟年数越长,吸烟年龄越早,肺癌的发病率越高。③大气污染:城市肺癌的发生率比农村高,可能与工业

17

废气和致癌物质污染大气有关。④慢性呼吸道疾患：据国外研究,慢性支气管炎患者的肺癌发病率比无慢性支气管炎者高。

3. 临床表现　常有刺激性干咳,或者被患者感觉为"吸烟性咳嗽"。少数表现为高调金属音性咳嗽或刺激性呛咳;肿瘤向管腔内生长时可有间歇或持续性痰血,表面糜烂严重侵蚀大血管时可出现咯血。肿瘤阻塞部分支气管时可有呼吸困难、喘息,偶尔表现为哮鸣,气道阻塞还可引起阻塞性肺炎和肺不张。阻塞性肺炎表现为肺炎或肺脓肿,伴发热、咳嗽等呼吸道症状;近半数患者可有模糊或难以描述的胸痛或钝痛,为炎症波及部分胸膜或胸壁引起,也可为肿瘤侵犯所致。

肿瘤向肺外生长进入胸腔、胸壁、纵隔或侵犯附近结核和神经而引起相应症状,表现为声音嘶哑和上腔静脉阻塞综合征。声音嘶哑是由于肿瘤压迫喉返神经引起,多见于左侧;上腔静脉阻塞综合征则由于上腔静脉被附近肿大的转移性淋巴结压迫或右上肺的原发性肺癌侵犯,以及腔静脉内癌栓阻塞静脉回流引起。表现为头面部和上半身淤血水肿,颈部肿胀,颈静脉怒张,前胸壁可见扩张的静脉侧支循环。

胸外转移表现可表现为颅内转移的神经症状,颅内压增高如头痛、恶心、呕吐、精神状态异常;骨转移引起骨痛和病理性骨折,甚至引起关节腔积液,常见于小细胞肺癌。

4. 治疗　治疗方案主要根据肿瘤的组织学分类、临床分期和患者对治疗的耐受性决定。对发现时已转移,难以通过外科手术治疗的患者,可以采取化疗、放疗等综合治疗。

肺癌的早期发现至关重要,是决定能否手术根治的关键。但是肺癌的最初症状有时很像肺炎、肺结核,而未能按肿瘤治疗,延误了手术时机。因此,凡年龄在40岁以上,具有咳嗽、咯血、胸痛、气急(肺癌的四大症状)之一或其他体征,又不能用其他疾病来解释者,要进一步检查,如X线、CT、痰内脱落细胞学或纤维支气管镜检查,以便早期发现,早期治疗。常见的治疗方法包括手术、化疗、放疗等。

5. 健康教育　健康教育一般从非医学内容的亲情开始,可使以后的内容更容易被接受;健康教育应当贯彻化疗的始终,化疗前向老年人讲述治疗过程中可能出现的毒、副反应及治疗方案,使其有足够的心理准备,以便更好地配合治疗。进行化疗时告诉老年人活动度不宜过大,以防药液外渗,引起局部组织坏死。若穿刺点周围疼痛或烧灼感应立即报告照护人员,以便及时处理。出现消化道等身体不良反应时不需紧张,这是化疗有可能出现的毒、副反应,但也不可不在意,要及时告知照护人员。要让老年人知道化疗时身体清洁的重要性。化疗后告诉老年人脱发是一种可逆性反应,停药后就能长出头发。指导老年人定期进行血常规检查。

（六）老年肺源性心脏病

1. 概念　慢性肺源性心脏病简称慢性肺心病,是由于肺组织、肺血管或胸廓的慢性病变引起肺组织结构和/或和功能异常,导致肺血管阻力增加,肺动脉压力增高,使右心室扩张和/或肥厚,伴或不伴右心功能衰竭的心脏病,并排除先天性心脏病和左心病变引起者。本病患病年龄多在40岁以上,随年龄增长患病率增高。存在一定的地区差异,北方地区患病率高于南方,农村高于城市。冬春季节和气候骤变时,易出现急性发作。

2. 病因　①慢性阻塞性肺疾病最多见,其次包括支气管哮喘、支气管扩张、重症肺结核、尘肺等。②各种病变引起的严重胸廓或脊柱畸形可引起胸廓活动受限、肺组织受压、支气管变形,导致肺功能受损。③反复发生的慢性血栓栓塞性肺动脉高压、肺小动脉炎等使肺动脉狭窄、阻塞,肺血管阻力增加,肺动脉高压。④其他:睡眠呼吸暂停低通气综合征、原发性肺泡通气不足等可使患者产生低氧血症,导致肺动脉高压的出现。

3. 临床表现　本病病程缓慢,临床上除原有肺、胸疾病的各种症状和体征外,主要是逐步出现肺、心功能衰竭以及其他器官受累的表现。按其功能可分为代偿期与失代偿期。肺、心功能代偿期主要表现为咳嗽、咳痰、气促,活动后可有心悸、呼吸困难、乏力和劳动耐力下降。急性感染可使上述症状加重。肺、心功能失代偿期以呼吸衰竭和右心衰竭为主要表现。

4. 治疗　以治肺为本、治心为辅为原则。急性加重期积极控制感染,通畅呼吸道,改善呼吸功能,纠正缺氧和二氧化碳潴留,控制呼吸和心力衰竭。缓解期采用中西医结合的综合治疗措施,增强免疫功能积极防治原发疾病,去除诱发因素,延缓病情的发展。

5. 健康教育

（1）疾病知识介绍：使老年人和家属了解疾病发生、发展等疾病知识，提高防范意识，尽可能减少反复发作的次数。

（2）加强饮食营养：向老年人和家属说明饮食营养的重要性，以保证机体康复的需要。

（3）坚持呼吸锻炼和其他的体育锻炼：病情缓解期应根据肺、心功能情况及体力强弱进行呼吸及体育锻炼，如散步、气功、太极拳、腹式呼吸运动、耐寒锻炼等。

（4）坚持长期家庭氧疗：每日至少吸氧15h，保证夜间供氧，获得较好氧疗效果。

（5）定期门诊随访：告知老年人及其家属病情变化的征象，如出现病情变化或疾病加重需及时就医诊治。

第二节　老年人循环系统功能变化与常见疾病

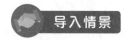

黄奶奶有高血压病史20年。因为与楼下住户有矛盾，长期关系紧张。今年8月，在与楼下住户争吵的过程中，突然倒下，患上了中风，此后只能整天躺在病床上。

工作任务

1. 向老年人家属解释黄奶奶为什么容易中风。

2. 向老年人解释饮食和生活应如何管理。

一、老年人循环系统功能变化

（一）老年人心脏、血管的结构改变

1. 老年人心脏的改变　心脏的外形略呈倒置的圆锥形，约相当于本人的拳头大小（图2-2）。心位于胸腔的中纵隔内，约2/3位于正中线的左侧，1/3在正中线的右侧。心上方连有出入心的大血管；下方贴膈；两侧隔心包及胸膜与肺相邻；前方大部分被肺和胸膜所覆盖，左肺心切迹内侧的一小部分与胸骨体下部左半及左侧第4~5肋软骨相邻；后方与左主支气管、食管、左迷走神经及胸主动脉等相邻。心分左、右心房和左、右心室四个腔，左、右心房之间有房间隔，左、右心室之间有室间隔，同侧房室之间有房室口相通。在右房室口周围环绕有由致密结缔组织构成的纤维环，环上附有三角形的瓣膜，称三尖瓣。左心室周缘纤维环上附有两片三角形的瓣膜称二尖瓣。三尖瓣和二尖瓣在心室收缩时，瓣膜关闭，可防止血液倒流到心房。左心室主动脉口周缘有主动脉瓣，右心室在肺动脉口的周缘附有三片半月形瓣膜，称肺动脉瓣。在心室舒张时，主动脉瓣和肺动脉瓣关闭，可防止血液倒流到心室。

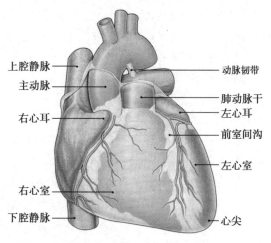

图2-2　心的外形与血管（前面）

（1）心内膜：心壁由心内膜、心肌层和心外膜构成。心内膜是覆盖在心房和心室内表面的一层薄膜，由内皮、内皮下层和心内膜下层组成。在心室心内膜下层含有浦肯野纤维。心内膜折叠形成瓣膜。心肌层最厚，由心肌纤维构成。心房肌较薄，心室肌较厚，左心室肌最厚。心房肌和心室肌并不相连续，它们被房室口周围的纤维环隔开。心外膜为被覆于心肌外面的一层浆膜，即浆膜心包的脏层。

老年人心内膜、心瓣膜长期受到血流的冲击及受以往感染、免疫反应和老化等因素的影响，逐渐发生淀粉样变性和脂肪沉积，弹性纤维和胶原纤维随年龄增加。一方面使心内膜出现一层灰白色物质导致弥漫而不均匀的增厚，心室舒张功能受限；另一方面，心瓣膜特别是游离缘增厚、变硬，特别是二尖瓣和主动脉瓣的变形，造成瓣膜关闭不全，血液反流，产生心脏杂音。

（2）心肌组织：心肌层由心肌纤维构成。心脏的各种特性由心肌的生理特性决定。心肌具有兴奋性、自律性、传导性和收缩性，但不同心肌细胞具有不同特性。普通心室肌和心房肌细胞具有兴奋性、传导性和收缩性，而不具自律性。窦房结、房室交界处的大部分细胞以及心室内传导组织的细胞具有兴奋性、自律性和传导性，但没有收缩能力。

老化导致心肌数目没有增多但心肌细胞体积增大，心脏增重。此外，老化的心肌细胞由于脂褐素在心肌纤维中的聚集造成褐色萎缩，心肌纤维线粒体减少，出现脂质空泡，从而造成心肌纤维的功能改变。这种功能改变导致老年人心室壁弹性降低，心室的再充盈所需时间延长，老年人的静息心率减慢。

心传导系统是由特殊分化的心肌纤维所构成，位于心壁内，包括窦房结、房室结、房室束，左、右束支及其分支，具有产生兴奋、传导冲动和维持心正常节律性搏动的功能。心传导系统的改变主要为窦房结起搏细胞数量的减少及房室束的减少，导致老年人活动时心率增加较年轻人少，并且恢复时间延长。由于老年人心输出量降低，引起心脏对外界的适应能力减弱，在各种应激时容易发生心力衰竭和心肌缺血。

2. 老年人血管的改变 血液从心室射出，经动脉、毛细血管、静脉，最后返回心房，这样周而复始、循环不止的流动过程称血液循环。按循环途径不同，可分为体循环和肺循环，两者互相连续，同时进行。体循环又称大循环，当心收缩时，血液从左心室射入主动脉，经主动脉及其各级分支到达全身毛细血管，在此与组织和细胞进行物质和气体交换，血液由含氧和营养物质丰富的动脉血变成含二氧化碳和代谢废物较高的静脉血，再经过各级静脉回流，最后通过上、下腔静脉及冠状窦返回右心房。体循环的特点是路程长、流经范围广，把动脉血变为静脉血。肺循环又称小循环，自体循环回右心房的静脉血进入右心室后，从右心室射出，经肺动脉干及其分支到达肺泡毛细血管，血液在此进行气体交换，由静脉血变成动脉血，然后经肺静脉返回左心房。肺循环的特点是路程短，流经范围小，把静脉血变为动脉血。

（1）动脉：血管由动脉、静脉、毛细血管组成。动脉是运送血液离心的管道，由心室发出。大动脉的中膜以弹性纤维为主，有较大的弹性，故大动脉又称弹性动脉，中、小动脉的中膜以平滑肌为主，故都称为肌性动脉。老年人动脉比较突出的改变是发生动脉硬化，动脉变得硬而窄，60 岁以后动脉内膜增厚的厚度可以达到动脉中层。冠状血管为心肌组织本身供血。老年人冠状动脉粥样硬化发病率较高，会影响冠脉血流量，导致心肌本身的供血能力不足。

（2）静脉：是将毛细血管内的血液运回心房的血管。静脉增龄性变化有管壁胶原纤维增生、弹性降低，管腔扩大、内膜增厚及静脉瓣萎缩或增厚，因此老年人容易发生静脉曲张。浅层静脉可轻度硬化，深层静脉则不发生硬化。静脉回心血量减少，导致全身循环血容量减少。

（3）毛细血管：是连接动、静脉末梢间彼此吻合呈网状的微细血管，分布范围广，是血液与组织之间进行物质交换的场所。随着年龄的增长，毛细血管内皮细胞减少，基膜增厚，弹性降低，脆性增加，单位面积内有功能的毛细血管数口减少。肺毛细血管老化导致肺血氧合作用障碍，引起老年性缺氧；肢体毛细血管老化和功能性毛细血管数目减少，导致老年人容易出现肌肉疲劳。由于血管弹性消失、皮肤变薄及皮下脂肪减少，老年人头、颈部及四肢的血管显得格外突出。

（二）老年人心脏、血管生理功能改变

1. 心脏改变 心脏传导功能及心功能储备能力有不同程度衰退。

（1）心传导系功能减退：心脏的自律性来源于自律细胞的活动。心脏不同部位自律细胞的自律性高低存在差别，其中以窦房结的自律性最高（约 100 次 /min），房室交界处次之（约 50 次 /min），房室束细胞和浦肯野纤维的自律性最低（约 25 次 /min）。在正常情况下，窦房结的自律性最高，控制整个心脏的活动，称为心脏的正常起搏点。由窦房结引起的正常心跳节律称为窦性心律。在窦房结病变或传导阻滞等时，其他部位的自律细胞则可取代窦房结而成为起搏点，此时的心脏活动节律称为异位心律。

老年人窦房结细胞减少，窦性起搏能力下降，表现为最大心率降低、紧张和运动时心率不能及时迅速提升，同时发生心律失常的概率增加。房室结、房室束和束支有不同程度的纤维化，导致心脏兴奋传导障碍，易引起房室传导阻滞和心室肌收缩力降低。

（2）心功能储备能力下降：心功能储备反映心脏泵血量随机体代谢需要而增加的能力。一般人安静时，心率和心肌收缩力均有保留较大余力，当代谢水平升高时，心率加快、心肌收缩力增强，增加心输出量以满足需要。老年人心肌硬化及心内膜硬化使心壁的顺应性降低，主要影响心室的充盈；心肌细胞的收缩力和收缩速度均随年龄进行性降低，因而最大搏出量有明显减少。

综上所述，老年人心功能变化主要为心输出量的最大能力下降，也就是功能储备下降，因此即使无任何心脏疾病，老年人的心脏已经难以胜任剧烈运动和高压力时机体代谢的需要。

2. 血管改变 心脏收缩搏出的血量，由于受到外周阻力的作用，在心收缩期只有部分流向外周，其余部分血液暂时储存在大动脉内，引起大动脉扩张、血压上升，上升至最高值时为收缩压。心室舒张时射血停止，大动脉由于管壁的弹性而回缩，使储存在大动脉的血液推向外周，动脉血压下降，下降至最低值时为舒张压。在动脉血压的形成中，还需大动脉管壁的弹性起缓冲作用，能使收缩压不至于太高，而舒张压不至于太低，同时保持血液在血管内连续不断地流动。

动脉硬化是血管系统老化的一个重要特征。50 岁以后血管壁生理性硬化渐趋明显，管壁弹性减退。由于老化动脉胶原纤维增多，弹性纤维减少，加上钙盐沉着及内膜粥样硬化斑块的形成等原因，动脉管壁增厚、变硬，弹性减弱，尤其是大动脉的弹性储备作用极大减弱，使心室收缩产生的压力几乎不变地传到主动脉，导致收缩压增高。而舒张期主动脉又无明显回缩，舒张压升高不明显，使脉压增大。因此，老年人高血压以收缩压增高为主。同时由于外周静脉滞留量增加，外周血管阻力增加，也会引起部分老年人出现舒张压增高。

老年人脏器组织中毛细血管的有效数量减少及阻力增大，使组织血流量减少，易发生组织器官的营养障碍。老年人血管脆性增加，血流速度减慢，发生心血管意外的机会明显增加，如脑出血、脑血栓形成等的发生率明显高于青年人。

人从平卧位突然直立时，由于重力作用，静脉回流减少，可导致血压一过性降低而脑供血不足。年轻人由于降压反射较敏感，血压回升较快，进入老龄后，长期高血压的代偿，使压力感受器的敏感性降低，老年人血管可扩张性小，易发生直立性低血压，突然起身容易导致脑血流供应不足而跌倒。在老年服务工作中，应该注意体位变化对血压的影响。老年人卧床后起身要缓慢，并有人搀扶，以免意外。老年人平时运动、活动时也不宜突然改变体位。

二、常见循环系统老年疾病

（一）老年高血压

1. 概念 是指年龄大于 60 岁的老年人，在未使用高血压药物的情况下，收缩压≥140mmHg 和 / 或舒张压≥90mmHg。若患者既往有高血压病史，目前正服用降压药，即使血压低于 140/90mmHg，也诊断为高血压。老年高血压病是导致老年人脑卒中、冠心病、心力衰竭、肾衰竭发病率和死亡率升高的主要危险因素。随着年龄的增长，患病率逐年增加，65 岁以上的老年人患病率为 49%~57%，80 岁以上的老年人患病率为 65.6%，是老年人致残、致死的主要疾病之一。

2. 病因 老年高血压患者部分是由老年前期过渡而来，故具有一般成人高血压的病理生理特点。

原发性高血压有聚集于某些家族的倾向,提示其有遗传学基础或伴有遗传生化异常。双亲均有高血压的子女,以后发生高血压的比例增高。内在因素包括大动脉粥样硬化、总外周阻力升高、肾脏排钠能力减退、α受体功能亢进、血小板释放功能增强及压力感受器功能减退与失衡等。外在因素包括饮食、精神因素及其他因素。流行病学调查显示,对于盐敏感的人群,食盐摄入量与高血压的发生和血压水平成正相关。饮食低钙、低钾、高蛋白摄入、饮食中饱和脂肪酸或饱和脂肪酸与不饱和脂肪酸的比值较高也可能与血压升高有关。吸烟、饮酒与血压水平相关。人在长期精神紧张、压力、焦虑或长期环境噪声、视觉刺激下也可引起高血压,脑力劳动者患病率超过体力劳动者。此外,肥胖是血压升高的重要危险因素。

3. 临床表现 老年高血压的特点主要如下:①常无症状,不易发现。老年人高血压发病隐匿、缓慢、症状多不典型或无明显自觉症状,常在体检或并发脑血管病时才发现。②常表现为单纯收缩期高血压。老年高血压患者中,半数以上是单纯收缩期高血压。收缩压增高更易发生心力衰竭及脑卒中。③血压波动大。由于老年人血管压力感受器敏感性减退,老年人的收缩压、舒张压和脉压的波动均明显增大。气候变化、疲劳、焦虑、激动、紧张、甚至体力和精神的微小刺激都可以引起血压升高。此外,老年人高血压极易受体位变动的影响,直立性低血压的发生率较高,特别是在抗高血压药物治疗中更易发生。④心、脑、肾等靶器官并发症多。老年高血压患者多合并一种或几种慢性疾病,如合并冠心病、糖尿病、高血脂、慢性呼吸道疾病等,使得老年高血压治疗变得复杂,服药时易产生冲突。

4. 治疗 高血压严重危害老年人的身体健康,应积极治疗。在饮食方面要适当限制食盐的摄入量,保持每天6g以下。若体重过胖,必须控制饮食,减轻体重。还应注意劳逸结合,避免用脑过度,要保证足够的睡眠时间,并参加适当活动,如打太极拳、散步、做广播操等,有助于恢复健康。有烟、酒嗜好的高血压患者,应戒烟戒酒。在使用药物治疗时,应选用作用温和持久、副作用少的降压药物。

高血压患者若是突然感到头痛、头昏、恶心、心悸、视力模糊、烦躁不安或舌头失灵、语言不清、半身感觉麻木时,很可能是发生了高血压危象,应及时测量血压。发生高血压危象时,血压急速上升,引起急性心、肾、脑合并症,甚至危及生命。如不迅速降压,大多数患者于数小时内死亡,死因多为脑出血或脑干水肿缺氧而致。在治疗上应立即降低血压及缓解脑受压、脑水肿的情况,阻止病情恶化。

5. 健康教育

(1)疾病知识指导:讲解高血压的有关知识,包括病因、诱因、临床表现、治疗方法等。引导老年人了解自己的病情及治疗措施,指导老年人重视综合治疗,尽量去除高血压的各种危险因素,如寒冷刺激、情绪激动、精神紧张、身心过劳、精神创伤、噪声和过度兴奋等,训练自我控制情绪的能力,坚持恰当的体育运动,坦然面对社会和环境中的一切。教会老年人及其家属测血压的方法,每日定时、定位测量并记录,发生明显变化时立即就医。外出时携带诊疗卡片,写明家庭住址、联系电话等,并随身携带急救药物,以备应急所需。

(2)日常生活指导:坚持科学合理的生活方式,适量运动,注意避免突然改变体位,不用过热的水洗澡和蒸汽浴,避免长时间站立,以防脑部缺血突发晕厥。每餐进食不可过饱,每天摄入的钠盐应少于6g,控制热量和体重,避免进食高胆固醇食物;食用油最好选择含不饱和脂肪酸较多的,如玉米油、菜籽油、豆油,避免含饱和脂肪酸较多的椰子油、花生油。戒烟限酒。

(3)合理用药:告知老年人应建立长期治疗的思想准备,正确用药,按时服药,不随意增减和中断用药,并注意观察药物的不良反应。

(4)定期复诊:叮嘱老年人必须定期到医院随访,复查。高危患者每个月随访1次。如有血压突然升高、心悸、剧烈头痛、视物模糊、恶心、呕吐、鼻出血、胸痛、水肿、肢体麻木、偏瘫、嗜睡、昏迷等发生,应及时就医。

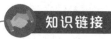

心理 - 社会因素与高血压

心理 - 社会因素不仅是高血压发生、发展的重要因素，而且还影响高血压的转归、预后及治疗疗效。

有研究证明，老年高血压患者负性生活事件数（主要包括家庭与经济问题，如配偶死亡、收入减少、子女就业、子女管教困难及夫妻感情不和等）、负性生活事件刺激量，以及抑郁症、焦虑症均与高血压密切相关。情绪波动会导致血压升高，病情加重，出现各种并发症。

所以，在照护老年高血压患者时，要告知老年人情绪改变对疾病的影响，鼓励老年人保持良好的心态，学会自我控制和自我减压。教会老年人学会放松技巧，如看书、读报、听音乐等；注意与家人、朋友保持融洽关系；经常保持轻松、愉快的心情。

（二）老年冠状动脉粥样硬化性心脏病

1. 概念　冠状动脉粥样硬化性心脏病是指冠状动脉粥样硬化使血管腔狭窄或阻塞和／或因冠状动脉功能改变（痉挛）而导致心肌缺血、缺氧或坏死而引起的心脏病，统称为冠状动脉性心脏病，简称冠心病。

冠心病是严重危害人民健康的常见病，患病率随着年龄的增加而增加，70 岁以上的老年人几乎都患有不同程度的冠心病。临床上老年人心绞痛和老年人急性心肌梗死的发病率较一般成人高。

2. 临床表现

（1）老年人心绞痛：心绞痛的典型症状为胸痛，常在劳累、情绪激动、受寒等诱因下发病；部位主要在胸骨体中段或上段之后，可波及心前区；表现为压迫、发闷、紧缩、烧灼感。发作时患者常不自觉地停止原来的活动；3~5min 内逐渐消失；休息或含服硝酸甘油可缓解。

老年人心绞痛表现多不典型，以不稳定型心绞痛为多见，疼痛部位可以在牙与上腹部之间的任何部位。由于痛觉减退，其疼痛程度一般较轻，而疼痛以外的症状，如气促、喉部发紧、左上肢酸胀、烧灼感等表现较多。

（2）老年人心肌梗死：心肌梗死是冠心病最严重的临床表现，大多突然发生，预后严重，约有 30% 老年人死于发病后的 2h 内。

老年人心肌梗死常在休息或睡眠过程中发生。心前区疼痛为最早出现的、最突出的症状。疼痛的性质和部位与心绞痛相似，但程度更剧烈，多伴有烦躁不安、大汗淋漓及濒死感。同时还有全身症状如发热、心动过速、心律失常、心力衰竭、低血压和休克等。

老年人急性心肌梗死的临床特征：①胸痛症状不典型。常发生无痛性心肌梗死。在 75 岁以上老年人中，压榨性胸骨后疼痛、放射少见。伴有糖尿病的高龄老年人可无胸痛，个别老年人表现为牙、肩、腹等部位的疼痛或表现出现意识障碍、胸闷、恶心等症状。呼吸困难往往是 85 岁以上老年人心肌梗死者最常见的症状。②并发症多。老年人心肌梗死患者各种并发症的发生率明显高于中青年，其中室壁瘤的发生率是中青年的 2 倍，70 岁以上的心肌梗死患者心脏破裂的发生率较中青年高 3 倍；此外，水、电解质失衡及院内感染发生率均比中青年高。③多于发病前 1~2d 至 1 周左右有先兆症状。主要表现为心绞痛的形式发生了改变，如心绞痛较以往发作频繁，疼痛加重，硝酸甘油敏感性下降，或者伴有恶心、呕吐、出汗。

3. 治疗　稳定型心绞痛发作时：①立即停止活动、就地休息。②应用作用较快、能扩张冠状动脉和周围血管的硝酸酯制剂。缓解期：①避免各种诱发因素，如调节饮食、戒烟禁酒、减轻精神负担、避免重体力活动等。②应用硝酸酯制剂、β 受体阻滞剂、钙通道阻滞剂、抑制血小板聚集药物。③中医药治疗。④介入治疗和外科手术治疗，如经皮腔内冠状动脉成形术（PTCA）、主动脉 - 冠状动脉旁路移植等。

心肌梗死的治疗应尽快恢复心肌的血液灌注以挽救濒死的心肌、防止梗死扩大或缩小心肌缺血范围，保护和维持心脏功能，及时处理严重心律失常、泵衰竭和各种并发症，防止猝死，保持尽可能多的有功能的心肌。

4. 健康教育

（1）控制心血管病的危险因素：①合理调整饮食，适当控制进食量，摄取低饱和脂肪酸和低胆固醇饮食，禁食刺激性食物，戒除烟酒。②控制血压，ST段抬高型心肌梗死血压应控制在140/90mmHg以下，合并糖尿病或肾脏疾病者血压应控制在130/80mmHg以下。③控制血糖，合并糖尿病者糖化血红蛋白应控制在7%以下。④保持乐观平和的心情，注意劳逸结合，避免紧张、焦虑、情绪激动等及劳累、便秘、感染等诱发因素。

（2）康复指导：建议老年人早期康复训练，有利于改善疾病预后，提高心理健康水平和生活质量。训练项目可根据患者自身条件和爱好选择，如步行、慢跑、太极拳、健美操、骑自行车、游泳等有氧运动，运动量应逐渐增加，每日运动时间不超过30min、每周3~5次。运动过程中应注意观察有无胸痛、心悸、呼吸困难、脉搏增快等反应，一旦出现应停止活动。经2~4个月的体力活动锻炼后，可逐渐恢复部分轻工作，并逐渐恢复到正常工作，但应避免重体力劳动，以及驾驶员、高空作业或其他精神紧张和工作量过大的工作。

（3）自我护理指导：①按医嘱服药，随身携带硝酸甘油等药物，以备应急之用，坚持定期门诊随访。②告知家属，当老年人出现胸痛发作频繁、程度加重、持续时间延长、含服硝酸酯类药物疗效不佳时，应立即就医。③指导自救方法，一旦老年人发生危急征象时应立刻就地休息，给予硝酸酯类药物舌下含服，有条件时给予吸氧，并联系医院或急救站送老年人住院治疗。④教会家属心肺复苏的基本方法，以备老年人发生猝死时能在第一时间得到现场救护。

（三）老年心力衰竭

1. 概念　心力衰竭是指心脏病变发展到一定程度时，虽有适量的静脉回流，心脏不能泵出足够的血液以满足机体代谢的需要，出现以器官、组织血液灌注不足，肺循环和／或体循环瘀血为主要特征的一种临床综合征，又称充血性心力衰竭。它常是各种心脏病变的终末阶段。许多疾病最后都可以引起心力衰竭的发生，60岁以上的老年人发病率较高。老年人充血性心力衰竭的原发病以冠心病最多，其次为高血压性心脏病、肺源性心脏病和心脏瓣膜病。

2. 分型　心力衰竭的临床类型按其发展速度可分为急性和慢性，以慢性居多；按其发生的部位可分为左心衰竭、右心衰竭和全心衰竭；按其发生的时期分为收缩性心力衰竭和舒张性心力衰竭。

3. 病因　引起心力衰竭的基本病因包括原发性心肌损害和心脏负荷过重。常见的诱发因素如感染、心律失常、血容量增加、过度劳累或情绪激动、治疗不当等。

4. 临床表现　左心衰竭主要表现为肺循环淤血和左心排血量降低。主要症状包括呼吸困难、咳嗽、咳痰、咯血等肺循环淤血症状，以及疲倦、乏力、头晕、嗜睡等器官、组织血液灌注不足及代偿性心率加快所致症状。右心衰竭主要表现为体循环淤血。消化道症状是最常见的症状，如食欲减退、恶心、呕吐、腹痛、腹胀等，系胃肠道及肝淤血所致。当左心衰竭发展至全心衰竭时，由于右心排血量减少，可使夜间阵发性呼吸困难等左心衰竭的肺淤血症状有所减轻，但发绀加重。

5. 治疗　老年人心力衰竭的治疗以减轻心脏负担和加强心肌收缩力为主，如休息、限盐饮食，使用强心剂、利尿剂药物治疗等。但在用药方法和剂量上要慎重，因老年的耐药性差，药物在体内代谢慢，洋地黄类药物、利尿药物的应用剂量均应比年轻人用量小，同时应严密观察有无药物中毒反应。

6. 健康教育

（1）疾病知识指导：向老年人及其家属讲解慢性心力衰竭的病因及常见诱因，指导老年人避免诱发因素，如感染（尤其是呼吸道感染）、过度劳累、情绪激动、钠盐摄入过多等。指导家属帮助老年人树立战胜疾病的信心，保持患者情绪稳定。

（2）活动指导：合理安排活动与休息，建议老年人进行散步、打太极拳等运动，以提高心脏储备力和活动耐力，改善心功能状态和生活质量，活动量要适宜，以不出现心悸、气急为原则；避免重体力劳动和过度疲劳，避免精神紧张、兴奋，夜间须有足够的睡眠时间，白天保证午睡。

（3）饮食指导：饮食宜清淡、低盐、易消化、富营养、含适量纤维素，避免高脂食物，可适当使用醋、胡椒、葱、姜等调味品以改善食欲,每餐不宜过饱,多食蔬菜、水果,防止便秘;劝其戒烟酒。

(4)用药指导:嘱老年人严格遵医嘱服药,不得随意增减或撤换药物,学会自我用药监测。如服用洋地黄类药物时要学会自测脉率,若脉率小于每分钟60次,并有厌食、恶心、呕吐则疑为洋地黄中毒,应暂时停服并就诊;服用血管扩张剂改变体位动作要缓慢,以防止发生直立性低血压。

(5)自我监测指导:教会老年人加强自我病情监测,若出现体重增加、骶尾部或踝部水肿、气急加重、夜间平卧时咳嗽、夜尿增多、厌食、饱胀等,常提示心力衰竭复发,应立即就医;如无异常,也应定期门诊随访,以利于及早发现病情变化,防止恶化。

(四)直立性低血压

1. 概念 直立性低血压是指在人突然改变体位时而发生的血压下降,是老年人的常见病,一般从卧位变成立位时可出现。

2. 临床表现 常有云雾状的模糊感,站立不稳,软弱无力。热浴、饱餐和运动后可使症状加剧。晕厥也是常见的表现。

3. 预防 老年人要避免过度活动与长时间站立,由卧位起立时,动作要缓慢,先在床上稍坐休息,然后起立。

(五)脑血管意外

1. 概念 脑血管意外是指各种血管源性脑病引起的脑功能障碍,是目前人类疾病三大死亡原因之一。

2. 病因 引起脑血管病的病因较多,有血管壁病变(动脉粥样硬化最常见)、血液成分及血液流变学异常(如血液黏滞度增高、凝血机制异常)、心脏病和血流动力学改变(如血压的急骤波动、心脏瓣膜病、心房颤动)等。

脑血管病的发生还与一些危险因系有密切关系。一般将危险因素分为两类,一类为无法干预的因素,如年龄、性别、种族及遗传因素等;另一类是可干预的因素,其中高血压病、心脏病、糖尿病是脑血管意外发生最重要的危险因素,而高脂血症、血液黏度增高、无症状性颈动脉杂音、吸烟、饮酒、肥胖、眼底动脉硬化、口服避孕药、饮食因素(盐摄入量、肉类和含饱和脂肪酸的动物食用量)等也与脑血管病的发生有关。

3. 分类 脑血管病有多种分类方法。①依据神经功能缺失持续时间:将不足24h者称短暂性脑缺血发作,超过24h者称脑卒中。脑卒中是急性脑循环障碍导致局限性或弥漫性脑功能缺损的临床事件。②依据病理性质:可分为缺血性脑卒中和出血性脑卒中;前者又称为脑梗死,包括脑血栓形成和脑栓塞;后者包括脑出血和蛛网膜下腔出血。具体是指由于高血压、脑动脉粥样硬化、血管畸形或动脉瘤使颅内动脉破裂,有的发生于脑内深部,称之为"脑出血";有的发生于蛛网膜下腔,称之为蛛网膜下腔出血。

4. 临床表现 脑出血临床表现为突然剧烈头痛和眩晕、呕吐、肢体瘫痪。临床表现主要取决于出血的量和出血部位,部分病例短时间内即出现意识模糊,随即进入昏迷状态。通常称为"中风"和"卒中"。脑血栓形成好发于50~60岁以上中老年人,动脉粥样硬化者老年人居多,并且伴有高血压、冠心病或糖尿病。可有头昏、头痛、肢体麻木、无力等前驱症状,约有1/4的患者曾有短暂性脑缺血发作史。多数在安静休息或睡眠时发病。神经缺失症状通常在1~2d内达到高峰。患者大多意识清楚或有不同程度的意识障碍。

5. 治疗 脑血栓形成急性期治疗包括超早期溶栓治疗、调整血压、防治脑水肿、抗凝治疗、改善微循环等。脑出血急性期治疗原则:防止再出血,降低颅内压和控制脑水肿、维持生命功能、防止并发症、降低死亡率和致残率。

6. 健康教育

(1)避免诱发因素:告知老年人避免情绪激动和不良刺激,勿用力大便。生活规律,保证充足睡眠,适当锻炼,劳逸结合。

(2)饮食指导:饮食以清淡为主,多吃蔬菜和水果,戒烟、忌酒。

(3)积极治疗原发病:如高血压病、糖尿病、心脏病;按医嘱服药,将血压控制在适当水平,以防脑出血再发。

（4）坚持康复训练：教会家属有关护理知识和改善后遗症的方法，尽量让老年人做到日常生活自理；康复训练时注意克服急于求成的心理，做到循序渐进，持之以恒。

（叶毅敏）

 思考题

1. 如何防止老年人发生中风？
2. 老年人睡觉易打呼噜的原因是什么？

第三章　老年人消化系统功能变化与常见疾病

学习目标

1. 掌握老年人口腔、咽部功能的改变。
2. 熟悉老年人胃、小肠、结肠、直肠功能的改变。
3. 了解老年人肝脏、胰腺功能的改变。
4. 能够识别老年人消化系统常见疾病；对老年人进行消化系统知识健康宣教指导。
5. 具有高度的责任心、爱心、耐心和奉献精神。

第一节　老年人消化系统功能变化

导入情景

李大妈，85岁，半年前丈夫去世，仅有一子，在国外工作，经济状况尚好，自理能力差。平素体健，半年来体重下降5kg，医院体检示无明显器质性病变。自诉丈夫过世后食欲减退，无饥饿感，食量减少。

工作任务

1. 老年人消化系统功能相对于青壮年有什么变化。
2. 根据老年人消化系统的结构特点，分析对老年人进行饮食照护时需要注意的事项。

消化系统的结构和功能随着年龄的增长会发生一系列的衰老与退化，这些变化虽然本身不是疾病，但可以使老年人对消化系统疾病的易感性增加，直接或间接地参与了老年人诸多消化系统疾病的发生发展，同时也对老年人营养物质的摄取、消化、吸收及利用造成一定影响。

一、口腔

口腔是食物进行消化的第一站。其老化表现主要有：

1. 牙齿　牙齿松动和脱落，严重影响食物的咀嚼及粉碎；牙齿咬合面的釉质和牙本质逐渐磨损，牙龈萎缩，使牙根暴露；牙釉质变薄、发黄，使釉质下牙神经末梢外露，对冷、热、酸、甜、咸、苦、辣等刺激过敏，易产生酸痛；牙髓的暴露易引起疼痛，并易发生感染。牙槽骨萎缩，牙齿部分或全部脱落，使龋齿、牙龈炎的发病率上升，影响营养的吸收，容易发生营养不良。

2. 咀嚼能力 颞下颌关节磨损,咀嚼肌萎缩,咬合力下降,咀嚼无力。

3. 唾液腺 唾液腺分泌减少,40%以上老年人因唾液腺的基础分泌量减少而发生口干;唾液腺组织学研究见腺泡萎缩、数量减少,腺泡细胞出现空泡变性,腺体导管周围纤维化,唾液中具抗炎作用的分泌性白细胞蛋白酶抑制因子(SLPI)随着年龄增长而下降。

4. 味觉和嗅觉 老年人味觉和嗅觉钝化,味蕾更新缓慢,舌肌萎缩,舌上举力降低。

这些变化明显影响老年人的食欲和摄食的种类,阻碍食物在口腔的初步消化,增加了牙龈炎、龋齿、口腔溃疡、牙周炎等口腔疾病的发生风险。

知识链接

老年人系统性疾病与口腔疾病关系

随着年龄的增加,老年人系统性疾病的可能性也增加,系统性疾病也会影响老年人口腔健康。例如,某些影响免疫系统的疾病可能导致口腔白色念珠菌感染。糖尿病也已被证实是牙周病的危险因素之一。

照护人员应对老年人进行口腔卫生指导:针对老年人患龋风险增加的现状,要为他们推荐适合实用且有效的牙刷、牙线、间隙刷等工具,并指导老年人掌握工具的正确使用方法。氟化水源、含氟牙膏和局部使用氟化物都被证明可以有效预防老年龋齿。对于不能进行有效的口腔自我保健的老年患者,照护人员要协助患者或进行口腔物理治疗。此外,还要注意老年人的饮食指导,减少精细碳水化合物的摄入量和隐性含糖类食物的摄入,鼓励增加饮水量。

二、口咽

随着年龄增长,口咽部发生一系列与吞咽功能相关的动力异常,导致吞咽功能改变,如咽部滞留、咽部传导时间延长等。在≥87岁人群中有16%的人群主诉吞咽障碍。美国的一项调查显示,吞咽异常在总人口中的发生率为6.9%,居家养护老年人群中的发生率高达30%~40%;老年人吞咽反射减退,容易发生食物误吸,而误吸所致的吸入性肺炎常危及高龄老年人的生命。

三、食管

食管的主要功能是输送食物,其老化表现为食管扩张,蠕动减少,导致食管排空延迟;食管下端括约肌张力下降,易致胃反流。老年人的食管动力障碍称为"老年性食管",是老年人发生胃食管反流病(GERD)、食管-咽反流、吞咽困难、误吸等疾病的重要原因。在临床上不少老年人会出现胸痛、进食停滞感等吞咽困难表现,少数高龄患者还可发生食管内固体食物嵌塞等情况,也与老年人食管动力障碍有关。

四、胃

胃有暂时储存和消化食物的功能,其老化表现主要有:

1. 泌酸功能 老年人胃壁细胞数目减少,胃酸分泌减少,60岁下降到正常水平的40%~50%,对细菌的杀灭作用减弱。

2. 分泌胃蛋白酶原功能 胃蛋白酶原由主细胞分泌,研究发现80岁以上老年人主细胞分泌胃蛋白酶能力减退,可能是老年人功能性消化不良高发的原因之一。盐酸和酶的分泌减少,影响蛋白质、维生素、铁、钙等营养物质的吸收,可导致老年人出现营养不良、缺铁性贫血。

3. 黏膜防御-修复能力 胃黏膜的防御修复因素包括胃黏液-碳酸氢盐屏障、胃黏膜屏障、胃黏膜下血流及前列腺素等相关细胞因子。老年人胃黏膜的防御-修复机制退化可能是老年人慢性糜烂性胃炎、胃溃疡、应激性溃疡和非甾体抗炎药(NSAID)溃疡高发的重要原因之一。

4. 运动功能 胃运动减慢,胃排空时间延长,代谢产物、毒素不能及时排出,容易出现消化不良、便秘、慢性胃炎、胃溃疡、胃癌等。

五、小肠

小肠是营养物质消化吸收的主要场所,其老化表现主要有:

1. 吸收功能　随年龄增长,小肠表面积逐渐减少(平均每年减少 10%),黏膜下层的集合淋巴结较青年人少。但因小肠长度长(3~5m),黏膜面积大,储备功能强大,很少发生吸收不良,但 80 岁以上的老年人吸收功能有明显降低。老年人消化腺(尤其是胰腺)结构退化、分泌消化酶的潜在功能降低,对脂肪吸收的储备能力有限,当大量食用脂类食物时易发生脂肪泻。老年人小肠对钙的吸收是随年龄的增长而逐渐减少,所以补充活性维生素 D、增加食源性钙或补充钙剂,对防治老年人骨质疏松是必需的。

2. 肠道菌群　老年人肠道菌群老化,表现为球菌 / 杆菌比例增高,双歧杆菌等有益菌减少,而大肠埃希氏菌等条件致病菌增加。老年人肠道内的厚壁菌及双歧杆菌(具有抗炎作用的菌群)比例下降,而某些促炎细菌如肠杆菌属随增龄增加,老年人肠道黏膜上皮细胞分泌的促炎因子与抗炎因子比例失调,增加了黏膜上皮细胞的通透性,与老年人常见的慢性低度炎症关系密切。

3. 运动功能　小肠结肠运动传输时间延长主要包括节段性收缩和蠕动,目前对小肠动力是否随年龄增长而降低尚有争议,一些研究表明小肠运动不存在显著的增龄变化。老年人小肠收缩频率、移行复合运动(MMC)和集簇收缩降低,但整体运动功能储备良好。

六、结肠

结肠的主要功能是吸收水分、形成粪便。老年人结肠发生了以下变化:

1. 吸收能力　水分的吸收能力下降。

2. 上皮细胞　上皮细胞复制明显,凋亡减少,上皮细胞易发生继发性基因突变,对致癌物的敏感性增加,也许是老年人结肠肿瘤高发的重要原因之一。

3. 运动功能　肠内神经元数量随增龄减少,伴随着神经节萎缩,神经元数目减少、体积缩小,同时交感神经传入纤维和内脏神经纤维的神经元轴突出现明显肿胀和萎缩。肠内神经中异常神经节比例升高,正常神经节比例下降,导致神经递质释放减少,对信号反应性减弱,导致,同时发现结肠肠壁胶原增加、张力减退,因此老年人易患便秘、憩室病。结肠动力障碍是导致老年人便秘的重要原因。

七、直肠和肛管

直肠的主要功能是储存粪便及排便。其老化表现主要表现:直肠壁弹性下降,产生便意的压力阈值升高,粪块通过时间延长;肛管最大收缩压降低、对直肠容量扩张的敏感性降低。这些变化可能是老年人排便困难、便秘或大便失禁的主要原因。此外,老年人常见的焦虑、抑郁等精神心理异常亦为影响胃肠动力的重要因素,可通过脑肠轴,即通过大脑皮质影响下丘脑和自主神经系统,进而影响胃肠动力和内脏感觉功能。

八、肝脏

肝脏老化的主要表现为:

1. 由于肝内脂褐素沉积及重量、体积下降,出现"褐色萎缩"。研究发现肝脏重量在 30~40 岁平均 1 926g,60~70 岁下降最明显,70 岁以上老年人与青年人相比重量平均下降约 25%,肝脏体积缩小 20%~40%。

2. 肝血流量随增龄而明显减少,25 岁以后肝血流量每年递减 0.5%~1.5%,65 岁时为青年人的 40%~50%,90 岁时约为青年人的 30%。

3. 老年人"肝药酶"的活性,随增龄而降低,药物在肝脏内代谢能力与速度下降,易引起药物不良反应。

从上述可见,老年人肝脏的质与量都发生了不利改变,但肝脏储备功能巨大,完全能满足健康老年人的日常生活需要。然而,老化的肝脏对应激(如创伤、休克等)和外来被代谢物质(如毒物、药物及某些食物)的超量耐受能力降低,尤其是高龄老年人在遭受急性创伤、休克、罹患危重症时,易合并肝功能受损甚至肝功能衰竭;老年人药物性肝病发生率亦明显增高,故应重视老年人肝脏的保护。

九、胰腺

胰腺随年龄增长变化明显,主要表现为:

1. **重量**　健康人胰腺在 50 岁开始减轻，80 岁时可减至 40g 左右；对健康人胰腺 MRI 检查发现，老年人胰腺萎缩、分叶，脂肪变明显；超声检查显示 40 岁以后胰腺回声随年龄渐增加，80 岁以上人群中胰腺回声显著高于正常肝脏回声。

2. **形态学**　老年人胰腺腺泡萎缩减少，50 岁后可减少至 60%；腺细胞空泡化，酶原颗粒减少，同时伴结缔组织增生纤维化。胰腺细胞再生能力也随年龄增长而下降。

3. **胰腺外分泌功能**　老年人胰液分泌量及活性随增龄呈直线下降，老年胰腺对营养物质刺激的反应性降低，分泌的胰液酶的内容和量都减少。尽管如此，在临床上，即使是高龄健康老年人，脂肪泻也较为少见，提示老年胰腺仍有良好的代偿能力，但对脂类食物的超量耐受能力显然是降低的，这也是老年人宜低脂饮食的另一个原因。

机体在生长发育成熟后（25~30 岁）开始走向衰退，但各器官老化的年龄顺序有所不同。消化系统中，口腔、咽喉是 40 岁，胰腺是 50 岁，胃、食管、肠道是 55 岁，而肝脏储备功能则在 70 岁才出现明显衰退。消化系统随增龄发生了一系列变化，尤以高龄老年人明显。这些变化虽然是生理性的，但是使消化系统的储备功能显著降低，对疾病的易感性增高，对应激和疾病耐受性降低。这些变化也对营养物质的摄取、消化及吸收有一定影响，但由于健康老年人消化系统有强大的储备能力，完全能够代偿，只要摄取充足，一般不会造成主要营养素缺乏。当老年人患有全身性疾病（如糖尿病、心力衰竭、呼吸衰竭、感染等）或消化系统本身的疾病时，则较青年人更易出现消化功能紊乱及营养不良。

第二节　老年人消化系统常见疾病

一、老年厌食

老年厌食与年龄增长相关，是指随着年龄增长生理性食欲减退、摄食减少。食欲减退导致营养摄入不足，表现为体重下降、营养不良、肌少症，甚至衰弱。从 20 岁到 80 岁，随着年龄的增长，每日摄入总热量最高可减少 30%。厌食是老年人常见隐匿现象，严重威胁健康甚至生命。可以通过改善就餐环境、加强社会支持、调整药物、适当运动、足量蛋白饮食、少量多餐等措施进行干预。

 知识链接

老年人厌食处理

厌食目前尚无有效的药物治疗方案，厌食处理原则是采取综合措施，积极发现可逆性的危险因素，并给予及时干预，维护老年人的功能，提高生活质量。

1. **增加调味剂**　嗅觉和味觉减退在老年人中非常常见，往往易被忽略。因此，在准备食物时应注重食物的颜色、口感、温度和摆放，尽可能迎合老年人对食物的偏好。

2. **运动**　适当运动有助于增进食欲。鼓励老年人选择适合的运动方案（运动处方），有氧运动和抗阻力运动均能有效维护肌肉的含量和力量。

3. **食物**　建议在两餐之间口服补充营养制剂和所缺维生素及微量元素。也建议在两餐之间添加辅食如小点心、去乳糖牛奶等。

4. **进餐环境**　在进餐前，应该让患者进行适当的手和口腔护理，做好进食准备。对于需要帮助进食的老年人，应放置比较舒适的位置。

5. **微量营养素**　老年人需要摄入更多的钙和维生素 D 以预防骨质疏松，叶酸、维生素 B_6 和维生素 B_{12} 有助于防止认知功能减退。补充蛋白、维生素 E、锌和其他微量元素可以提高免疫功能。

6. **药物**　有些药物具有增加食欲和代谢的作用。增加食欲的药物有米氮平、赛庚啶等。

二、吞咽障碍

吞咽是一个重要而复杂的生理过程。吞咽障碍是指不能发起吞咽动作或感觉到食物或水不容易

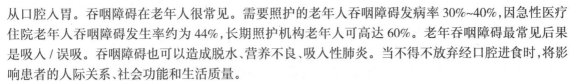

从口腔入胃。吞咽障碍在老年人很常见。需要照护的老年人吞咽障碍发病率30%~40%,因急性医疗住院老年人吞咽障碍发生率约为44%,长期照护机构老年人可高达60%。老年吞咽障碍最常见后果是吸入/误吸。吞咽障碍也可以造成脱水、营养不良、吸入性肺炎。当不得不放弃经口腔进食时,将影响患者的人际关系、社会功能和生活质量。

吞咽障碍可以分为口腔部吞咽困难、咽部吞咽困难和食管吞咽困难三种。

1. 口腔吞咽困难　食物从口腔自主运动传送至咽腔的过程发生困难。多表现为餐前口腔内双颊部仍存留较多前次进餐的食物,讲话含糊、流涎。痴呆患者最常见。

2. 咽部吞咽障碍　食团反射性地从口腔转运至咽部,从而启动非自主的食管期吞咽的同时,很难保护气道,造成吸入/误吸。最常见的病因是脑卒中,30%~65%的急性脑卒中患者可检出吞咽障碍。表现为进食、饮水后咳嗽、鼻反流、声嘶、吞咽即感卡食、口腔内食物潴留,不愿意吃黏稠的食物。

3. 食管吞咽障碍　食团通过食管进入胃发生障碍。表现为进餐时胸骨后哽噎感、胸痛或餐后反食等。

三、胃食管反流病

胃食管反流病是因胃内容物反流入食管、咽、喉、肺引起不适症状和/或并发症的一种疾病。胃食管反流病是一种常见病,欧美人群的患病率为7%~15%,我国北京、上海的患病率为5.77%。胃食管反流病患病率随着年龄增长而增加,老年人是胃食管反流病的高发人群,欧美国家老年人胃食管反流病的患病率高达20%~35%,我国老年人检出率为8.9%。但是,老年人胃食管反流病临床症状常常较轻、不典型、易被漏诊,因此实际患病率更高。

胃食管反流病临床表现有食管症状(反酸、烧灼感、胸痛、吞咽困难等)和食管外表现(反流性咳嗽、反流性咽喉炎、反流性哮喘、吸入性肺炎等)。随着年龄的增长,老年人食管感知酸的能力开始退化,因此和中青年人相比,老年患者反酸、烧灼感等典型症状少见或缺如,而食欲减退、呕吐、吞咽困难、贫血、体重减轻等非典型症状相对多见;伴发呼吸系统并发症的较多,反流物长期刺激损伤咽喉而致其慢性炎症甚至溃疡,表现为咽痛、咽下困难、异物感及声音嘶哑等,伴发的呼吸道症状为呛咳、一过性窒息感、慢性咳嗽、哮喘等,夜间加重。

老年人胃食管反流病治疗包括以下几方面:

1. 改进生活方式　包括禁烟、抬高床头、减肥,少食油腻食物、果汁、咖啡、番茄制品,不饮酒,睡前2~3h禁食、禁饮等。改进生活方式的目的是减少膳食后胃食管反流的次数,促进食管对反流物的廓清。

2. 抑酸治疗　长期以来一直认为老年人的胃泌酸等功能与机体的其他组织器官功能一样,是随增龄而减退的,因此,普遍认为老年人的胃酸是减少或缺乏的。但近20余年的研究逐渐革新了这一观念。80%~90%的老年人胃泌酸能力与中青年人相当,具有良好的酸化胃内容物的能力。抑酸药物主要有两大类:H_2受体拮抗剂(西咪替丁、雷尼替丁、法莫替丁、尼扎替丁等);质子泵抑制剂(奥美拉唑、兰索拉唑、泮托拉唑、雷贝拉唑等)。

3. 促动力剂和黏膜保护剂　促动力剂(甲氧氯普胺、多潘立酮、莫沙必利、伊托必利);黏膜保护剂(硫糖铝、铋剂、铝碳酸镁等)。

4. 维持治疗　由于老年人发生胃食管反流病的危险因素随着年龄增长而加重,因此老年人胃食管反流病是一种慢性复发性疾病,因此,绝大多数老年人需要维持治疗,甚至终身治疗。维持治疗目前推荐采用递减策略,即先以8~12周足够剂量的质子泵抑制剂控制症状、愈合破损的食管黏膜,然后逐渐减量,寻找能控制症状的最低质子泵抑制剂的剂量。

5. 手术治疗。

四、功能性消化不良

功能性消化不良是指一组源自上腹部、持续存在或反复发生的综合征,主要包括上腹部疼痛或烧灼感、上腹闷胀感、早饱感或餐后饱胀、食欲减退、嗳气、恶心或呕吐等症状,是一种常见的老年综合征。老年人上消化道、肝脏和胰腺结构及功能存在生理性退化现象,是消化不良的高危、高发人群。

消化不良的主要症状为：

1. 餐后饱胀，食物长时间存留于胃内引起的不适感。

2. 早饱感，指进食少许食物即感胃部饱满，不能继续进餐。

3. 上腹痛，位于胸骨剑突下与脐水平以上、两侧锁骨中线之间区域的疼痛。

4. 上腹烧灼感。特别注意患者有无以下报警症状或体征：呕血或黑便、贫血、非计划体重减轻（＞体重的 10%）、进行性吞咽困难、吞咽疼痛、持续性呕吐及淋巴结肿大或腹部肿块等。

五、消化性溃疡

消化性溃疡是一类胃肠黏膜缺损或断裂深达固有肌层的疾病，并可导致消化道出血、梗阻、穿孔、癌变等并发症。消化性溃疡常发生在胃酸和胃蛋白酶可到达的部位，尤其在胃窦部和十二指肠球部最易发生，故通常消化性溃疡特指胃溃疡或十二指肠溃疡。

十二指肠溃疡好发于年轻人，发病高峰年龄为 20~50 岁。胃溃疡则多见于中老年人，发病高峰年龄为 40~60 岁。据近年来的流行病学调查，与消化性溃疡发病密切相关的幽门螺杆菌感染率随年龄增长而增加，因此消化性溃疡的发病率在年轻人群中有所下降，但老年人消化性溃疡的发病率呈逐年增加趋势。老年消化性溃疡患者症状多不典型，易复发，并发症多，死亡率高。据资料统计，美国因消化性溃疡相关的死亡患者中 80% 为 65 岁及以上的老年人。国内一份研究资料也显示，在 18 870 例消化性溃疡中，60 岁以上者占 14.9%。由于老年人合并心、脑血管病或慢性疼痛，常服用非甾体抗炎药，导致非甾体抗炎药相关性消化性溃疡明显增多。非幽门螺杆菌非药物的特发性消化性溃疡患者在老年患者中更为常见，其原因与胃、十二指肠屏障功能下降有关。

老年人消化性溃疡与年轻人相比，临床表现有其特点：

1. 症状不典型

（1）疼痛不典型：消化性溃疡典型的临床表现为上腹部节律性疼痛，往往与饮食相关，如胃溃疡疼痛多出现在餐后 1h 左右，1~2h 后逐渐缓解，直至下一餐后再出现，即饱餐痛；十二指肠溃疡的疼痛常在餐前或空腹时，饮食或服用止酸药后缓解，即饥饿痛。但老年人消化性溃疡疼痛常不典型，常缺乏典型症状，疼痛部位模糊，难以定位，缺乏节律性，甚至完全缺乏上腹疼痛症状。据文献报道，无疼痛的老年消化性溃疡患者约占 35%，而年轻人只有 8%。若溃疡靠近贲门，可出现吞咽困难、胸骨下紧迫感或疼痛，易误诊为食管病变、心绞痛等。

（2）老年人常以并发症首诊：13% 的老年患者以上消化道出血、穿孔、贫血等并发症为首发表现就诊。

（3）体重减轻可能是唯一或首发表现：老年消化性溃疡患者，常因呕吐和食欲减退，以及与年龄相关的肌肉萎缩和营养贮备减少使体重减轻。体重减轻往往成为唯一或首发表现，易误诊为恶性肿瘤。

2. 并发症出现多　消化性溃疡往往伴随消化道出血、穿孔、幽门梗阻、癌变等并发症。因无症状性消化性溃疡在老年人中多见，在非甾体抗炎药诱发的溃疡中占 30% 左右，老年人又无主动行胃镜检查之意愿，多在发生出血、穿孔等并发症时始被发现。

3. 难愈合、易复发　老年人合并基础疾病多，多有营养不良的风险，而又因心脑血管病或慢性疼痛等因素无法完全停用非甾体抗炎药或抗凝药物，消化性溃疡难以达到黏膜愈合。

（闫长虹）

思考题

1. 老年人消化系统功能有哪些主要变化？

2. 老年人厌食如何进行处理？

第四章	老年人感觉器官与神经系统功能变化与常见疾病

第四章
数字内容

学习目标

1. 掌握老年人感觉器官、神经系统功能的改变；老年期痴呆的概述，阿尔茨海默病、血管性痴呆的病因、临床表现、病程、分期及预后；老年期痴呆常用评估量表的操作方法。

2. 熟悉老年人视觉、听觉功能的改变；老年期痴呆的流行病学、诊断及鉴别诊断、治疗等。

3. 老年期痴呆患者的康复及护理的注意事项。

4. 能够识别老年人皮肤、眼、耳及神经系统常见疾病；能够对老年人进行感觉器官与神经系统知识健康宣教；能够对老年期痴呆患者进行常规的护理及沟通，对家属及陪伴者可以给予一定的健康宣教；具有初步识别老年期痴呆患者、进行简单筛查的能力。

5. 具备尊老、敬老、爱老的职业素养。

第一节 老年人皮肤功能改变及常见疾病

一、老年人皮肤功能改变

皮肤是人体最大的器官，为人体提供了一个抵御外界伤害的屏障，也是身体健康的"晴雨表"。皮肤是一个人呈现出来的外观，因此也是形体魅力与美丽形象的表达者。年轻人的皮肤具有均匀一致的颜色，细腻柔软的质地，光滑弹性的触感；相反，老年人的皮肤则呈现出色斑、皱纹、粗糙的外观，触之萎缩或肥厚。年龄相关的皮肤改变见表 4-1。

表 4-1 年龄相关的皮肤生理、组织和生物学改变

生理改变	皮肤表现
皮脂和屏障功能下降	干燥
细胞更替下降	粗糙、愈合延迟和色素不均匀
胶原蛋白和弹性纤维的片段化	皱纹、皮肤松弛，压力性损伤和压力性损伤的风险增加
血管支持的下降	瘙痒性皮损
体温调节功能异常	对热、对冷的脆弱

续表

生理改变	皮肤表现
毛发生长和雄激素功能下降	头发变灰白、秃发、脱发、眉毛浓密
皮脂腺功能的下降	皮脂减少
指甲生长减缓	线性生长减缓,甲癣,明显的斜纹,脆性指甲
黑色素细胞减少	灰白头发,对日光更加敏感

在衰老的过程中,老年人更容易发生很多皮肤状况。随着老年人口数量的增加,老年人皮肤病的发生率逐渐增加,相应的临床诊治工作也越来越引起重视。由于老年人的皮肤各层都发生着退化和功能改变,皮肤病往往不同于正常成人皮肤状态,还与精神性或系统性疾病、社会经济学、环境、气候、肤色、种族、营养、文化、个人习惯(如吸烟或饮酒)等诸多因素有关。

(一)皮肤老化分型

皮肤老化的改变可发生在皮肤的各层,有如下分类:

1. 自然老化 随着年龄的增长,皮肤出现进行性的衰老表现。当然,每个个体的表现可能不同,一些人可能看上去比平均水平要年轻,或者显得更老。这种衰老可以理解为生理性的,主要由基因类型决定。随着老化,皮肤会出现弹力纤维变性、胶原纤维变性、皮肤变薄等现象,这些改变会发生在身体的所有部位的皮肤而不仅仅是曝光区皮肤。

2. 光老化 由于日光的辐射造成的老化现象。与自然老化不同,这种老化主要局限在曝光部位。长期暴露于寒冷、风、污染的环境中(如烟雾)的皮肤也会引起皮肤积累性的损伤,也是由于弹力纤维和胶原纤维的变性等引起。自然老化和光老化不同,比如说,前者表皮萎缩变薄,但是后者表皮会出现不规则的增生。光老化尚有其他的特点,如不均匀的色素改变、出现日光性黑子(俗称老年斑),发生皮肤肿瘤(典型的皮肤光老化症状)的概率增大,皮肤血管出现扩张(如毛细血管扩张)等。

(二)皮肤组织形态的变化

大约45岁后的皮肤各层包括表皮、真皮和皮下组织开始变薄,女性更为明显,此时真皮与表皮层连接处的皮突也开始逐渐变平,因此减少了真皮与表皮层连接的接触面,使得真、表皮之间的物质交流减少,皮肤脂肪层也变薄。老年人皮肤干燥、粗糙,可见鳞屑,皱纹增加、皮肤松弛、弹性减退、色素增加乃至萎缩,出现角化斑等。皮沟变浅,皮嵴变宽,构型虽然存在但不规则。曝光处其构型消失明显。表皮变薄,表皮和真皮交界处界面变平等。

1. 表皮 ①角质层:厚度虽无改变,但其含水量和黏着性下降,临床表现为干燥和粗糙。②角朊细胞:随着增龄,其厚度略有减少,但为渐进性,男性从20~30岁已开始,女性则开始于绝经期。③黑素细胞:占表皮细胞的2%~4%,具有酶活性的黑素细胞量每10年递减10%~20%。④朗格汉斯细胞:占表皮细胞的1%~2%,为人体第一道免疫监视系统,来源于骨髓,老年人大约减少40%的数量。

2. 真皮 真皮体积可减少20%左右。胶原纤维网致密,胶原束变直,交织排列较疏松,部分纤维束有散开现象。真皮乳突弹力纤维增加,变粗,部分聚集或缠结在一起;网状层内弹力纤维增粗;成纤维细胞形态变小和数量减少。压觉和触觉神经纤维减少约1/3,并且粗细和结构不规则;触盘和游离神经末梢改变少。皮下脂肪减少。

3. 皮肤附属器 小汗腺减少约15%,大汗腺数量未变。大小汗腺分泌细胞中脂褐素沉积增多,功能减退。在一些部位尽管皮肤的产量减少,分泌功能减少40%~60%,但是皮脂腺却增生,腺体、导管和管腔增大,导致了皮肤毛孔的增粗,可发生皮脂腺增生。头发灰白稀少,生长速度减慢,发中黑素细胞可完全缺如;或者虽存在,但细胞质中大量空泡。指甲生长缓慢,甲板变脆,出现条状纵嵴。

(三)皮肤功能的衰减

皮肤弹性下降主要与细小的弹力纤维有关,使得被牵拉的皮肤能恢复到原来的长度。老化时的皮肤中弹力纤维发生进行性变性,逐渐演变成没有功能的块状的弹力纤维簇。弹力纤维的这些改变是造成皮肤皱纹和丧失弹性的主要原因。老化皮肤除了弹力纤维的变性外,胶原纤维也会进行性变性和减少,导致皮肤的张力进行性减弱,最终导致松弛。

皮肤表层由于有水脂膜的封闭作用,预防了皮肤表面水分的蒸发。衰老时保湿功能下降,皮脂腺功能的逐渐下降,皮肤维持水的能力下降,导致皮肤干燥。老年人皮肤干燥可能发展为瘙痒。此外,抗御紫外线的能力也会下降。

1. 表皮更替速率 年轻人表皮更换时间为28d,而70岁较30岁者约减少50%,角质层更换较年轻人延迟约为100%。甲生长率减慢30%~50%。

2. 皮肤修复率 皮肤创伤愈合、疱后再生修复、紫外线损伤和DNA受损后修复均有所下降,角质层修复也明显延长,75岁以上老年人皮肤修复时间为25岁时的2倍。

3. 药物的经皮吸收 与药物结构有关。老年人皮肤对损伤的反应、屏障作用、清除化学物速率、感觉功能、血管反应性、体温调节、碱性中和力以及出汗、皮脂腺分泌能力均有所下降。

4. 色素的改变 自然老化的皮肤中色素细胞数量逐渐减少,皮肤开始白色变化,颜色开始变浅。色素的减少意味着皮肤抵抗日光和紫外线的能力下降。相反,光老化皮肤色素细胞可能出现相反情况,色素细胞增生,出现各种色素斑。

二、老年人皮肤疾病

(一)老年瘙痒症

老年瘙痒症为发生于60岁以上人群的、无原发性皮肤损害而仅有瘙痒症状的皮肤病。70岁以上的老年人中至少有半数发生持久性全身瘙痒,患者中男性明显多于女性,中医称之为"诸痒""痒风""风痒"等。"遍身瘙痒,并无疮疥,瘙之不止"。瘙痒是皮肤特有的有搔抓欲望的感觉,是皮肤科最常见的症状,许多皮肤和系统疾病都有瘙痒症状。许多药物也能引起瘙痒。尽管还没有确切的流行病学数据,普遍认为老年人经常出现瘙痒,2/3老年人都有瘙痒的体会,但患老年瘙痒症者约占老年人的1/10。据调查北京地区发病率为10.4%,上海地区为9.91%。有研究报道,13%的住院老年人有瘙痒症。有研究显示,老年人因皮肤老化萎缩、退化变性、干燥,皮肤表皮屏障功能受损而导致生理性瘙痒的发生。

老年瘙痒症是一种全身性瘙痒病,患者全身各处均可发病,呈阵发性瘙痒,往往由一处移到另一处。瘙痒程度不尽相同,但多自觉剧痒;瘙痒以晚间为剧,影响患者睡眠。皮肤主要表现为干燥变薄,表面有糠状脱屑,长期搔抓皮肤上出现抓痕、血痂,也可有湿疹样变、苔癣样变及色素沉着等,重者可见皮肤继发感染。当患者出现皮肤瘙痒后自认为可能是不卫生引起的,常常每天要烫洗,结果越洗越痒,越痒越抓,形成恶性循环。饮酒、情绪变化、冷热刺激甚至某些暗示均可诱发瘙痒或使瘙痒加重。

1. 泛发性瘙痒症 常由一处开始,逐渐扩延,甚至可遍布全身,如常见的冬季瘙痒症,与皮脂缺乏有关。

2. 局限性瘙痒症 阴囊瘙痒症可扩展到阴茎根部,往往伴有阴囊血管角皮瘤,或者有股部真菌感染等;女阴瘙痒症多见于大阴唇,研究发现很多属于接触性过敏因素,有斑贴和皮肤划痕证明;肛门瘙痒症一般局限于肛门及周围皮肤,多由痔疮、肛裂、蛲虫所致。

(二)光线性角化病

光线性角化病又称日光性角化病、老年角化病,与长期日光暴露有关,多累及经常日晒的中老年人,好发于头面部。光线性角化病是一种癌前期病变,但目前更倾向于早期原位鳞状细胞癌,有0.025%~16%未治疗的光线性角化病可进一步发展为皮肤侵袭性鳞癌。有资料显示:美国皮肤科门诊2008年调查情况,大约有14%的患者患有光线性角化病;其中,每年有0.01%~0.3%的患者可转化发展为皮肤癌。随着环境、生活习惯等的变化,光线性角化病的癌变率亦呈上升状态。中国光线性角化病的发生率随人口的平均年龄升高而上升,人口老龄化是影响光线性角化病发病率的重要因素。

光线性角化病好发于日光暴露部位,特别是面部、上肢、手背和无毛发头皮,多发或单发,表现为红棕色粗糙的鳞屑性斑疹或斑片,鳞屑较为黏着,揭去鳞屑,可见下方的基底面红润,凹凸不平,呈乳头状通常无症状,但有时疼痛。日光损伤明显处通常先发生皮损,临床表现为皮肤颜色变化、干燥皱缩、毛细血管扩张。病程缓慢,通常无自觉症状或轻度瘙痒,如果皮损迅速扩大,呈疣状、结节状或破溃,则提示患恶性鳞癌的可能性。

第二节　老年人视觉功能改变及常见疾病

一、视力损伤

当衰老和疾病引起视力下降至影响日常生活和工作的程度,则称为视力损伤。视力损伤是全球性健康问题,约有 1.91 亿人存在中重度视力损伤,特别是在发展中国家,我国视力损伤约占全球的1/4。≥65 岁老年人视力损伤的患病率明显升高,我国约为 8.8%。来自美国的数据提示:即使部分老年人佩戴眼镜或接受过白内障手术,仍有 15%~20% 存在视力问题,≥80 岁老年人群白内障患病率约为 50%,≥60 岁人群黄斑变性的患病率约为 13%。屈光不正和白内障是老年人视力损伤的最常见原因,早期可出现症状,因此推荐在初级保健中进行筛查。此外,老年性黄斑变性、青光眼、糖尿病视网膜病变也是视力损伤的常见原因,需要引起关注。

视力损伤是常见的重要老年综合征之一,使老年人行动能力、社交参与和交往程度受限,并可能增加跌倒风险,是失能的高危因素。老年人由于细胞衰老、增龄性神经变性、环境因素及部分遗传因素的联合作用,常有多种感觉损伤。美国对社区老年人 5 种感觉功能检测(听、视、嗅、触、味)发现,2/3 的社区老年人存在两种及以上感觉损伤,其中听、视及嗅功能损伤与增龄明显相关。美国一项对无认知减退老年人(平均 66.7 岁)的研究随访 5 年后发现,视力损伤、听力损失、嗅觉障碍发生认知障碍的风险比分别是 1.90、2.05 和 3.92,感觉障碍可能是脑功能下降的标志物。研究较多的是双重感觉损伤,视力损伤合并听力损失增加认知障碍的发生与生活能力下降及住院不良结局有关。亦有研究提示:视力损伤与衰弱相关,视力损伤更易合并老年综合征中的精神问题,其中抑郁最常见。因此,在老年病诊治中应重视视力损伤的问题。

二、老年人眼部改变

(一)老年人眼外部结构改变

由于眼部肌肉弹性减弱,眼眶周围脂肪减少,老年人可出现眼睑皮肤松弛,上眼睑下垂;下眼睑可发生脂肪袋状膨出即眼袋。泪腺分泌泪液减少,使得结膜干涩,失去光泽,老年人因而易感到眼睛干燥不适。

(二)老年人眼内结构的改变

1. 角膜　角膜的直径轻度变小或呈扁平化,使角膜的屈光力减退引起远视及散光。角膜表面的微绒毛显著减少,导致角膜干燥及角膜透明度减低。60 岁以后在角膜边缘基质层出现灰白色环状类脂质沉积,称"老年环"。

2. 晶状体　随着晶状体老化调节功能减退,可出现老视。晶状体和睫状肌调节功能和聚焦功能逐渐减退,视近物能力下降,出现远视,即"老视"。若老年人原有近视则老视出现较晚。晶状体中非水溶性蛋白逐渐增多而出现晶状体混浊,使晶状体的透光度减弱,增加了老年性白内障的发病率。晶状体悬韧带张力降低,使晶状体前移,有可能使前房角关闭,影响房水回流,导致眼压升高。病理性眼压升高可引起视神经损害和视力障碍,发生青光眼。

3. 玻璃体　玻璃体的老化主要表现为液化和玻璃体后脱离。随着年龄的增长,玻璃液化区不断扩大。玻璃体后脱离可引起视网膜剥离,同时玻璃体因衰老而失水,色泽改变,包涵体增多,可引起"飞蚊症"。

4. 视网膜　视网膜的老化主要是视网膜周边带变薄,出现老年性黄斑变性。另外,视网膜血管变窄、硬化,甚至闭塞,色素上皮层细胞及其细胞内的黑色素减少,脂褐质增多,使视力显著下降。由于视网膜色素上皮层变薄和玻璃体的牵引,增加了老年人视网膜剥离的危险。

5. 瞳孔　由于老年期瞳孔括约肌的张力相对增强,瞳孔缩小,视野变窄。因此,老年人对强光特别敏感,到室外时往往感觉耀眼,由明到暗时感觉视物困难,并可能诉说视物不明亮。

三、老年人眼科疾病

（一）白内障

人眼正常的晶状体是透明的，光线通过它聚焦到达视网膜，从而清晰地看到外界物体。晶状体由于某些原因发生变性、混浊，透光度下降就会影响视网膜成像的清晰度，使人看不清东西。晶状体混浊导致视力下降就是白内障。晶状体初期混浊对视力影响不大，而后逐渐加重，明显影响视力甚至失明。世界卫生组织（WHO）将晶状体混浊且矫正视力低于 0.5 者称为临床意义的白内障。目前，老年性白内障的概念现已逐渐被年龄相关性白内障所取代，作为最为常见的白内障类型，其多见于 50 岁以上人群。

一般来说，随着年龄的增长，白内障的发病率逐渐提高。在世界范围内白内障是致盲的首要病因，现在世界上大约有 2 000 万人是由于白内障而致盲，另有 1 亿白内障患者需要手术恢复视力。在大多数的非洲和亚洲国家，白内障至少占盲人的一半。我国目前白内障患者超过 800 万人。而且每年新增白内障患者 80 万左右。白内障手术率是衡量不同地区眼保健水平的标准之一，代表每年每百万人口中所做的白内障手术量。白内障手术率受患者的医疗观念、手术费用和医疗服务质量以及患者离医疗部门的远近等因素影响。大部分发达地区每百万人口白内障手术率可达 4 000~6 000，中国幅员辽阔，地区发展不平衡，每百万人口白内障手术率最高达 1 500、最低不到 1 000。

白内障的主要临床表现：

（1）视力下降：白内障的典型临床表现是无痛性渐进性视力下降，自觉有一层毛玻璃挡在眼前。单眼或双眼发生，两眼发病可有先后。

（2）屈光改变：随着晶状体核混浊加重，屈光指数增加，折射力增强，患眼近视度数增加。晶状体核混浊不均，也可产生晶状体性散光。

（3）眩光：光线通过混浊的晶状体产生散射所致。

（4）复视或多视：视力进行性减退，由于晶状体皮质混浊导致晶状体不同部位屈光力不同，可有单眼复视或多视。

（5）色觉改变：混浊的晶状体吸收和阻断了蓝光端的光线，使患眼对这些光线的色觉敏感度下降。

（二）青光眼

青光眼是一组威胁和损害视神经从而导致视功能受损，主要与病理性眼压升高有关的临床综合征或眼病。最典型的表现为视神经的凹陷性萎缩和视野特征性缺损、缩小。如不及时采取有效的治疗，最终会导致无法逆转的失明。正常老年人随年龄增长眼组织会逐渐发生一系列改变：①睫状上皮逐渐萎缩，房水生成逐渐减少。②睫状体容积增大，后部弹力纤维增多，房水流出阻力增加。③血管弹性下降，上巩膜静脉压增高。上述 3 种因素相互作用使老年人眼压随年龄增长略有上升趋势，但不会超出正常范围。如因各种原因使上述 3 种因素发生变化导致病理性高眼压的发生进而出现视功能损害则称为青光眼。

流行病学研究显示，青光眼已上升至全球致盲眼病的第二位，仅次于白内障。世界卫生组织推测全球原发性青光眼患者约 6 680 万（2000 年），其中 10% 患者最终失明。我国统计的非选择人群原发性青光眼患病率为 0.52%，并且随年龄增长明显升高，50 岁以上人群中青光眼患病率高达 2.07%。除原发性青光眼外，多种老年相关疾病可导致继发性青光眼。因此青光眼是与老年人密切相关的不可逆致盲性眼病，即使在发达国家也仅有 50% 的患者能够得到及时诊断和治疗。所以，青光眼的诊治强调早期诊断、及时治疗、长期随诊、防止青光眼盲目的发生。根据引起青光眼的原因不同，将其分为原发性和继发性青光眼两大类。原发性青光眼根据房角形态又可分为闭角型和开角型青光眼。闭角型青光眼按照病程分为急性和慢性两类。而开角型青光眼则根据基线眼压分为高眼压性和正常眼压性青光眼。由于眼部或全身疾病导致的青光眼称为继发性青光眼，可为开角，也可为闭角。

第三节　老年人听觉功能改变及常见疾病

老年性耳部疾病是增龄性耳部组织器官退变,伴随全身器官衰老并出现相应耳部症状的临床疾病。主要有老年性耳聋、老年性耳鸣、老年性眩晕等。

其中老年性耳聋已经成为继关节炎、高血压之后,发病率居世界第三位的老年性疾病。老年人因耳聋、耳鸣造成语言交流能力下降,需要对方重复、提高声音强度,老年人会逐渐变得不愿意交流,导致焦虑、抑郁,甚至认知能力下降。眩晕则会明显影响老年人的日常活动能力,使得老年人全身各系统协调、运动能力下降,加速机体衰弱。

一、耳部的结构与生理功能

（一）耳部解剖

耳部解剖结构包括外耳、中耳及内耳三部分。

1. 外耳　包括耳郭和外耳道。耳郭由韧带、肌肉、软骨和皮肤组成。耳垂为脂肪与结缔组织构成,耳郭的其他部分均为弹性软骨组织,外覆软骨膜和皮肤。外耳道起自耳甲腔底,向内侧止于鼓膜,由软骨部和骨部组成。外耳道皮下组织少,皮肤几乎与软骨膜和骨膜相贴。软骨部皮肤相对较厚,含有类似汗腺结构的耵聍腺,能分泌耵聍,并富有毛囊和皮脂腺。

2. 中耳　鼓膜为一弹性灰白色半透明薄膜,将外耳道与中耳隔开。中耳包括鼓室、咽鼓管、鼓窦及乳突。鼓室为颞骨内不规则的含气腔,位于鼓膜与内耳外侧壁之间。鼓室前方经咽鼓管与鼻咽腔相通,后方经鼓窦入口与鼓窦及乳突气房相连。鼓室内含有听骨,包括锤骨、砧骨、镫骨,三者相互衔接构成听骨链。听骨链位于鼓膜和前庭窗之间,将鼓膜接收到的声波传入内耳。

3. 内耳　藏于颞骨岩部,结构复杂,故又称迷路。按结构和功能分为前庭、半规管和耳蜗。从组织学上分骨迷路和膜迷路,骨迷路内有相应的膜迷路。膜迷路内有听觉感受器和位置觉感受器。前庭位于耳蜗和半规管之间,呈椭圆形,容纳有椭圆囊和球囊。耳蜗位于前庭的前部,形似蜗牛壳。骨蜗管内有相应的膜蜗管,为听觉感受器。

（二）耳生理

耳生理主要有两种功能,即听觉和位置平衡觉功能。声音经两条途径传入内耳,一是通过鼓膜和听骨链(即空气传导),二是通过颅骨(即骨传导)。生理状态下以空气传导为主。

平衡是使身体在空间保持适宜位置的必要前提,依赖于外周感受器对外界环境刺激的反应向中枢发出的神经冲动,通过一系列的反射性运动调整身体在空间中的位置,以达到体态平衡。前庭神经上行到达前庭神经核,与小脑、眼外肌运动核、锥体外系、脊髓及自主神经系统有着广泛的联系,当体位变化产生刺激传达到神经中枢时,可引起眼球、颈肌和四肢的肌反射以保持身体平衡。

二、耳部增龄性变化

随个体年龄的增加,耳出现一系列组织学和功能上的增龄性改变。

1. 外耳道老年性退变　随着增龄,外耳道皮肤萎缩变薄,腺体退化。易出现耵聍栓塞,出现阻塞性听力障碍。外耳道皮肤干燥,抗感染能力差,易出现外耳道炎。

2. 中耳老年性退变　部分老年人中耳出现退行性改变,听骨链关节因长期摩擦而出现纤维素样渗出,空泡样变,关节囊变薄钙化,关节盘出现透明物沉着,关节腔狭窄,重者出现整个关节囊钙化,关节僵硬、融合、固定,出现传导性耳聋。

3. 内耳老年性退变　内耳听觉感受器的毛细胞变性,支持细胞变性、萎缩,基底膜增厚、纤维化、钙化、透明样变、血管纹萎缩变薄,毛细血管减少,透明样变甚至闭塞。前庭器也出现血液循环障碍、血管病变,前庭感受器细胞、Scarpa 神经节及传出纤维等部分存在神经元退变及数量减少。老年人听觉系统从外耳到大脑皮质的整个传导通路都存在衰退改变,出现感觉神经性耳聋。

伴随耳组织学改变,老年人耳亦出现一系列功能性改变。表现为双耳出现缓慢进行性的听力减退,耳聋患病率升高;伴随年龄增加,内耳前庭及中枢血供不足,前庭神经等神经反应开始迟钝,老年

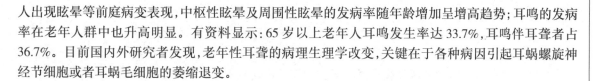

人出现眩晕等前庭病变表现,中枢性眩晕及周围性眩晕的发病率随年龄增加呈增高趋势;耳鸣的发病率在老年人群中也升高明显。有资料显示:65 岁以上老年人耳鸣发生率达 33.7%,耳鸣伴耳聋者占36.7%。目前国内外研究者发现,老年性耳聋的病理生理学改变,关键在于各种病因引起耳蜗螺旋神经节细胞或者耳蜗毛细胞的萎缩退变。

三、老年性耳聋

(一)听觉的老年性变化及临床意义

听觉的老年性变化在临床上表现为老年性耳聋。老年性耳聋在老年人群中发病率非常普遍。老年性耳聋的病理生理过程与内耳功能性老龄变化有关。老龄的进程受遗传因子决定,同时又受到一些内在环境因素的影响。从其他影响老龄改变的因素中区分正常年龄增长发挥的作用比较困难。年龄相关性耳聋可引起明显的生理、功能和精神紊乱。虽然听力降低可以通过佩戴助听器或其他的辅助放大设备进行补救,但听力相关的健康恢复需要的远不是简单的对外部声音的放大。因此,只有更好地研究老龄化过程及老龄对听力功能的影响,才能更好地满足老年人日常交流对听力的需求。

(二)老年性耳聋的流行病学

耳聋是目前非常重要的公共健康问题之一。在美国有超过 2 800 万的人患有耳聋,据推测这一数字正随老年患者数量的增加而增加。65 岁以上的老年人中发病率为 25%~40%,75 岁以上为40%~66%,85 岁以上的老年人则高达 80%~90%。据 2006 年第二次全国残疾人人口普查,全国 60 岁及以上老年人约有 4 420 万残疾人,占我国残疾人总数的 53.24%,其中听力残疾老年人占 34.59%,而听力残疾老年人占听力残疾总人口中的 76.87%。老年性耳聋是老年人群中四大主要的慢性健康问题之一。随着人口老龄化的加剧,老年性耳聋的发病率呈现逐渐增加趋势,耳聋随年龄段的升高而显著增加。

(三)老年性耳聋的听力学特点

在老年性耳聋中,听力变化有如下特点:

1. 男性老年性耳聋患者的听力损失较女性老年性耳聋患者严重,这种听功能的性别差异可能与男女之间雌激素水平差异有关。

2. 在 4~8kHz 的高频听力范围,听阈改变随年龄增加降低,并且起始听阈比例男女之间无显著差别。

3. 低频形式的听力改变可能是由于血管纹(产生内耳电压的内耳组织)损伤所致,而高频听力损伤极可能与毛细胞功能紊乱有关。

4. 有研究发现,男性高频听力缺失的数量优势同职业噪声暴露史相关,有 30%~70% 的老年性耳聋发病与噪声暴露有关。

5. 老年性耳聋是随年龄增加而缓慢发生地从高频向低频发展的双侧听力敏感性降低的生理现象。

6. 听力降低率是非线性且高度可变的,说明年龄相关性的改变不是独立发生的,而是有其他因素共同参与。这一可变性亦可作为老年性耳聋为复杂的基因和环境因素相互作用的病因学的间接证据。此外,外周和中枢听觉通路可能共同参与影响老年性耳聋的发生。

(四)老年性耳聋的危险因素

1. 老年性耳聋的非遗传性因素　老年性耳聋与噪声、耳毒性药物、吸烟、高血压、高血脂等因素有关。现已发现一些环境和药物危险因素参与老年性耳聋的发病。目前对这些危险因素是否促进耳老龄化的发展,还是具有特殊的病理过程仍不清楚。通常认为老年性耳聋的发病是各种生理性退化与环境因素、药物滥用和个体易感基因共同作用的结果。长期噪声暴露首先引起外毛细胞的损伤,如果持续暴露,随后可导致内毛细胞损伤缺失。其他因素如耳毒性物质、药物或食物均可影响老年性耳聋的易感性。

2. 老年性耳聋的遗传因素　老年性耳聋具有家族发病和遗传倾向。有研究表明,遗传同老年性耳聋有 0.35~0.55 的相关性。其中线粒体 4 977bp 的缺失突变被称为常见缺失突变,老年性耳聋患者中该片段缺失比率显著高于正常人,被认为在老年性耳聋发生发展过程中起到重要作用,并且老年性耳聋患者的听力损失程度与内耳组织中线粒体 DNA "常见缺失"的水平密切相关,但线粒体 4 977bp 缺失突变在老年性耳聋发病中的具体机制仍不明确。另有研究发现,基因作用同血管纹性耳聋(平坦型听力曲线)相关程度高于感觉神经性耳聋(陡然的高频听力缺失)。迄今为止,有大约 40 类的耳聋相关基因已被克隆。这些基因分属于具有多种功能的不同基因家族,包括翻译因子、胞外基质分子、细胞骨架组分、离子通道和转运体。除此,所有参与耳蜗功能的大量基因可能是影响老年性耳聋发生的危险因素。

（五）听力康复与治疗

1. 辅助听力工具　对老年性耳聋可采用助听器等辅助听力工具。助听器是对老年性耳聋是一种有效的康复手段,其基本原理是将外界声音放大,使患者残余的听力得到更大刺激而感受到外界声音。助听器使用方便且无创,当今的助听器具有各种各样的形状和尺寸,包括传统的耳背式、耳内式、完全耳道式以及开放耳助听器。此外还包括降噪、方向性麦克风、反馈抑制等技术手段可供选择。对于不同听力曲线类型和不同损失程度的老年性耳聋患者,需要选配适当型号和技术特征的助听器,方可达到较好的效果。正确使用助听器可改善老年人因听力损失所致的生存质量下降。

2. 人工耳蜗植入　人工耳蜗植入是重度、极重度聋患者获得实用听力最为有效的方法之一,在充分评估老年人耳聋状况及围术期安全的前提下,也同样适用于老年性耳聋患者。在国外电子耳蜗植入已成为老年性耳聋常用的治疗方法。老年人与年轻人耳蜗植入后的效果相似,可以提高老年人生活质量,对耳鸣也有一定程度的改善作用。

3. 人工中耳　听觉辅助装置治疗老年性耳聋取得了较大发展。人工中耳的工作原理是用一个电机械转换器替代了传统助听器的放大器,经转换器处理后的声信号以机械振动的形式传递到听觉系统。目前市场上得到美国及欧洲 FDA 认证的人工中耳主要是振动声桥,又称中耳植入性助听器。振动声桥直接驱动听骨链的高效振动,继而振动内耳淋巴液,刺激听觉末梢感受器产生听觉,提高了音色、音质、音效,避免了声反馈的出现。不需置于耳道内,不影响美观,并且增加了高频信号的功能性增益,避免了堵耳效应。对助听器效果不佳的老年性耳聋患者高频听力损失的补偿更为优越,尤其适合全频听力下降、高频较低频重患者,可显著提高言语识别能力。

（六）预防

老年性耳部疾病属于自然衰老、不可逆的退行性病变,目前尚无有效的治疗药物,但可以通过改善生活习惯和工作环境延缓疾病的发生、发展,主要包括:

1. 饮食卫生　注意饮食卫生及饮食习惯,尽量避免高糖、高脂食物,戒除烟酒等不良嗜好,防治心血管病。健康饮食,平衡膳食,多摄入新鲜蔬菜、水果等。

2. 环境因素　避免接触环境噪声,预防各种噪声损伤的累积效应。对长期暴露在噪声环境污染的人群,可采取适宜的个人防护措施。目前常用的个人防护用品分为内用和外用两种,外用的是将耳部全部覆盖起来的耳罩和帽盔,内用的是插入外耳道中的耳塞。

3. 心理卫生　对老年性耳部疾病的关注,不应仅局限于听觉及其他症状的改善,还涉及心理康复等诸多方面。耳部疾病如耳聋、耳鸣等可使患者产生社交障碍,易出现焦虑、易怒、烦躁,甚至抑郁等心理问题。关注其心理、精神状态,也是老年性耳科疾病防治的重要部分。老年性耳聋是造成老年患者悲观、抑郁、躯体化和孤独感的重要危险因素之一,会导致老年性耳聋患者出现情绪反应,如孤单、依赖感、挫败感、抑郁、焦虑、愤怒及内疚感等,部分患者表现为易冲动、责备和要求过多等行为反应,最终出现注意力不集中、自卑感及日常交流困难等。因此,对老年性耳聋患者的临床干预,不应仅局限于听觉提高本身,还应进行适当的心理学评估和干预,帮助老年性耳聋患者摆脱不良心理状态,增加患者对治疗的信心,提高听力康复的总体满意度,改善其生活质量。

4. 生活起居　合理安排生活起居,生活规律,避免熬夜,注意劳逸结合,保持心情舒畅,进行适当的体育锻炼。保持良好的生活方式。

5. 系统疾病　积极治疗心脑血管系统性疾病,如有效地控制高血脂、高血压、糖尿病、冠心病及动脉硬化等老年性疾病,预防动脉硬化等全身性疾病对听觉系统的慢性损伤。

6. 耳毒性药物　尽量避免应用耳毒性药物,严格掌握耳毒性药物的适应证,尤其要谨慎使用氨基糖苷类抗生素,一般不作为首选用药,非用不可时也要尽量减少剂量和缩短用药时间,绝不能将此类

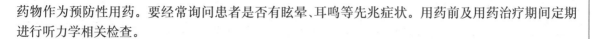

药物作为预防性用药。要经常询问患者是否有眩晕、耳鸣等先兆症状。用药前及用药治疗期间定期进行听力学相关检查。

四、老年性眩晕

1. 老年性前庭系统退行性变 老年性眩晕是常见的老年性耳部疾病之一,随着年龄的增加,血管硬化的程度加重,血流量降低,供应前庭系统的血液减少,前庭系统组织缺血而致功能障碍,前庭系统的结构和功能出现增龄性退变,表现为耳石器的钙沉着、耳石断裂及移行,前庭上皮包涵体处空泡出现、脂褐质蓄积、毛细胞丧失及萎缩,前庭神经纤维减少,Scarpa 神经节细胞减少,突触变质。前庭核脂褐质蓄积、轴索变性、神经细胞膜内陷。耳石膜萎缩,耳石膜脱落沉积于后半规管壶腹嵴;当头位发生变化时,在重力作用下,可导致嵴顶偏离壶腹,出现眩晕症状。

2. 全身系统疾病 引起老年人眩晕的全身性疾病主要有高血压、糖尿病、高脂血症、一过性脑缺血发作、椎基底动脉供血不足、小脑或脑干梗死 / 出血等。50%~60% 老年性眩晕伴有某种器质性脑循环障碍、脑血管病,大约 20% 的脑血管缺血事件引起的眩晕发生在椎基底动脉。前庭器和前庭核的血液供应来自椎基底动脉,前庭动脉管腔比耳蜗动脉更细小,并缺乏侧支循环,所以前庭器更易于因供血不足而造成损害。椎基底动脉供血障碍严重时可使前庭核及与之相连的脑干网状结构供血障碍,致使眩晕反复发作。

末梢前庭系统疾病的发作性眩晕,常伴有高血压、高血脂及糖尿病。这些疾病正是老年人的常见病和多发病,而且常是几种疾病并存。血脂增高导致内耳小动脉血液黏滞度增高、血流缓慢、氧扩散减少,诱发内耳动脉硬化,组织供血不足。在此基础上由于病毒感染或发生血管痉挛、栓塞或血栓形成;脂质过氧化诱发氧化应激损伤造成前庭器生物膜、细胞器及酶的结构和功能紊乱;还可引起脂代谢障碍,脂质沉积,使内耳毛细胞变性、小动脉硬化使内耳功能进一步下降。

3. 多系统病变 身体平衡由视觉系统、本体感觉系统和前庭系统的相互协调维持。本体感觉随年龄增长而变化,周围神经的传导速度减慢,下肢关节的被动运动的本体感觉减弱、姿势摇摆时,脚底摆动感减弱、跟腱及足底脊髓反射反应时间增加。老年人视觉的灵敏度也下降,老年人视觉对姿势的控制反应也减慢;老年人的感觉中枢对信息的处理能力也降低,对感觉信息输入与维持正确姿势的肌肉反应协调不良,故不能保持正确的定向、定位感而丧失平衡,均可使老年患者产生不同程度的眩晕。

4. 颈性眩晕 随着年龄的增长,老年人常伴有不同程度的颈椎退行性病变、骨质增生,颈椎关节退化、颈椎反曲、椎体不稳、椎间盘突出等,因转动头颈部可压迫椎动脉或刺激颈交感神经丛而发生椎动脉痉挛、供血不足,诱发眩晕症状。主要发生于头颈前后屈曲时,左右旋转时可加重。

5. 精神心理因素 老年性眩晕的发生与焦虑、抑郁、失眠、烦躁、生气、情绪紧张等有关。主要表现为自身不稳感,有时甚至是担心平衡障碍的恐怖感,患者通常伴有头脑不清晰感;出现入睡困难、易激惹等焦虑症状,易早醒、易疲劳、兴趣下降等抑郁表现,心悸、食欲减退、疼痛等躯体化症状。

第四节 老年人神经系统变化与常见疾病

随着年龄的增长,人体全身各器官、组织老化,神经系统的衰老是导致机体衰老的重要因素。老年神经功能不良可以原发于神经基本的生物学功能的减退;亦可继发于年龄及其支持结构(心、肺、肾、内分泌系统等)衰退,以及许多损害的累积作用所致;此外,伤残和疾病损伤性的结果也可引起神经功能的改变。这三种改变在老年患者中常相互影响,形成一系列复杂的神经系统功能障碍。

一、老年人脑与神经元的改变

大脑衰老在细胞和分子方面与其他系统器官有许多共通之处,包括蛋白质、核酸和生物膜脂质的氧化损伤,能量代谢的减退以及细胞内外蛋白的聚集。然而,神经细胞表达的基因为其他组织细胞的50~100 倍,如此复杂的分子和结构使得神经系统有其独特的老化改变。衰老过程中的脑细胞和分子改变通过影响神经元,在诸如阿尔茨海默病(Alzheimer's disease, AD)、帕金森病(Parkinson's disease, PD)和亨廷顿舞蹈症(Huntington disease, HD)等退行性疾病中发挥了重要作用。

（一）大脑衰老的结构改变

人脑在 60 岁以后可出现渐进的萎缩。主要发生在大脑皮质,皮质变薄,脑回变窄,脑沟加宽加深,以额叶、颞叶最显著,皮质下灰质和小脑也发生萎缩。在衰老过程中,脑内主要细胞形态都会发生结构改变,包括神经细胞死亡、树突伸缩、突触丢失和重组,以及胶质细胞(星形胶质细胞和小神经胶质细胞)反应。

1. 细胞骨架和突触改变　细胞骨架是真核细胞中与保持细胞形态结构和调节细胞运动有关的一种蛋白质纤维网架结构,由微管、微丝和中间纤维构成。一系列细胞骨架相关蛋白对维持细胞骨架的结构和功能起到了重要的作用,如微管相关蛋白等。在衰老的过程当中,虽然大量的细胞骨架相关蛋白本身没有发生显著改变,但是细胞骨架的排列和细胞骨架相关蛋白的转译后修饰发生了变化,进而影响细胞骨架的正常功能。比如在中枢神经系统当中,伴随衰老可出现微管相关蛋白 Tau 蛋白的过度磷酸化。这种磷酸化的 Tau 蛋白与微管的结合活性差,可造成微管的组装过程受到影响,损害神经元相关神经递质的运输、存储和释放,进而导致学习记忆减退。

突触是神经元之间发生功能联系的部位,也是传递信息的关键部位。证据显示衰老过程中伴随着突触数量和结构的变化,这可能与树突形态和神经元数量的改变有关。衰老的大脑中,部分区域可能出现突触的数量减少,部分区域可能出现突触的代偿性体积增大。与正常衰老对比,在神经变性疾病中神经元细胞骨架和突触的变化更为显著。

2. 血管病变　伴随衰老,脑血管出现退行性改变,如内膜增厚、弹性减弱、舒张功能下降,发生动脉粥样硬化和动脉硬化改变。这些改变易于诱发脑血管(包括缺血和出血)事件,造成老年人残疾或死亡。此外,随着脑血管退行性改变的逐步进展,脑血流速度逐渐减慢,脑供氧和糖代谢也同时相应减低,这些变化可进一步引发认知功能下降。目前研究认为,脑血管的老化改变可能与端粒的改变、内皮细胞和平滑肌细胞的氧化应激炎症反应等因素相关。

（二）衰老过程中神经递质的变化

神经递质是一类在化学性突触传递过程中发挥信息传递作用的物质,对保持神经系统正常功能十分重要。在正常衰老及神经变性疾病当中,中枢神经系统中会发生一系列神经递质的变化。

1. 胆碱能系统　胆碱能神经元对人类的学习和记忆起到了重要的作用。胆碱能信号途径的异常与认知功能的受损有关。乙酰胆碱是基底节等部位神经元的主要神经递质,在胆碱乙酰转移酶的作用下,由胆碱和乙酰辅酶 A 合成,与突触后膜胆碱能受体结合发挥作用后,被胆碱酯酶水解失去活性。正常衰老时,胆碱乙酰转移酶仅发生轻度改变或无变化,胆碱能受体(包括烟碱样和毒蕈碱受体)可出现改变,皮质、海马和纹状体的毒蕈碱受体以及海马的烟碱样受体均减少,丘脑内的烟碱样受体密度降低,而毒蕈碱受体却密度增加。在 AD 患者中,乙酰胆碱含量显著减少,胆碱能受体信号途径严重缺失,导致患者认知功能明显下降。

2. 多巴胺系统　多巴胺是一种单胺类神经递质,在运动、奖赏和决策等诸多重要生理功能中发挥作用。在衰老的过程中,多巴胺的合成及其受体、转运体的蛋白水平显著减少。这种减少的程度在不同的脑区不尽相同。伴随增龄,多巴胺受体与多巴胺结合能力也出现下降。多巴胺系统的老化改变是老年人运动能力退化的重要原因。

3. 单胺能　去甲肾上腺素和 5- 羟色胺是大脑中最主要的单胺类神经递质。去甲肾上腺素对内脏功能、情感和注意力具有调节作用,5- 羟色胺的氨基酸前体是色氨酸,参与饮水、呼吸、心跳、体温、睡眠和记忆的中枢调节过程。去甲肾上腺素能神经元主要位于蓝斑,5- 羟色胺能神经元主要位于中缝核,两种神经元都广泛突出并分布于大脑皮质。衰老可导致 5- 羟色胺的诱导释放及结合位点的减少,可以是导致抑郁等情感异常的原因。

4. 氨基酸递质系统　在人体大脑中,谷氨酸是最主要的兴奋性神经递质。谷氨酸能激发离子通道型受体释放钙离子及钠离子。离子通道型谷氨酸受体的过度激活是导致许多诸如脑卒中、AD、PD 和 HD 等衰老相关的神经元变性的原因。衰老时,变性神经元表达的离子通道型谷氨酸受体可引起该受体水平降低。没有神经坏死的情况下,谷氨酸神经递质功能异常在疾病及衰老相关的神经功能紊乱中的作用还不清楚。大脑中主要的抑制型神经递质是 γ- 氨基丁酸。尽管大脑衰老可导致谷氨酸脱羧酶及 γ- 氨基丁酸(GABA)结合位点减少,但其对 GABA 能系统的具体影响还不甚清楚。

（三）大脑衰老的神经内分泌改变

衰老机体往往伴随着神经内分泌系统的紊乱。随着衰老的进展,下丘脑-垂体-肾上腺轴活性逐渐增强,外周循环中的促肾上腺皮质激素和糖皮质激素的水平升高。在 AD 等神经变性疾病中,下丘脑-垂体-肾上腺轴活性的改变会更为明显。海马是糖皮质激素作用的敏感部位,糖皮质激素水平的增加是诱导和加速神经元尤其是海马神经元老化死亡的主要因素。因此,糖皮质激素水平对急性(如脑卒中)、慢性(如 AD)神经系统病变的预后有负面影响。此外,研究发现中枢神经系统是雌激素的重要靶点之一,在海马等与学习记忆相关的区域存在大量雌激素受体。因此,老年妇女认知功能的下降可能与雌激素水平的减低相关,提高循环雌激素水平可能会减缓或改善认知功能的下降。

（四）大脑衰老的神经营养因子

神经营养因子是一类神经系统来源的为神经元发育、生长及分化所必需的蛋白质。在整个生命过程中,神经营养因子对中枢及周围神经系统中神经元功能的保持,维持突触的生长及可塑性,防止神经元受损及凋亡,改善神经元损伤修复均具有重要的调控作用。主要的神经营养因子包括神经生长因子(NGF)、成纤维细胞生长因子(BFGF)、脑源性神经营养因子(BDNF)和胰岛素样生长因子(IGF)。研究证实,神经营养因子可以减轻由衰老及神经变性疾病引起的相关神经损害。例如,NGF可以促进和维持神经元的存活及分化,保持神经元的正常功能,还能调节钙超载引起的神经元损伤,抑制凋亡蛋白的活性,阻止神经元凋亡,还可增加超氧化物歧化酶的活性,清除过多的过氧化自由基。此外,BDNF 在衰老及 AD 等神经变性疾病患者体内的表达量呈不同程度的减少,提高 BDNF 表达水平可能会改善神经元功能,延缓病情进展。

（五）大脑衰老和神经变性疾病中的饮食因素

饮食因素可对衰老及相关神经变性疾病产生重要影响。大量与心血管病、肿瘤、糖尿病等有关的饮食危险因素同样也是 AD 和 PD 等中枢神经系统疾病的危险因素。

1. 热量摄入　热量限制是指在保障机体基础物质需要并且不出现营养不良的情况下限制机体的热量摄入。动物实验表明,从幼年开始每天减少正常摄食量的 20%~40%,不但不会引起营养不良,反而可以延长平均寿命。流行学资料提示个体在低热量摄入的情况下能降低 AD 和 PD 的风险。热量限制对神经系统的保护作用体现在增加神经元树突芽生、增殖,降低神经组织氧化应激反应、提高抗氧化酶活性,进而减轻细胞氧化损伤等方面。

2. 叶酸(同型半胱氨酸)　随着年龄的增加,血浆同型半胱氨酸的浓度逐渐增加。叶酸的摄入缺乏同样可导致血浆同型半胱氨酸水平增高。既往流行病学资料提示,血浆同型半胱氨酸水平的升高与 AD 的发生风险具有显著正相关性。通过动物实验,人们发现 AD 模型大鼠在高同型半胱氨酸水平时更容易发生学习、记忆功能下降等神经退行性改变,而补充叶酸可以部分逆转这种改变,一定程度上改善由高同型半胱氨酸血症所导致的学习和记忆功能减退。

3. 抗氧化剂　正常衰老过程中,神经元内存在过度的氧化应激,在神经退行性病变时更是如此。氧化应激可导致神经元变性、死亡和丢失,进而加重 AD 等神经退行性疾病发生与发展。积极的抗氧化措施可以延缓由氧化应激所致的神经系统损害。流行病学研究支持水果和蔬菜中的抗氧化剂对人体有保护作用。另外维生素 E、肌酸和银杏叶等也有保护作用。但这些抗氧化剂对神经元的保护作用与限制热量摄入相比较弱。

4. 刺激性植物化学因子　流行病学研究提示,规律食用蔬菜和水果会降低发生神经退行性疾病的风险。神经变性疾病动物模型研究发现,一些植物化学品如萝卜硫素、姜黄素、白藜芦醇、大蒜素等能提高神经元的可塑性和存活率。这些植物化学品的功能不是直接的抗氧化剂,而是适当地刺激适应性应激反应以增加抗氧化酶、神经营养因子和其他对神经元有保护作用的蛋白产生。

二、正常衰老的认知功能变化

（一）一般智力功能

智力的评估通常通过对言语和行为测试的评分来进行。对衰老的研究一致显示,随着年龄的增长,言语能力的测试评分基本保持稳定;相反,非言语的创造性思维和解决新问题能力的测试评分则随着年龄增长而下降。随着年龄的老化,人的固定能力(通过经验获取信息和技术)基本保持完好,而流体智力,即需要灵活分析和解决问题的能力下降。

（二）注意力

注意力是指人的心理活动指向和集中于某种事物的能力。注意力主要包括四种特质,即注意的广度、注意的稳定性、注意的分配和注意的转移。随着年龄的增加,注意的稳定性（持续地把注意集中于某一特定的对象与活动的能力）和注意的广度（对于所注意的事物在一瞬间内清楚地觉察或认识的对象的数量）变化往往不明显。而注意的分配性,即在进行多种活动时能够把注意力平均分配到活动当中的能力会逐渐下降。在老年人群当中,注意力往往会被知觉性和感觉性的变化、疾病、慢性疼痛、治疗和一些心理功能的紊乱（尤其焦虑和抑郁）所影响,因此在进行检查时,应予以甄别和排除。

（三）执行功能

执行功能包括控制行为、作出有意义的推理和适当的判断、计划并完成任务、同时处理多条信息（工作记忆）、完成复杂连续动作、解决简单和复杂问题的能力。随着年龄的增长,执行功能的神经心理学测试评分轻微下降。一些理论指出,工作记忆和执行功能的受损可能是与增龄相关的认知功能变化的基础。

（四）记忆

记忆是指获得的信息或经验在脑内储存和提取的过程。记忆的基本过程包括识记、保持、回忆再认三个环节。记忆会随年龄增加而衰退,如何区分正常衰老所致的记忆减退和病理性记忆减退显得尤为重要。研究认为,短时记忆和情节记忆会随着年龄的增加而出现下降,而在远期记忆、程序记忆以及语音记忆方面,不同年龄的差异并不大。老年人短期记忆和情节记忆下降的原因可能包括工作记忆容量的减少和信息加工速度的减慢、注意分配能力以及稳定性下降等因素。

随着时间的变化,老年人在记忆的某些方面会出现一些变化。一般来讲,与年轻人相比,没有明显疾病的老年人学习新知识的能力下降。当给他们反复学习新知识的机会时,他们显示出较慢的学习曲线和所学总量的下降。此外,许多记忆进程并不随着年龄老化发生改变。远期记忆,即回忆过去很远时候的事件仍然相对保持完整,感觉记忆也是如此。由于老年患者经常受疾病困扰从而影响体格锻炼,程序性记忆基本不受老化的影响。语义记忆,如词汇和对世界的一般知识大部分基本不受影响,除非到了生命的末期。总的说来,正常衰老者的记忆功能对于其独立生活的需求是足够的。

（五）语言

语言能力整合了多层次的处理过程,随着年龄增长,一般的语言能力仍然基本保持。部分语言能力,尤其涉及语言输出功能,老年人确实有所下降。同其他认知功能一样,许多潜在的外在因素如外伤、疾病和感觉破坏能够导致严重的语言功能障碍。

1. 语言理解 包括识别语言的简单和复杂规则并将视觉和听觉信息整合到一个有意义的概念中,语言理解一般很少与年龄相关的损害有关。一般认为语言理解在一生中基本保持相对完整。

2. 语言产生 老年人讲话,尽管有少量的重复,间歇时间长,用名词和其他模糊词增多,但基本句法能力没有随年龄增长发生大的变化。语义能力包括命名和检索长时储存信息的能力。中年时期的词汇知识有稳定的增加,并且这些知识在老年基本得到保持。老年患者经常抱怨的一种情况是"话在嘴边"现象,即显著的找词困难。与命名困难经常伴随的痴呆不同,这种变化似乎主要是由于检索而非储存信息困难,因此一旦给以提示即有明显的提升。

（六）视空间技能

视空间技能在人类日常生活中发挥着重要作用,如寻找路线、定位目标、使用地图导航等,是保持独立活动的必要条件。视空间技能主要包括视空间感知功能、视空间结构能力、视空间记忆、视空间执行能力和视空间注意力等,其中视空间感知功能是视空间技能的基础和第一要素。随着年龄增长,患者完成视空间感知测试速度下降,但在完成质量上显著提高。

（七）精神运动功能

与年龄相关的反应时间增加与认知处理速度的下降和外周运动技能的变化有关。年龄相关的脑多巴胺活性降低和脑室旁白质病变可能与认知速度和基本运动功能的下降有关。因此,完成需要速度和对刺激的迅速反应的测试任务的能力可能会下降。精神运动速度和反应时间的增加可能是年龄相关的神经认知测试（尤其需要感知速度、注意力和工作记忆等）变化的基础。

三、常见年龄相关疾病对认知功能的影响

1. 心血管病 伴随增龄,越来越多的心血管患者群,具有与 AD 和血管性痴呆(vascular dementia,VD)相同的致病因素,导致心血管患者群中认知障碍的发生率增高。研究发现,冠心病、心力衰竭、心房颤动均与认知障碍风险具有显著的相关性。心血管疾患可引发心输出量下降,导致脑灌注不足,造成神经元及神经胶质细胞缺血缺氧,引起认知功能下降。心血管病往往还存在动脉粥样硬化、内皮功能紊乱、氧化应激、炎性因子增多等机制,可导致神经元损伤以及脑组织结构的变化,影响认知功能。

2. 高血压 研究证实,高血压与认知功能障碍明确相关,高血压可作为认知功能障碍的一个独立危险因素。长期的血压增高可以导致脑白质损害;引起脑组织中小动脉硬化继而出现脑梗死;引发血压波动导致脑灌注不足;诱发焦虑、抑郁等不良情绪等;这些因素均可最终对认知功能产生损害。即便没有继发性疾病或器官损害,原发性高血压也存在对认知的潜在影响,包括精神状态下降、反应时间减慢、注意力和警觉性下降、执行功能受损、言语流利性下降和视觉组织能力下降等。在一些高血压患者当中,记忆功能也可能受损。

3. 营养不良 是由于营养及能量的供应与人体为保证生长、发育及特殊功能需要之间的失衡引起的。老年人发生营养不良的危险性很高。蛋白质及脂质营养不良可以导致神经细胞膜结构的改变以及神经递质的变化,进而影响认知功能。碳水化合物是维持大脑能量代谢的来源,在碳水化合物缺乏时,认知功能同样受到影响。此外,多种微量元素,如 B 族维生素和锌、铁、铝等矿物质也对改善认知功能发挥着一定的作用。B 族维生素在同型半胱氨酸代谢中起着重要作用,后者水平的增高可促进衰老过程中认知功能的损害。

4. 2 型糖尿病 糖尿病是一种由于胰岛素分泌不足或作用缺陷引起的以血糖慢性增高为特征的代谢性疾病。老年期糖尿病以 2 型糖尿病为主。长期的血糖代谢紊乱易导致血管、神经、眼、心、肾等多部位出现功能障碍,亦可导致认知障碍的发生风险增高。流行病学资料表明,2 型糖尿病可作为认知功能障碍的独立危险因素。糖尿病合并的认知功能障碍以学习、记忆能力减退以及语言、计算、理解、判断能力下降等为主要特征。糖尿病引起认知损害的机制涉及多个环节,除了糖-胰岛素代谢异常外,还与继发的神经-血管病变、细胞凋亡和炎症反应的增加等多种因素有关。

5. 缺氧

(1)慢性阻塞性肺疾病:肺气肿和慢性支气管炎阻塞气流,导致低氧血症和高碳酸血症。慢性阻塞性肺疾病对患者特殊认知功能的影响广泛且弥散,经常合并认知功能障碍,对言语和视觉记忆、注意力、抽象能力、精神运动速度、信息处理速度和智商均可产生影响。这些认知功能的变化可能是由于低氧血症导致的。多数研究提示氧疗能提高认知功能。抑郁症在慢性阻塞性肺疾病患者中也很常见,必须作为认知损害的另外一个危险因素。

(2)阻塞性睡眠呼吸暂停:在老年群体中,阻塞性睡眠呼吸暂停很常见。患者认知损害表现出多种症状,一般包括注意力、集中能力、执行功能、言语和视觉学习和工作记忆。与无阻塞性睡眠呼吸暂停的健康老年人相比,总体认知功能测试表现为有差异。阻塞性睡眠呼吸暂停所致低氧血症的严重程度与认知功能相关,并且持续的正压通气治疗使许多患者的认知功能提高。

6. 甲状腺功能减退症 老年期甲状腺激素水平的下降是发生老年认知功能障碍的重要危险因素。研究发现,甲状腺功能减退主要的神经心理学损害为精神运动速度和记忆力方面。甲状腺功能减退所致的认知损伤往往是可逆的,在接受甲状腺替代治疗的患者中,可以观察到认知功能的提升。部分老年人的甲状腺功能减退症状不典型,因此对于有认知障碍的患者应注意筛查。

7. 抑郁症 是老年群体中越来越常见的疾病,估计其患病率为 11%~30%。抑郁症的多种危险因素包括社会支持的缺乏、家庭成员和近亲的死亡、社会角色的转变以及体力受限等。抑郁症的症状包括内在动力缺乏、执行功能受损、认知减慢、注意力和集中能力下降。轻度的记忆损害类似痴呆的早期症状,容易导致误诊或缺乏适当的治疗。由于抑郁症是认知损害的一个可逆性原因,在对老年患者进行评估时抑郁症和痴呆的鉴别诊断是至关重要的。

8. 谵妄 老年人发生谵妄的危险性较高,尤其在手术等应激事件时。谵妄是一个可逆性的过程,起病迅速,有显著的定向障碍、觉醒度下降、对环境的感知下降和注意力下降等特点,能够使其与大多

的神经变性疾病鉴别。近期记忆受损、意识状态的改变是谵妄的主要表现，此外还可以出现幻觉、妄想和其他的思维过程改变。谵妄通常迅速缓解，但也可以持续数周。

第五节　老年期痴呆

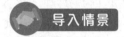 导入情景

您的身边有这样的人吗？

做菜刚放了盐却不记得，又放了一遍。

忘记朋友、家人的名字。

去买菜，却不会算账，经常被多收钱。

词不达意，明明想说"东"，说出来的却是"西"。

对什么事情都不感兴趣，觉得没意思。

出门了，却不记得家在哪里？

工作任务

对这些人很可能存在的疾病，进行初步的识别及简单的筛查。

一、老年期痴呆概述

痴呆是一种由大脑病变引起的综合征，临床特征为记忆、理解、判断、推理、计算和抽象思维多种认知功能减退，可伴有幻觉、妄想、行为紊乱和人格改变，严重影响工作、生活和社交能力，意识一般无异常。广义的痴呆是指 18 岁以后出现的智力减退，40 岁以前发病少见，60 岁以后发病率上升。

引起痴呆的原因很多，其发病形式、病理改变、病程特征和预后因而各有不同。根据病因和病理可概括为三大类：

1. 阿尔茨海默病（Alzheimer's disease，AD）　是老年期痴呆中最常见的一种。

2. 血管性痴呆（vascular dementia，VD）　是老年期痴呆中较常见的一种。

3. 其他原因　引起痴呆的其他原因如药物或酒精中毒、颅内肿瘤、颅脑外伤、颅内感染（如神经梅毒）、营养障碍（如叶酸缺乏）、代谢障碍（如甲状腺功能减退）等。

痴呆的流行病学研究资料因样本大小、年龄构成、调查方法及评定标准不同而相差悬殊，但多数调查结果显示，65 岁以上人群痴呆患病率为 46%。年龄与痴呆关系密切，几乎所有流行病学调查都一致发现，痴呆的患病率、发病率及痴呆各亚型都随增龄而急剧上升，80 岁以上老年人患病率可高达20%。性别和痴呆患病率之间关系尚无定论。

Henderson（1994）对 20 世纪 60 年代以来流行病学调查结果分析，65 岁以上老年期痴呆的年发病率约为 1%，随年龄的增长而增长。我国学者李格经过 3 年随访，发现 60 岁以上中、重度痴呆年发病率为 0.3%；张明园报道老年期痴呆的发病率为 1.15%，亦随年龄而增长。我国 65 岁及以上人群痴呆患病率为 5.6%，预计到 2050 年将会超过 4 000 万，其中半数以上为阿尔茨海默病。目前，AD 早期识别和诊断已经成为迫在眉睫的事关社会公共健康的重要科学问题。

二、阿尔茨海默病

AD 是一种起病隐匿、呈进行性发展的中枢神经系统原发性退行性疾病，主要临床相为痴呆综合征，主要表现为认知障碍、精神行为异常和社会生活功能减退。Alois Alzheimer（1906）首次报道了 1例 51 岁女性患者，记忆力减退，言语错乱，隐匿物品，人格改变和定向力障碍，伴有嫉妒和被害妄想，进行性衰退，4 年半后死亡，病理检查有脑萎缩、神经元纤维缠结和老年斑；1911 年又报道 4 例，后来克雷丕林将本病命名为 Alzheimer 病。本病起病徐缓，病程呈进行性，病因迄今未明，在老年前期和老年期痴呆中较多见。资料显示，本病在美国已成为第四位引起老年死亡的主要原因。

ICD-10 中,分为 4 个亚型,即早发性阿尔茨海默病性痴呆、晚发性阿尔茨海默病性痴呆、非典型或混合型阿尔茨海默病性痴呆和未特定的阿尔茨海默病性痴呆。一般在 65 岁以前发病为早发型,65 岁以后发病为晚发型。有家族发病倾向的被称为家族性阿尔茨海默病,无家族发病倾向被称为散发性阿尔茨海默病。据世界卫生组织报道,目前全球约为 5 000 万人患有痴呆,其中最常见的就是阿尔茨海默病。

 知识链接

阿尔茨海默病

阿尔茨海默(Alois Alzheimer)是一位德国医生,1906 年报告了世界上第一例 AD 患者。该患者表现为记忆力下降,刚放的东西就忘了;语言障碍,听不懂话;在家门口迷路;疑心,怀疑爱人有外遇,有被害妄想。死后解剖发现患者的脑内有异常蛋白质成分沉积;与同龄人的脑相比,属于不正常的变化,是一种疾病的表现。

后来医学界以这位德国医生的名字命名该病为阿尔茨海默病。

(一)流行病学资料

AD 是一种与年龄相关的疾病,患病率随年龄而稳定上升,多数研究报道阿尔茨海默病的患病率在 5%~8%。发病率研究费时费力,难度大,资料也较少,估计其年发病率在 1% 左右。截至 2019 年,我国有近 1 000 万痴呆患者,其中约 600 万是阿尔茨海默病患者。

有关 AD 的危险因素是分析流行病学研究的重要内容,有关文献较多,多采用回顾性病例对照方法。文献报道的文献因素很多,多达 30 多种,如家族史、女性、母亲育龄过高或过低、低教育水平、头部外伤、甲状腺疾病、病毒感染、滥用药物等等,但是能肯定的寥寥无几。危险因素并非病因,只是可能病因或为病因提供线索。

(二)神经病理学、病因及发病机制

阿尔茨海默病患者的大脑病理解剖检查可见大脑半球皮质弥漫性萎缩,脑回皱缩,沟裂增宽,脑室扩大,尤以颞、顶叶和前额叶最明显,枕叶、运动、感觉皮质受累较少。组织学检查存在大量神经元脱失,皮质突触减少,其中特征性病理改变为神经细胞内由双股螺旋微丝构成神经纤维缠结(neurofibrillary tangles, NFTs);以淀粉样蛋白(amyloid protein)为核心形成细胞外老年斑(senile plaques, SPs);神经元颗粒空泡变形及血管壁淀粉样蛋白变性。SPs 和 NFTs 是阿尔茨海默病最显著的特征,其分布部位和密度是 AD 病理诊断的重要依据,是研究的热点之一。除皮层明显病变外,皮质下神经核,如 Meynert 核、蓝斑和中缝核神经细胞也有广泛变性。

AD 神经病理学的发展,为 AD 病理生理和病因学研究奠定了基础,但仍处于探索阶段,AD 的病因尚不明确,可能的因素、假说很多,可能都正确,至少遗传因素在家族性阿尔茨海默病中起重要的作用。目前确定与 AD 相关的基因有 4 种,分别为淀粉样前体蛋白(amyloidprecursor protein, APP)基因,早老素 1(presenilin 1, PSEN1)基因,早老素 2(presenilin 2, PSEN2)基因和载脂蛋白 E(apolipoprotein E, ApoE)基因。前三种基因的突变和多样性与早发型家族性 AD 的关系密切,第四种与散发性 AD 的关系密切。目前比较公认的阿尔茨海默病发病机制认为 β 淀粉样蛋白(老年斑中心)的生成和清除失衡是神经元变性和痴呆发生的始动因素。其可导致 tau 蛋白(NFT 的主要组分高度磷酸化的微管相关蛋白)多度磷酸化、炎症反应、神经元死亡等一系列病理过程。同时 AD 患者大脑中存在广泛的神经递质异常,包括乙酰胆碱系统、单胺系统、氨基酸类及神经肽等。

(三)临床表现

阿尔茨海默病起病隐匿,患者及其家属常常难以明确何时起病。多见于 60 岁以上的老年人。典型的临床表现为皮质型痴呆综合征,具体表现:全面智能减退,不仅记忆力明显减退,还包括理解、推理判断、抽象概括和计算等认知功能下降,伴有人格改变,晚期还可出现谵妄。临床表现可按疾病早、中、晚或第一、二、三期描述,但各期存在重叠与交叉,并无截然分界限。故按主要症状描述如下:

1. 认知功能障碍

（1）记忆障碍：是 AD 早期的突出症状，早期主要累及短期记忆，记忆保存和学习新知识困难。表现为好忘事，经常丢三落四，如经常把家中的物品放错地方，不能在熟悉的地方找到；常常依靠记事本，即便如此，也常常忘记电话内容或已安排的事情；重复说同样的话，问同样的问题；有些日常自理活动常重复做 2 次以上，如刷牙、洗脸等；不能记住新地址、新场所，常常迷失方向；对熟悉的面孔、地点或场所感到陌生，甚至在自家附近熟悉的地方也容易走失；记不住日期、时间或简短的购物清单等。在疾病早期，患者学习新知识、掌握新技能的能力减退，只能从事简单的工作。随着疾病进展，远期记忆也逐渐受累，记不住自己的生日、家庭住址和生活经历。严重时，连自己的姓名、年龄等都不能准确回答，甚至可出现错构和虚构症。疾病早期，有的患者对自己记忆力减退尚有一定的自知力，有的患者则极力掩饰自己的记忆缺陷，持否认态度。

（2）视空间和定向障碍：也是 AD 的早期症状之一。由于记忆下降，因此，患者对人物、时间、地点的定向力亦进行性受累，如常在熟悉环境中迷失方向，走错卧室，外出散步则常常迷路。画图测验提示患者常不能精确临摹简单的立体图。尽管患者的定向力受到损害，但意识水平并未受损。

（3）言语障碍：AD 患者常出现明显的言语障碍，表现为言谈含糊、刻板啰唆、表达不得要领。AD 患者最先出现语义学障碍，表现为找词困难、用词不当或张冠李戴，说话啰唆、冗赘、不得要领，可出现病理性赘述，也可出现阅读和书写困难。随着病情进展，可出现失命名，即能认识物体或正确使用，却不能确切命名，最初仅限于少数物品，以后扩展到普通常见物体的命名。言语障碍进一步发展可出现语法错误、语句颠倒，最终音素破坏而胡乱发音，或者变得缄默不语。

（4）失认和失用：AD 患者还可出现失认、失用，如虽感觉功能正常，却不能识别物体、地点或面容（面容失认）；虽理解和运动功能正常，但不能正确完成系列动作，进食不会使用筷子、勺子等餐具。

（5）智力障碍：AD 患者以全面性智力减退为特征，表现为思维能力迟钝，不能进行抽象逻辑思维，不能区分事物的异同，不能进行分析归纳，说话常自相矛盾而不能觉察。如有的患者判断力减退，尽管窗外大雪纷飞，但仍坚持认为是夏天。

2. 人格改变 额、颞叶受累的患者常有人格改变，或者是既往人格特点更为突出或向另一端偏离，与以前判若两人。患者表现为懒散、退缩、自我中心、敏感多疑，言语粗俗、常训斥他人，行为不顾社会规范、不修边幅、不讲卫生、藏匿物品，有的甚至将破烂视为珍宝而加以收藏；患者也变得更易激惹、脾气暴躁，常暴怒或出现暴力行为。严重的有的患者还可出现性脱抑制，不知羞耻，当众脱光衣服，使家人护理极为困难。但如在精心看护下，患者可能很随和，人格改变并不突出。

3. 精神行为症状 痴呆的精神行为症状长期以来一直被忽略，即偏执、情绪不稳定、无目的徘徊、攻击、破坏和争吵等行为，有 70%~90% 的痴呆患者会出现。常见的心理症状有妄想、幻觉、身份识别障碍、抑郁心境、焦虑。

痴呆患者的妄想常有的表现：认为有人偷自己的东西；认为目前自己所住的房子不是自己的家；怀疑配偶（或其他亲属）是冒充者；认为自己被家人抛弃，自己会无人看管；怀疑配偶对自己不忠，甚至怀疑配偶有外遇等。这些荒谬的想法与患者的记忆力下降及对周围事物的理解和判断力等全面下降有关，有时可能会导致患者突然勃然大怒，甚至对他人进行暴力攻击。

幻觉不仅进一步影响患者对外界的理解能力，干扰其完成一些日常活动，更会恶化患者与照料者的关系。其中最常见的是幻视，如凭空看见家中有其他人。

有 23%~50% 的痴呆患者会出现身份识别障碍，不能从面容辨认人物，甚至面对镜中的自己错认为陌生人，而询问："你是谁？"

抑郁情绪是痴呆患者较多见的心境障碍，有许多病例在早期被误诊为抑郁症。此外，焦虑不安也较常见，可与其他症状同时出现，也可单独出现。患者常对一些无关紧要的事情担忧，比如担忧即将要做的事，因而会反复询问；还有的患者担心自己会被单独留在家里，有的会嚎啕大哭。

常见的行为症状有无目的徘徊、激越、反复抱怨等。患者经常做一些无目的的事情，如无目的来回走动、反复翻抽屉、反复检查等。

有的患者可于夜间出现错乱、激动、幻觉和妄想，称为日落综合征（sundowner syndrome）。其特征为倦睡、精神错乱、共济失调或意外摔倒。

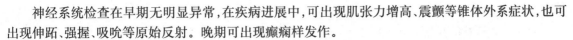

神经系统检查在早期无明显异常,在疾病进展中,可出现肌张力增高、震颤等锥体外系症状,也可出现伸跖、强握、吸吮等原始反射。晚期可出现癫痫样发作。

（四）病程、分期与预后

本病呈慢性进行性病程,总病程一般为2~12年。有资料表明,发病早、有痴呆家族史者病程进展较快。开始2~4年逐渐发展,愈来愈重,治疗效果不佳,有些药物能阻止病程进展。其预后不良,部分患者病情进展较快,最终常因营养不良、压力性损伤、肺炎等并发症或因衰竭死亡。

AD通常根据疾病的发展和症状严重程度分为轻度（早期）、中度（中期）、重度（晚期）,各期可存在重叠、交叉,并无截然界限。

早期:一般持续1~3年,以近记忆障碍、学习新知识能力低下、视空间定向障碍、缺乏主动性为主要表现。生活自理或部分自理。

中期:病程继续发展,智能与人格改变日益明显,出现皮质受损症状,如失语、失用和失认,也可出现幻觉和妄想。神经系统可有肌张力增高等锥体外系症状。生活部分自理或不能自理。

后期:呈明显痴呆状态,生活完全不能自理。有明显肌强直震颤和强握、摸索及吸吮反射,大小便失禁,可出现癫痫样发作。

（五）诊断与鉴别诊断

由于AD病因未明,临床诊断仍以症状为主,确诊的"金标准"为病理诊断（包括活检与尸检）。既往诊断AD多采用排除法,而今诊断标准的完善,根据家属提供详细病史和典型表现,临床诊断正确率与病理诊断比较可高达85%。加上各项心理测查和辅助检查,诊断正确率可高达90%。

1. 诊断标准　ICD-10中的AD诊断要点:

（1）存在痴呆。

（2）隐起病,慢衰退,通常难以指明起病时间,但他人会突然发现其症状,疾病进展过程中可出现一个相对稳定阶段。

（3）无临床依据或特殊检查结果能够提示精神障碍是由其他可引起痴呆的全身疾病或脑部疾病所致（如甲状腺功能低下、高血钙、维生素B_2缺乏、烟酸缺乏、神经梅毒、正常压力脑积水或硬脑膜下血肿）。

（4）缺乏突然卒中样发作,在疾病早期无局灶性神经系统损害的体征,如轻瘫、感觉丧失、视野缺损及共济失调（晚期可出现）。

部分病例AD与VD二者并存,则可并列两种诊断。如VD先于AD发生时,临床也许不能作出AD诊断。

2. 相关检查

（1）心理测查:是评价有无痴呆及痴呆严重程度的重要手段。我国已引进和修订了许多国际通用的简单快捷的测试工具,如简易精神状况检查（mini-mental state examination, MMSE）可作为痴呆的筛查工具,阿尔茨海默病评定量表（Alzheimer's disease assessment scale, ADAS）可从认知和非认知两个方面对痴呆症状的严重程度加以评定,还有蒙特利尔认知评估量表、画钟试验、焦虑量表、抑郁量表等。

（2）脑影像学技术:对早期发现AD有很大帮助,其中CT和MRI是诊断的重要工具。AD患者的头颅CT表现为弥漫性脑皮质萎缩、脑沟增宽、脑室扩大,其中颞叶萎缩对AD颇具辅助诊断意义。MRI是观察颞叶、海马较理想的影像技术,AD患者常有海马神经元脱失,MRI检查可见海马透明区扩大这一特征。因此,MRI是AD患者的首选检查方法。海马体积定量分析可用于区分正常与轻微认知功能损害,故有利于早期AD的诊断。

另外,正电子发射断层扫描（position emission tomography, PET）:AD患者双顶、颞叶糖代谢显著低下,并且与认知程度相关;单光子发射断层扫描（single photo emission computed tomography, SPECT）:可显示顶区摄取减少和灌注量异常,并且与痴呆程度相关,可用于区分正常人和VD（血管性痴呆）,为AD作出正确诊断,提供依据。

3. 实验室检查　包括血、尿常规,血糖、血清电解质、肝肾功能、甲状腺功能、血清B_{12}浓度,有无梅毒和AIDS等,其他可能需要的检查,如脑脊液检查、脑电图、基因检测。

4. 鉴别诊断 据估计,有60多种疾病可出现类似痴呆的临床相,其中有些是可治疗的或可逆的,因此鉴别诊断具有重要意义。其中,主要与下列疾病鉴别:

(1)年龄相关记忆障碍(age-associated memory impairment, AAMI):指老年人有健忘症状而缺乏痴呆临床证据,是一种正常或生理性非进行性大脑衰老的表现。记忆减退主要为记忆再现过程障碍,即不能自如地从记忆库中提取已贮存的信息,如记不住人名、地点、电话号码、邮政编码等,但经提示就能回忆起来。患者往往感到负担,并设法弥补或主动就医。而AD主要涉及近期记忆减退,学习新知识困难,不能贮存和保存记忆。AAMI与早期AD的鉴别可能存在困难,需长期随访才能作出正确判断。

(2)血管性痴呆:脑血管病,包括脑梗死、脑出血、脑缺血等均可引起痴呆,我国VD较西方国家多见。AD与VD早期症状鉴别较容易,晚期症状严重时鉴别较困难。除临床症状、病史特点外,临床上目前仍广泛应用哈金斯基(Hachinski, 1974)缺血指数评分表(Hachinski ischemic scale, HIS)作为辅助诊断工具。

(3)正常压力脑积水(normal pressure hydrocephalus, NPH):多数病因不明。病理改变为脑基底池和蛛网膜下腔膜增厚粘连,阻碍脑脊液从脑室流向矢状窦,从而引起各种症状。多在60岁左右发病,男女均可罹患。临床主要表现为痴呆、步态不稳、尿失禁三联症。多亚急性起病,病程呈波动性,常在数月内达高峰。检查脑室对称性扩大,尤以侧脑室前角明显。脑室分流术可缓解神经精神症状。

(4)麻痹性痴呆:由梅毒螺旋体引起的一种慢性脑膜脑炎,呈逐渐发展和进行性病程。主要临床相为进行性痴呆和人格改变。常有神经系统症状如阿-罗瞳孔、血液康瓦氏反应和脑脊液胶体金试验往往阳性。

(5)急性谵妄(acute delirium):也是老年期最常见的精神异常之一,应与AD相鉴别。急性谵妄是继发于许多躯体疾病,如中毒、感染、衰竭或营养不良之后出现的一过性谵妄状态。最常见的病因如心、肺功能衰竭,严重贫血、肝肾功能损害、高热性感染疾患、药物过量(特别是各种抗胆碱能制剂)等等。病因去除后,这一状态可望缓解。相反,如不及时采取有效措施亦可发展严重,造成死亡。值得注意的是,老年性谵妄和AD相重叠的病例亦非罕见,应注意鉴别。

(6)抑郁性痴呆综合征:认知障碍患者可出现抑郁症状。所谓假性痴呆系指抑郁性痴呆,此术语强调此种认知障碍的可逆性,而与器质性痴呆有别,可称为抑郁性痴呆综合征(dementia syndrome of depression, DSD)。DSD和AD的鉴别如下:

与原发性痴呆相反,DSD起病和求医间隔时间较短;DSD既往多有情感障碍病史;DSD患者有抑郁心境和妄想者比AD多,AD患者行为衰退与认知障碍程度一致;DSD的睡眠障碍更重,常有早醒;DSD自知力保存,在鼓励或提示下记忆测验成绩常有改进;AD患者表现有特征性言语贫乏,可伴有错语症,DSD则否;DSD的功能性成像研究,如PET显示不对称的额叶代谢低下,左侧较明显,用抗抑郁药治疗好转后可恢复正常;此额叶代谢低下与AD双颞叶代谢低下不同。

此外,还应与其他可引起痴呆的疾病加以鉴别,如额叶肿瘤、Pakinson病等。临床上结合病史、体格检查和实验室检查等,可做鉴别。

(六)治疗

由于AD病因不明,目前尚无特效疗法。主要治疗原则:治疗行为方面症状,改善AD认知功能,减缓疾病的进展速度,延缓疾病的发生。

1. 改善认知功能的药物治疗 目的在于改善认知功能,延缓疾病进展。目前AD药物治疗策略主要基于"胆碱功能低下"假说,临床广泛使用的主要为胆碱酯酶抑制剂,通过抑制ACh降解而提高脑内ACh含量,达到改善认知功能的作用。如石杉碱甲、阿曲库铵、多奈哌齐等;值得一提的是,中药尤其是银杏叶提取物制剂,能清除过氧自由基,抑制膜脂质过氧化,拮抗血小板凝集和微血栓形成,提高红细胞超氧化物歧化酶(SOD)活性,改善脑血循环和神经细胞代谢,增强记忆和改善认知功能。

此外,促进大脑代谢的药物具有增强学习和记忆能力,促进大脑半球间的信息沟通,增强大脑对理化损伤的抵抗力等作用,并且无外周神经系统效应,缺乏镇静和神经阻滞作用,对大脑功能具有整合作用。

2. 对症治疗　目的在于控制伴发的精神行为症状。

抗焦虑药：可用于伴有焦虑、激越、失眠症状的患者。

抗抑郁药：25%~50% 的 AD 患者有抑郁症状，有时抑郁程度较为严重，必要时可采用抗抑郁剂治疗。

抗精神病药：有助于控制患者的行为紊乱、激越、攻击性和幻觉与妄想。

三、血管性痴呆

血管性痴呆（vascular dementia，VD）是脑血管病所致的痴呆状态，以前曾称动脉硬化性精神病。Hachinski 等 1994 年称为多发脑梗死性痴呆（multi-infarct dementia，MID），认为痴呆是由脑内多发的、大小梗死灶的累计引起的。近年来，许多研究表明 MID 只是 VD 的一部分；一个较大面积的梗死灶，也可以引起痴呆。脑缺血引起的白质脱髓鞘为主要病变的 Binswanger 病（宾斯旺格病），也可以导致痴呆；另外，脑梗死以外的脑血管病，如脑出血，也可以产生痴呆的结局。因此，目前已广泛应用血管性痴呆或脑血管性痴呆这一名称。临床类型上，仍以 MID 最多见。因此，目前 ICD-10 中应用 VD 这一名称。

（一）流行病学及病因

VD 是老年期痴呆的第二个常见原因，有报告在 65 岁以上痴呆中占 20% 左右。日本的统计资料提示 VD 占 36.3% 左右。我国北方地区的 3 个流行病学报告中，VD 在老年期痴呆中为 55.2%~68.1%，而上海的两项报告中为 20.1%~27.1%，一般男性多于女性，患病率也随年龄增长而增加。

对病因及发病机理的研究很多，多数学者认为，VD 的病因是脑血管病变（包括出血性和缺血性）引起的脑组织血液供应障碍，导致脑功能衰退的结果。脑血流量降低的程度与痴呆的严重程度成正比。有的学者提出，多发性小梗死灶对痴呆的发生有重要作用，小梗死灶越多，出现痴呆的机会就越多。另一方面，脑血管病变的部位与发生痴呆有重要的关系。VD 的好发部位有额叶内侧面（扣带回）、纹状体前部、内囊前支及丘脑，其他部位是额叶、颞叶和枕叶白质。梗死灶多位于大脑前、中动脉深穿支的供血区。另外，大脑中动脉、后动脉分界区内产生梗死，在优势半球病变的患者也可引起痴呆。有一种特殊类型的 Binswanger 病，病理改变是广泛的脑白质萎缩，尤以脑室周围和颞枕之间更为明显。大脑白质有严重的软化灶和弥漫性脱髓鞘性改变。有高度的脑动脉硬化，通常有高血压和带有锥体及锥体外特点的进行性痴呆和假性球麻痹。多数病例有脑室扩大，尤以枕角和前角明显，一般皮质保持相对较好。此病又称为皮质下动脉硬化性脑病。

（二）临床表现

VD 的临床表现常包括早期症状、局限性神经系统症状和痴呆症状。

1. 早期症状　潜伏期较长，一般不易早期发现。症状以情绪不稳定及各种躯体不适症状为主，即脑衰弱综合征。

主要症状：情感障碍为典型症状，持续的情绪不稳定、情感脆弱，克制情感表达的能力明显减弱，严重时表现情感失禁，控制不住情感反应，无明显的精神创伤或在微弱的刺激下，表现易伤感、易激惹、易怒，患者愿意克制情感，但往往克制不住，为此感到很苦恼。

各种躯体不适症状，这些症状常常作为患者就诊的主要表现。

头痛：全头痛，紧箍感，以枕部、双颞部、额部为主，转头、用力憋气时加重。

头晕：多在突然左右转动头部或后仰时出现，可能为椎动脉受压，椎基底动脉暂时性脑缺血所致；眩晕，伴耳鸣及听力减退者，可能为前庭动脉缺血引起；肢体麻木，走路向一侧倾倒感，眼花等症状也经常出现。

睡眠障碍：以失眠为主，入睡难，睡眠时数减少；少数患者白天昏昏欲睡，焦虑不安，需服用助眠药者不少见。

轻度的注意力不集中、思维迟钝、工作效率下降，主动性下降，记忆力下降，特别是学习新知识困难，近事遗忘较明显。患者有自知力，有时伴焦虑症状，有求治要求。

症状轻度时，常不被重视。由于常合并有高血压病，应进行神经系统以及实验室检查，明确查到脑动脉硬化的证据，如眼底动脉硬化、头部 CT 的小梗死灶等。

2. 局限性神经系统症状 较为突出的有假性球麻痹、构音障碍、吞咽困难、中枢性面肌麻痹,不同程度的偏瘫、失语、失用或失认,癫痫大发作及尿失禁等。不同部位的脑出血或脑梗死,产生的局限性症状不同。Binswanger病时,不仅常有假性球麻痹、动作迟缓、共济失调、言语不清,伴抽搐及强制性哭笑等,还可有轻度锥体束征、锥体外系症状或小脑症状等。

3. 痴呆症状 VD主要表现为以记忆下降为主的局限性痴呆。早期痴呆症状明显不同于阿尔茨海默病,主要特征:虽然出现记忆障碍,但在相当长的时期内自知力存在,知道自己记忆力下降,易忘事,而准备记事本以防遗忘。有的患者为此产生焦虑或抑郁情绪,有的患者出现病理性赘述,表现为说话啰唆、无主次、无次序。虽然记忆力、智力下降,但日常生活自理能力、理解力、判断力以及待人接物的能力均能较长期保持良好状态,人格也保持较好。所以称为局限性痴呆。

在痴呆的进程中,部分患者在记忆障碍的基础上产生各种妄想,如被害妄想、被偷窃妄想、贫穷妄想等。随着痴呆的加重,患者的行为和人格也会发生相应改变,如变得吝啬、自私、收集废物等。痴呆晚期也表现出类似全面性痴呆的临床表现,此时很难单纯依靠临床症状与AD鉴别。VD的原发疾病是脑血管病,因此,可以表现出脑血管病变(包括出血性和缺血性)的不同神经系统定位体征,可以作为鉴别诊断的依据。

（三）辅助检查

神经影像学研究中,CT和MRI的应用,大大提高了缺血性脑血管病的诊断水平。CT不仅可以确定脑血管病的存在、部位、大小以及周围组织的变化情况,还可以区分梗死、出血以及不同形态的钙化。目前认为CT是脑出血最可靠的检查方法。MRI不仅具有CT的优点,弥散灌注技术还可早期发现梗死灶,提高早期诊断的阳性率。SPECT和PET都是早期诊断的最新技术,具有更灵敏、发现病灶早、病变范围大等优点。

其他检查,如眼底检查、血脂含量测定等都应列为常规检查,以了解外周动脉硬化的依据。

（四）诊断与鉴别诊断

VD患者临床的主要特点:急性起病,有脑卒中发作史,如无,则病程呈阶梯式进展;多有局部体征,MRI或CT发现有多处梗死灶;临床提示人格大部分完整,智能衰退较晚。

诊断要点:诊断的前提是存在痴呆,认知功能的损害往往不平均,故可能有记忆丧失、智能损害及局灶性神经系统损害的体征。自知力和判断力可持续较好。突然起病或呈阶梯性退化,以及局灶性神经系统症状和体征使诊断成立的可能性加大。对于某些病例只有通过CT或最终神经病理学检查才能确诊。如果能结合病史、临床症状以及辅助检查,进行全面分析,VD的诊断并不困难。

鉴别诊断:VD与AD早期症状鉴别较容易,晚期则鉴别困难,尤其是少数患者为VD与AD混合存在,则为混合性痴呆(MD)。临床上多采用哈金斯基缺血指数评分表(HIS,1974)辅助鉴别诊断。该表由13项组成,总分在7分以上考虑VD,在4分以下考虑AD,见表4-2。

表4-2 阿尔茨海默病与血管性痴呆的鉴别

	AD	VD
起病	隐匿渐进性	较急,常有高血压病史
病程	进行性缓慢发展	波动或阶梯恶化
早期症状	近记忆障碍	脑衰弱综合征
精神症状	全面性痴呆	以记忆障碍为主的局限性痴呆
	判断力、自知力丧失	判断力、自知力较好
	有人格改变	人格改变不明显
	淡漠或欣快	情感脆弱
神经系统	早期多无局限性体征	存在局限性症状和体征
脑影像学	弥漫性脑皮质萎缩	多发性脑梗死、腔隙性脑梗死或软化灶
Hachinski 评分	<4	>7

（五）治疗

除了预防和治疗原发性脑血管病外,血管性痴呆的治疗原则为改善血流、预防再发脑梗死、促进大脑代谢,以阻止疾病发展、改善和缓解症状。

四、老年期痴呆的康复与护理

痴呆患者生活质量的高低,患者生存时间的长短,还与家庭护理有着密切的关系。对轻症患者重点应加强心理支持和行为指导,使患者尽可能长期保持生活自理及人际交往能力。鼓励患者参加适当活动和锻炼,并辅以物理治疗、康复治疗、作业治疗、记忆和思维训练。重症患者应加强护理,注意营养,预防感染。保持患者的清洁卫生、提供身体的营养支持、改善居住环境、给予必要的家庭康复训练,对减缓老年期痴呆患者的病程可起到很大的帮助。

为了促进痴呆患者的康复,提高其生活质量,除了进行有效的治疗和家庭护理外,还应借助一些社会支持力量,这可在很大程度上减轻照料者的负荷和压力。目前,世界上许多国家已成立了阿尔茨海默病协会（Alzheimer's association）,定期聚会,使照料者分享彼此照料过程中的困难和经验。有的协会,如美国的阿尔茨海默病及相关疾病协会（ADRDA）还定期出版专刊,提供最近信息和研究进展,已受到患者家属和专业人员的肯定。我国对痴呆患者及照料者提供的社会支持性服务尚属建设、完善和发展中,可从以下几方面开展:

（一）沟通技巧

患者记忆力下降,找词困难,或者忘记要说的话,因此与患者的沟通会变得困难,对策是要尽量使沟通简单化;多运用目光接触,并呼唤患者的名字;注意语气、音量、目视的方式,以及身体语言;尽量鼓励长时间的互动式交流;使用讲话以外的其他方法,如轻柔触摸等;如果交流出现问题,尝试转移患者的注意力。

多使用简单的、一步一步的指导方法;重复指令,给患者更多的反应时间,尽量不要打断;不要使用"婴儿语",直接、针对、积极地提出只需回答"是"或"否"的问题,如"累吗",而不是"感觉如何";限制问题需要的选择数量,如"晚餐吃米饭还是面条"而不是"晚餐要吃什么"等。

（二）行为问题

随着疾病进展,患者可能出现躁动不安,甚至攻击性行为,尝试或在医生的帮助下寻找并消除诱因,如疼痛、抑郁或紧张、药物反应等,生活上应让患者有安全感。如果有攻击性行为发生,应保护自己,同时防止患者自伤。

（三）幻觉和妄想

患者可能会出现幻觉和妄想,幻觉是指患者听见、看见或者感觉到本不存在的东西,妄想是指患者所持的虚假的想法或信念。偏执属于妄想的一种,指患者没有理由地认为,其他人是卑鄙的、撒谎、不公,或者要"修理"自己,并由此导致患者出现怀疑、惧怕或者嫉妒他人的表现,该表现与患者记忆力减退有关。

应对:咨询医生,并且把患者所患疾病和服用的药物告诉医生,以便医生判断是否由疾病和药物引起;尽量不要和患者争论他所看到的或者听到的,如果患者感到害怕,试图安慰他,给予安全感。

（四）性格和行为变化

患者常会表现出一些性格和行为方面的变化,如不安、焦虑、容易发怒、打人、活动减少或丧失兴趣、藏匿物品或认为他人藏匿物品、离家出走等。

应对:咨询医生如何处理,寻找可能存在的诱因;对于打人、咬人、抑郁、幻觉等,咨询医生,必要的话,使用药物治疗;关注患者感受,安抚患者,让患者有安全感。

（闫长虹　秦立霞）

思考题

1. 老年人皮肤功能有哪些改变,容易引发哪些皮肤疾病?
2. 老年人听觉功能和视觉功能有哪些改变?
3. 老年人认知功能有哪些改变?
4. 作为一名养老机构工作人员,如何对老年性耳聋患者进行照护?
5. 阿尔茨海默病患者的照护理念是什么?

第五章
数字内容

第五章 老年人代谢、内分泌与泌尿生殖系统功能变化与常见疾病

 学习目标

1. 掌握老年人糖代谢、蛋白质代谢及脂类代谢功能的变化。
2. 熟悉老年人内分泌腺体和泌尿生殖系统的功能变化。
3. 了解老年人糖尿病、甲状腺功能亢进症、甲状腺功能减退症、肾脏疾病、尿路感染和前列腺增生的病因。
4. 能够识别老年人糖尿病、甲状腺功能亢进症、甲状腺功能减退症、肾脏疾病、尿路感染和前列腺增生的临床表现。
5. 具有实事求是、严谨认真的职业素养。

第一节　老年人代谢、内分泌系统功能变化与常见疾病

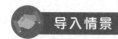 **导入情景**

李某,女,65岁,身高160cm,体重70kg。2型糖尿病病史6年,空腹血糖5.8~6.3mmol/L,餐后2h血糖7.8~8.2mmol/L。自认为平时血糖控制较好,喜食油炸食物和糕点,不喜欢吃蔬菜。实验室检查:血甘油三酯7mmol/L,血胆固醇7mmol/L。血压160/92mmHg。

工作任务

能够识别老年人糖尿病及其并发症。

内分泌系统包括垂体、肾上腺、性腺、甲状腺、甲状旁腺、胰腺中的胰岛、性腺等经典的内分泌腺体和分布在心血管、胃肠道、肾脏、下丘脑等脏器中的内分泌组织和细胞。通过合成和分泌多种激素调节人体的代谢过程、能量使用、生长发育、生殖和衰老,维持内环境的稳定。

一、老年人代谢、内分泌系统功能变化

(一)老年人代谢功能的改变

1. **糖代谢的改变**　糖是人体能量的主要来源,体内所有组织细胞都利用葡萄糖,人类所需能量的50%~70%来自糖的氧化分解。人体血液中含有一定浓度的葡萄糖,简称血糖。血糖是人体活动所需

55

能量的主要来源。摄入的糖类大部分转化为脂肪,以脂肪的形式储存,小部分以糖原形式储存在肌肉和肝脏内。肌糖原主要提供肌肉收缩时需要的能量,肝糖原则是血糖的主要来源,当机体需要葡萄糖时迅速被动用,以满足能量供应。

正常情况下,人体血糖含量保持动态平衡。血糖升高时,糖原储存加强;血糖降低时,肝糖原分解成葡萄糖,提高血糖浓度。胰岛素和胰高血糖素是调节血糖水平,保持内环境稳态的重要激素。胰岛素主要调节糖、脂肪和蛋白质代谢,是一种促进合成代谢的激素,由胰岛 B 细胞分泌。胰岛素能促进全身组织对糖的摄取,尤其能加速肝细胞和肌细胞摄取葡萄糖,并且促进对葡萄糖的贮存和利用,加速糖原形成、抑制糖原分解、加快糖的氧化分解、促进葡萄糖转变成脂肪、减少糖异生以降低血糖。当胰岛素缺乏时,血中葡萄糖不能被细胞贮存和利用,从而血糖升高。胰岛 A 细胞分泌的胰高血糖素通过相反的作用机制提高血糖水平。

老年人随着年龄的增加,基础代谢率降低,活动能力下降,肌肉组织利用和代谢葡萄糖的能力下降,葡萄糖耐量降低。同时肝细胞衰老,肝脏摄入葡萄糖的能力下降,均使机体血糖水平升高。此外,老年人胃肠功能差导致肠道吸收葡萄糖延迟,胰岛素分泌减少,胰岛素拮抗物质增加,容易发生糖尿病。

2. 蛋白质代谢的改变　蛋白质是组织细胞的主要组成部分,维持着组织细胞的生长、发育、更新和修补,同时也发挥着运输、代谢调节和催化作用等功能。在能量紧缺时可作为能源物质供给能量。

体内的蛋白质处于不断降解和合成的动态平衡中。老年人由于肝功能减退和组织细胞的衰老,蛋白质合成能力下降,分解代谢增强。同时由于各种脏器结构与功能的老化使蛋白质摄入不足,利用率降低,造成某些蛋白质缺乏。但是老年人消化和排泄能力均减弱,不能耐受过多蛋白质的摄入。

3. 脂类代谢的改变　脂类是脂肪和类脂的总称。脂肪指甘油三酯,类脂包括胆固醇及其酯、磷脂与糖脂等。甘油三酯是由甘油和三个脂肪酸酯化而成,主要参与体内的能量代谢,包括能量的产生和储存。胆固醇有游离胆固醇和胆固醇酯两种形式,其中游离胆固醇约占 2/3,其余 1/3 与长链脂肪酸酯化为胆固醇酯。

血脂为血浆所含脂类的统称,既包括食物脂类的消化吸收(外源性),又包括各组织合成后释放入血(内源性)的脂类,主要包括甘油三酯、磷脂、胆固醇及其酯、游离脂酸等。其含量受膳食等因素影响较大,因此采血测血脂时,空腹 12~14h 结果较为可靠。由于脂类不溶于水,因此血浆中的脂类与蛋白质结合成脂蛋白进行运输,其中的蛋白质成分称为载脂蛋白。

老年人肝细胞老化,当正常摄入糖类、脂肪或稍饱餐后便可使甲基戊二酰辅酶 A 还原酶活性增加,促使胆固醇合成增加,聚集在肝细胞胞质中形成脂肪肝。此外,老年人肝脂肪变性,混浊肿胀,使脂肪贮存困难,释放至血液中,引起血中甘油三酯升高,造成高脂血症。随着年龄的增长,人体总血脂明显增加,尤其是胆固醇升高,使得老年人容易患心血管病和代谢性疾病等。

(二)老年人各腺体内分泌功能的改变

1. 下丘脑的改变　脑位于颅腔内,分为端脑、间脑、中脑、脑桥、延髓和小脑 6 个部分。通常将中脑、脑桥和延髓合称为脑干。间脑位于中脑和端脑之间,大部分被大脑半球所覆盖,可分为背侧丘脑、上丘脑、下丘脑、后丘脑和底丘脑 5 个部分。下丘脑位于丘脑的前下方,内部神经核团以肽能(如加压素、催产素)神经元为主,是神经内分泌中心,负责调节内脏活动,参与对体温、摄食、生殖、水盐平衡、内分泌活动、情绪活动和昼夜节律的调节。

下丘脑可分泌肽类激素,经垂体门脉到达腺垂体,调节腺垂体的分泌,统称为下丘脑调节肽。促甲状腺激素释放激素主要作用与腺垂体,使其分泌促甲状腺激素,形成下丘脑 - 腺垂体 - 甲状腺功能轴。促性腺激素释放激素促进腺垂体合成和释放促性腺激素,包括卵泡刺激素和黄体生成素,形成下丘脑 - 腺垂体 - 性腺功能轴。促肾上腺皮质激素释放激素作用于腺垂体,使其合成和释放促肾上腺皮质激素,促进肾上腺皮质分泌肾上腺皮质激素,形成下丘脑 - 腺垂体 - 肾上腺皮质功能轴。此外,下丘脑还分泌生长抑素、生长激素释放激素、催乳素释放抑制因子、催乳素释放因子,促黑素细胞激素释放因子与释放抑制因子,调节腺垂体的分泌功能。

随着年龄的增加,老年人下丘脑的血液供给减少,使细胞发生萎缩,弓状核神经元数量减少及超微结构发生变化,下丘脑的重量减轻。功能上单胺类物质的含量发生改变并出现代谢紊乱,引起中枢调控失常,使老年人各方面功能发生衰退,因此下丘脑有"老化钟"之称。

2. 垂体的改变　垂体位于颅底的垂体窝,呈椭圆形,前上方为视交叉,下方为蝶窦,借垂体柄连于下丘脑。垂体分为腺垂体和神经垂体两部分。垂体是机体内重要的内分泌腺。腺垂体分泌生长激素、促甲状腺激素、促肾上腺皮质激素、促性腺激素等,可以促进生长发育并促进其他内分泌器官产生和释放激素。神经垂体无分泌功能,可储存和释放下丘脑激素,如抗利尿激素(加压素)、催产素等。

老年人垂体血供明显减少,细胞老化萎缩,引起垂体重量减轻,结缔组织增多。腺垂体分泌的生长激素随年龄增长而降低,可发生蛋白质合成减少,肌肉萎缩,脂肪增多和骨质疏松等情况。老年人腺垂体分泌的促性腺激素减少,雄激素和雌激素分泌也减少,导致老年人生殖能力下降。由于神经垂体释放的抗利尿激素减少,引起肾小管的重吸收能力下降,出现多尿,并且夜间尿量和尿电解质增多。

3. 甲状腺的改变　甲状腺位于颈前部,呈 H 形,由左、右侧叶和中间的甲状腺峡组成。甲状腺在腺垂体分泌的促甲状腺激素的作用下分泌甲状腺激素,可以提高组织的耗氧量,增加产热效应,使基础代谢率升高。正常情况下,甲状腺激素主要促进骨骼肌、肝脏合成蛋白质,对幼年时的生长、发育具有重要意义,但是甲状腺激素分泌过多可使骨骼肌蛋白质大量分解,使机体消瘦无力。在糖代谢方面,甲状腺激素可促进糖的吸收、肝糖原的分解和外周组织对糖的利用。在脂类代谢方面,甲状腺激素加速脂肪代谢,增加机体的耗氧量和产热量。

老年人甲状腺形态上发生纤维化和萎缩,体积逐渐缩小,重量减轻。甲状腺激素尤其是 T_3 的生成率减少,引起老年人新陈代谢降低,蛋白质合成减少,表现为基础代谢率下降,影响脂类代谢,使血中胆固醇水平增高。老年人由于甲状腺素分泌减少,引起神经系统兴奋性降低,精神障碍,思维和反射减慢,体温调节功能受损,出现皮肤干燥、怕冷等情况。

4. 肾上腺的改变　肾上腺位于腹膜后间隙内,肾上端的内上方,左、右各一。肾上腺实质分为皮质和髓质两部分。

肾上腺皮质位于周围,分泌皮质激素。其中球状带细胞分泌盐皮质激素,主要是醛固酮。醛固酮是调节机体水盐代谢的重要激素,可促进肾远曲小管及集合管重吸收水、钠,排出钾,因此具有保钠、保水和排钾作用。当醛固酮分泌增多时,可使水钠潴留,引起高血压、高血钠和低血钾。当醛固酮分泌减少时,可引起血钠减少、血压降低和高血钾。束状带细胞分泌糖皮质激素,主要是皮质醇。网状带细胞分泌糖皮质激素和少量性激素。糖皮质激素可促进蛋白质分解,增强肝内糖异生,对抗胰岛素作用,抑制外周组织对葡萄糖的利用,提高血糖水平。当机体受到各种有害刺激,如缺氧、创伤时,糖皮质激素会相应增加,提高中枢神经系统的兴奋性。

肾上腺髓质位于中央,其中的嗜铬细胞分泌肾上腺激素和去甲肾上腺素。当机体遭遇紧急情况,如恐惧、惊吓、焦虑、创伤或失血时,交感神经活动增强,肾上腺激素分泌增多,引起心跳加快、加强,心输出量增多,血压升高,血流加快;内脏血管收缩,内脏器官血流量减少,同时肌肉血管舒张,血流量增多,以满足肌肉收缩所需的氧气和能量;肝糖原分解,血糖升高,营养物质供应增加;支气管舒张,气体交换阻力减少,以改善氧气的供应。

老年人随着年龄的增加,肾上腺皮质变薄,重量减轻,出现以纤维化为特征的退行性改变和腺体增生,从而导致分泌功能减退,引起血清醛固酮水平下降,对低盐饮食和利尿药的反应降低。在应激状态下,肾上腺髓质分泌儿茶酚胺迟缓,使老年人对外界的适应能力和突发事件的应激能力降低,表现为对过冷、过热、缺氧、创伤等耐受力减退,运动和体力劳动能力下降,从体力劳动中恢复所需的时间延长。

5. 胰腺的改变　胰腺由腺泡、导管、内分泌细胞、胰岛、脂肪、结缔组织等构成,其中胰岛占胰腺容积的比例不因年龄的增加而发生改变。胰岛是胰腺发挥内分泌功能的部分,胰岛细胞按其染色和形态学特点,分为 A、B、D 及 PP 细胞。A 细胞占胰岛细胞总数的 25%,分泌胰高血糖素;B 细胞占 60%,分泌胰岛素。D 细胞数量较少,分泌生长抑素。PP 细胞很少,分泌胰多肽。

老年人胰腺是改变最明显的内分泌器官,胰腺除了萎缩变小外,还出现纤维化、硬化改变。胰岛内有淀粉样物质沉积,胰岛 B 细胞数量减少,导致老年人胰岛素分泌减少,细胞膜上的胰岛素受体对胰岛素的敏感性降低。同时胰岛 A 细胞数量增加,胰高血糖素分泌量增加,因此老年人容易发生 2 型糖尿病。

6. 性腺的改变　性腺受衰老的影响最为显著。随着年龄的增加,由于下丘脑和垂体功能下降,分泌的促性腺激素释放激素和促性腺激素减少,导致睾丸和卵巢发生相应的改变。男性性腺为睾丸,由生精小管和睾丸间质组成。其中生精小管由生精上皮构成,其中的生精细胞产生精子。生精小管之间的结缔组织称为睾丸间质,分泌雄性激素,可促进男性生殖器官的发育,精子生成,促进和维持男性第二性征。正常男性血液循环中的雄激素是睾酮,95% 的睾酮由睾丸间质细胞分泌,其余 5% 由肾上腺皮质合成并分泌。老年男性睾丸萎缩变性,生精上皮减少,精曲小管变窄,供血减少,精子生成障碍,有活力的精子减少,影响其生殖能力。

老年男性雄激素分泌减少,性功能逐渐减退。睾酮还有助于稳定情绪、改善抑郁、增强认知功能、改善注意力。在心血管系统可刺激红细胞生成,减少动脉粥样硬化的发生,降低心绞痛发作,缓解心悸、潮热多汗等症状。在内分泌和代谢方面,睾酮参与并影响多种物质代谢,改善胰岛素抵抗,增加氧储备,对脂类代谢具有积极的意义,降低血脂水平。睾酮在骨骼运动系统可维持肌肉代谢和肌肉量,减少脂肪含量,促进骨钙化,增加骨小梁、抑制骨的破坏。此外,睾酮还可抑制自身免疫性风湿病炎症反应,刺激肝脏蛋白的合成。因此老年人雄激素的减少可导致思维迟钝、记忆力减退、睡眠障碍、行动迟缓、肌力减退、骨质疏松、胰岛素抵抗,诱发糖尿病、肥胖和代谢综合征等。

女性卵巢实质分为皮质和髓质两部分。卵巢周围是皮质,主要是不同发育阶段的卵泡。髓质在中央,由疏松结缔组织组成。女性卵巢在 40 岁左右时开始老化,卵母细胞数减少,50 岁左右发生绝经。老年女性卵巢发生纤维化,由于卵巢滤泡丧失,雌激素和孕激素分泌减少,性功能和生殖功能减退,出现更年期综合征的表现。由于雌孕激素的减少,子宫体积缩小,子宫内膜发生萎缩,腺体分泌减少。子宫韧带松弛,容易发生子宫脱垂。阴道发生萎缩,分泌物减少,乳酸菌减少,容易发生老年性阴道炎。同时,脂代谢、糖代谢与骨代谢等激素依赖的功能也发生改变,可产生多种症状和疾病。

二、老年人常见代谢性、内分泌系统疾病的临床特点

(一)老年糖尿病的临床特点

糖尿病是一组因胰岛素分泌绝对或相对不足和/或靶细胞对胰岛素敏感性降低,导致物质代谢紊乱的慢性全身代谢性疾病,以高血糖为主,伴有蛋白质、脂肪、水和电解质等紊乱。老年糖尿病患者血糖控制不良,多见于餐后血糖增高,进展快,常合并多种疾病。慢性长期高血糖是老年糖尿病的主要特征,可引起机体组织和多器官的慢性并发症,特别是眼、肾脏、神经、血管的慢性损伤和功能障碍,最终导致功能衰竭,致残率和病死率增高。同时糖尿病也可造成老年人衰弱、焦虑、抑郁、多重用药、认知障碍等老年问题,严重影响老年人生活质量。

1. 病因　目前未完全阐明,但研究显示遗传因素和环境因素参与发病过程。

(1)遗传因素:2 型糖尿病患者有明显的家族遗传史,在同一个家族中可有两个以上的糖尿病患者,1/4~1/2 的患者有家族遗传史。胰岛素抵抗和胰岛 B 细胞功能缺陷与遗传因素有密切关系。

(2)环境因素:随着生活水平的提高,人们摄入的营养过多、现代生活方式导致体力活动减少从而引起肥胖,成为 2 型糖尿病的重要诱发因素。

此外,胰岛素抵抗和胰岛 B 细胞功能缺陷是 2 型糖尿病发病机制的两个要素。糖耐量降低和空腹血糖调节受损均为糖尿病的危险因素,是发生心血管病的危险标志。

2. 病理生理　老年人随着年龄的增加,出现细胞线粒体改变,基因异常,出现胰岛素抵抗、糖耐量降低和血糖值升高,而后逐渐出现第 2 时相胰岛素分泌减少。

3. 临床特点　临床表现不典型,少数老年人有多饮、多食、多尿及体重减轻。多数患者起病隐匿,无"三多一少"症状。部分患者以并发症为首发表现,如视力下降、高血压、高脂血症、冠心病、脑卒中、皮肤或外阴瘙痒、肢体麻木、刺痛或其他感觉障碍等,就诊或体检时发现患有糖尿病。老年糖尿病患者易出现老年综合征,如功能缺陷、认知障碍、抑郁、跌倒、尿失禁、营养不良等,同时会发生多种急

性和慢性并发症。

（1）急性并发症

1）低血糖：是老年糖尿病最常见的急性并发症，糖尿病患者血糖≤3.9mmol/L就属于低血糖。低血糖发生的主要症状有乏力、心慌、手抖、头晕、饥饿、烦躁、抽搐、焦虑，治疗不及时可引起死亡，严重低血糖时可发生低血糖昏迷。其产生与多种因素有关，包括降糖药的使用、交感神经活性降低、升糖激素反应性分泌能力下降等。老年人低血糖症状往往不典型，容易漏诊，并极易诱发急性心脑血管事件，造成严重后果，因此需要高度重视。对于老年人不明原因的情绪改变、精神行为异常均应警惕低血糖的发生，可增加自我血糖监测的次数或佩戴瞬感动态血糖监测仪。

2）高血糖高渗综合征：是老年糖尿病常见的严重急性并发症之一。死亡率为糖尿病酮症酸中毒的10倍。临床特点为严重高血糖而无明显酮症酸中毒，血浆渗透压显著升高、脱水和意识障碍。高龄、严重感染、重度心力衰竭、肾衰竭、急性心肌梗死和脑梗死是抢救失败的原因。因此，在老年糖尿病患者中，尤其是失能失智的老年人，保障糖尿病治疗不间断、注意监测血糖、避免各种感染是预防高血糖高渗综合征的主要措施。

3）糖尿病酮症酸中毒：多见于糖尿病病程长、胰岛B细胞功能衰竭、胰岛素治疗中断或漏服降糖药、感染等。临床表现为"三多一少"症状加重，血糖明显增高，尿酮体和血酮体增高，可伴随血pH和/或二氧化碳结合力降低。晚期患者出现头痛、嗜睡、烦躁、呼吸深快，呼气中有烂苹果味，甚至出现严重失水，尿量减少，脉搏细速，血压下降，各种反射迟钝或消失，昏迷等。

4）疖、痈等皮肤化脓性感染：糖尿病患者常有，可反复发生，有时可引起败血症和脓毒血症。皮肤真菌感染如甲癣、足癣、体癣也较常见。泌尿系感染多见于女性，不易控制，可转为慢性肾盂肾炎。

（2）慢性并发症

1）大血管病变：是老年糖尿病患者的慢性并发症。老年糖尿病患者发生动脉粥样硬化的概率较高，可引起高血压、冠心病、出血性或缺血性脑血管病、肾动脉硬化和肢体动脉硬化。其中，下肢动脉硬化可表现为下肢疼痛、感觉异常和间歇性跛行，严重供血不足可导致肢体坏疽。心血管病是2型糖尿病患者的主要死亡原因。

2）微血管病变：是糖尿病的特异性并发症。主要包括糖尿病肾病，表现为蛋白尿、水肿、高血压、肾功能逐渐减退以致肾衰竭。糖尿病视网膜病变，视网膜血管硬化、出血、纤维增生，最终导致视网膜脱离，是糖尿病患者失明的主要原因之一。此外，糖尿病还容易发生白内障、青光眼等眼部病变。

3）周围神经病变：糖尿病神经病变可累及中枢神经及周围神经，以周围神经病变最常见，通常为对称性，下肢比上肢严重。最初症状为肢端感觉异常，呈手套或袜套样分布，伴四肢麻木、针刺感、蚁走感、感觉迟钝或痛觉过敏。晚期可累及运动神经，肌张力减低，肌萎缩。自主神经病变也较常见，并且出现较早，主要表现为胃肠功能紊乱、瞳孔改变、胃排空延迟、排汗异常、腹泻、尿失禁、尿潴留等。

4）糖尿病足：糖尿病患者因末梢神经病变、下肢动脉供血不足以及细菌感染等各种因素引起足部疼痛、皮肤溃疡、肢端坏疽等病变统称为糖尿病足。搔抓、碰撞、修脚、鞋磨、水疱破裂、烫伤等使足部皮肤溃破。由于糖尿病患者免疫系统受到影响，机体抵抗力低，糖尿病足难以治愈，严重时需要截肢，是糖尿病患者致残的主要原因。

（二）老年甲状腺疾病的临床特点

随着我国老龄化社会的发展，我国老年人甲状腺疾病的患病率逐渐上升，甲状腺疾病已成为危害我国老年人群健康的重要疾病之一。老年甲状腺疾病是指60岁以后诊断为甲状腺疾病或是60岁以前确诊，疾病延续至60岁以后。老年甲状腺疾病发病隐匿、临床症状不典型，容易漏诊和误诊。

1. 老年甲状腺功能亢进症

（1）病因：甲状腺功能亢进症是指因甲状腺本身功能亢进，合成和分泌甲状腺激素增多，引起神经、循环及消化等系统兴奋性增高和代谢亢进为主要表现的临床综合征，简称甲亢。中国十大城市社区居民的甲亢患病率高达3.7%，甲亢在老年人群中的发病率为0.5%~2.3%。甲亢的病因主要包括自身免疫机制和医源性因素。例如胺碘酮、干扰素、酪氨酸激酶抑制剂、锂、阿仑单克隆抗体等可导致甲亢。其中胺碘酮是抗心律失常药物,长期服用可导致碘增加,诱发甲亢。感染、雌激素、吸烟和精神因素等原因亦可导致甲亢。

（2）临床特点:老年人甲亢发病隐匿、症状和体征不典型。全身高代谢症状群不明显,常以某一系统症状为主要表现,成为"单系统甲亢"。心血管系统症状突出,以房颤最为常见;房颤是患者发生栓塞和卒中的危险因素,尤其是合并心血管病的患者。消化系统多表现为食欲减退、厌食,部分可有腹泻、便秘、恶心、呕吐。淡漠性甲亢常见,表现为病程长、表情淡漠、抑郁、迟钝、嗜睡、体重下降、阵发性或持久性房颤、心脏扩大和心力衰竭,部分患者可出现精神亢进症状,少数还可出现幻觉、妄想等。突眼、甲状腺肿大表现较少。甲亢性肌病可分为急性甲亢性肌病、慢性甲亢性肌病、甲亢伴周期性麻痹、甲亢性眼肌麻痹和甲亢伴重症性肌无力。老年甲亢性肌病表现为四肢乏力、肌萎缩,有的可出现抽搐、眼肌麻痹和低钾性周期性麻痹等。

（3）健康教育:向老年人解释有关甲状腺功能亢进症的基本知识。指导老年人适当休息,合理安排生活,避免劳累,注意补充足够的热量和营养。鼓励老年人保持身心愉快,建立良好的人际关系,避免精神和心理刺激。指导老年人遵医嘱按时服药,不要随意减量或停药,定期复查甲状腺功能和血常规,监测药物的疗效和不良反应。避免感染,如出现高热、呕吐、腹泻等表现时应警惕甲亢危象,及时就诊。

2. 老年甲状腺功能减退症　简称甲减,是由各种原因导致的甲状腺激素合成与分泌减少或生物效应不足引起的全身代谢减低综合征。根据病因不同,甲减可分为原发性甲减、中枢性甲减、甲状腺激素抵抗综合征,其中原发性甲减最常见。老年人甲减98%以上由甲状腺本身疾病引起。自身免疫性甲状腺炎是甲减的常见原因,其中以桥本甲状腺炎最常见,女性居多。

老年人甲减临床表现不典型,发病隐匿,易与衰老本身伴随的症状混淆。甲减可引起心脏扩大、心包积液、心律失常、心力衰竭。另外,甲减患者可出现血脂异常,容易诱导冠心病的发生。神经系统可表现为淡漠、思维迟钝、言语和行动反应减退、定向障碍、感觉异常等表现。部分患者可有妄想、幻想、幻觉等精神症状,还可出现乏力、畏寒、食欲减退、厌食、便秘、腹胀等表现。老年人更容易发生黏液性水肿,导致昏迷。

3. 老年甲状腺结节　甲状腺结节临床较为常见,大部分为良性,5%~10%为恶性肿瘤。甲状腺结节大部分病因不明,可能与性别、年龄、遗传和环境因素有关。遗传因素上可能与某些癌基因、抑癌基因的突变、激活、抑制和缺失有关。碘摄入量对甲状腺结节的患病率存在影响,电离辐射也是形成甲状腺结节和肿瘤发生的危险因素。老年人甲状腺结节发病率较高,女性高于男性。

大多数甲状腺结节无临床症状,患者常在体检、自身触摸或影像学检查时发现。结节在短期内迅速增大压迫周围组织时,可出现颈部肿大、疼痛、声音嘶哑、憋气、吞咽困难等症状。老年甲状腺结节的特点为以双侧多发为主,结节直径较大,压迫症状明显,因复发而需再次手术的比例比较高。

第二节　老年人泌尿生殖系统功能变化与常见疾病

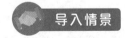

王某,男,65岁。10年前出现尿线变细,无尿频、尿急、尿痛。近20d出现尿滴沥、尿不尽,夜尿次数增多,每晚多达6次。肛门指检示:前列腺增生Ⅱ度,双侧肿大,上级不清,中央沟消失。腹部B超示:前列腺增生,残余尿170ml。

工作任务

1. 根据临床表现识别罹患前列腺增生的老年人。

2. 对老年人进行前列腺增生疾病预防和治疗的健康教育。

一、老年人泌尿生殖系统功能变化

泌尿系统由肾、输尿管、膀胱和尿道组成,主要功能是排出机体新陈代谢产生的废物和多余的水分。除此之外,肾脏还分泌促红细胞生成素和影响血压的肾素,具备一定的内分泌功能。

生殖系统分为男性生殖系统和女性生殖系统,都包括内生殖器和外生殖器。男性生殖器包括输精管、精囊、射精管、前列腺、尿道球腺、尿道、附睾管、附睾、睾丸。女性生殖器包括卵巢、输卵管、子宫、阴道、前庭大腺、阴阜、大阴唇、小阴唇、阴蒂。睾丸可分泌睾酮,主要功能是促进性腺及附属结构的发育以及第二性征的出现,还可促进蛋白质的合成。卵巢可分泌孕激素和雌激素。

(一)老年人肾脏功能的改变

肾脏是位于腹后壁的实质性器官,左右各一,形似蚕豆。肾实质分为表层的肾皮质和深层的肾髓质。肾皮质表面为红褐色,富含血管,由肾小体和肾小管组成。肾髓质色淡红,由15~20个肾锥体组成,2~3个肾锥体尖端合并成肾乳头,肾产生的终尿经乳头孔流入肾小盏内,2~3个肾小盏再合成肾大盏,2~3个肾大盏最后汇合成肾盂,在第2腰椎上缘水平变细移行为输尿管。

肾脏是尿液生成的部位,肾实质由大量肾单位和集合管构成。每个肾脏由约100万个肾单位组成,肾单位由肾小体和肾小管组成。肾小体是肾单位中负责血浆过滤的部分,由肾小球和肾小囊组成。肾小球是由入球微动脉和出球微动脉之间的毛细血管弯曲盘绕形成的血管球。肾小囊是肾小管的起始膨大凹陷形成的杯状双层囊。肾小管由近端小管、细段和远端小管组成。

尿液的形成包括肾小球的滤过、肾小管和集合管的重吸收及分泌三个基本过程。正常成年人双肾的血流量约为1L/min,当血液流经肾小球时,除血细胞和大分子蛋白质外,几乎所有的血浆成分均可通过肾小球滤过膜进入肾小囊形成原尿。肾小球滤过率受肾小球内毛细血管和肾小囊内静水压、胶体渗透压、滤过膜面积及滤过膜通透性的影响。原尿中的绝大部分物质流经肾小管时,其中99%的水、全部葡萄糖和氨基酸、大部分电解质及碳酸氢根被肾小管和集合管重吸收回血液,形成约1.5L的终尿,经肾盂收集后由输尿管送至膀胱,在膀胱贮存到一定量后排出体外。

老年人肾实质逐渐萎缩,肾脏重量减轻。主要是肾皮质减少,皮质厚度变薄,功能性的肾单位数量减少,体积缩小,肾小球基底膜增厚,肾小球数量减少,并出现生理性肾小球硬化,导致肾小球滤过率随年龄增长而下降。肾脏衰老的另一个特征是肾小管萎缩和纤维化,出现进行性肾小管功能障碍,表现为钠离子重吸收减少,钾离子分泌排出体外的量减少以及尿液浓缩能力减退。

随着年龄增长,肾间质纤维化逐渐增加,尤其是60~70岁以后,髓质和乳头区域胶原纤维更为明显。间质纤维化导致锥体萎缩,纤维化引起肾小管梗阻后,肾小球可发生闭塞。同时肾脏的血管结构和功能发生变化,细胞外基质沉积增加,入球小动脉内膜细胞增殖增加,同时增加的肾内分流和毛细血管旁路会对皮质功能造成影响,肾动脉发生粥样硬化,导致肾血流量减少。以上变化可导致肾小球滤过功能、肾小管的重吸收和分泌功能、尿液的浓缩及稀释功能下降,容易导致水钠潴留、急性肾衰竭,水、电解质和酸碱平衡发生紊乱以及代谢废物潴留。

老年人由于肾小球滤过率下降,肾脏排泄功能下降,影响经肾脏代谢药物的血药浓度,容易导致药物及其代谢产物蓄积,引起中毒,因此在应用此类药物时应根据肾小球滤过率调整剂量,必要时监测药物的血药浓度。

高血压和糖尿病等慢性疾病都会对肾脏造成持续的损伤,也是造成终末期肾病的常见病因。血液透析是最常见的治疗手段,部分患者可通过肾移植改善生活质量。老年人应积极有效治疗高血压和糖尿病,做好定期体检,注重对肾脏功能的保护,避免终末性肾病的发生。

(二)老年人输尿管功能的改变

输尿管是成对的肌性管道,起自肾盂末端,终于膀胱。长20~30cm,管径0.3~1.0cm,全长按走行部位可分为腹部、盆部、壁内部。输尿管有三处狭窄,上狭窄位于肾盂输尿管移行处;中狭窄位于小骨盆上口处,输尿管跨过髂血管处;下狭窄位于输尿管的壁内部。

老年人输尿管肌层变薄,张力降低,尿液流入膀胱的速度减慢,并且容易反流,引起肾盂肾炎。

(三)老年人膀胱功能的改变

膀胱是储存尿液的肌性囊状器官,其形状、大小、位置和壁的厚度都随尿液的充盈程度而异。正常成年人的膀胱容量为 350~500ml,最大容量为 800ml。膀胱空虚时为三棱锥体形,可分为膀胱尖、膀胱体、膀胱底、膀胱颈 4 部分。膀胱内面由黏膜覆盖,当膀胱收缩时,黏膜聚集成皱襞称为膀胱襞。在膀胱底内面,有一个由两侧输尿管口和道内口形成的三角形区域,此处膀胱黏膜与肌层紧密连接,缺少黏膜下层组织,无论膀胱扩张或收缩,始终保持平滑,称为膀胱三角,为肿瘤、结核和炎症的好发部位。两个输尿管之间的皱襞为输尿管间襞。

衰老对膀胱功能的影响涉及到中枢神经系统和周围神经系统的退行性变。中枢神经系统的神经元和神经突触发生改变,相关的髓鞘或神经元减少可导致神经系统控制排尿的功能受损,引起尿失禁的发生。

老年人膀胱肌肉萎缩,肌层变薄,使膀胱括约肌收缩无力,膀胱容量减少,不能完全充满,也不能完全排空,出现尿外溢、尿频、夜尿增多、残余尿增多等现象。膀胱纤维组织增生,可造成流出道梗阻,造影可见小梁和憩室形成。老年女性由于盆底肌松弛,膀胱出口处可见漏斗形膨出,容易发生压力性尿失禁。此外,老年人饮水较少,排尿量减少,引起尿液中的代谢产物在膀胱内积聚形成结石,并容易造成泌尿道感染甚至引起膀胱癌。

（四）老年人尿道功能的改变

男性尿道兼有排尿和排精的功能,起自膀胱的尿道内口,止于阴茎头的尿道外口。成人男性尿道 16~22cm,管径平均 5~7mm,分为前列腺部、膜部、海绵体部。尿道全长粗细不一,有三处狭窄、三处膨大和两处弯曲。三处狭窄分别位于尿道内口、尿道膜部和尿道外口,其中尿道外口最窄,尿道结石容易嵌顿在这些狭窄的部位。三处膨大分别位于尿道前列腺部、尿道球部和舟状窝。两处弯曲分别为耻骨下弯和耻骨前弯。

女性尿道长 3~5cm,直径约 0.6cm,较男性尿道短、宽而直。尿道穿过尿生殖膈,开口与阴道前庭的尿道外口,尿道外口位于阴道口的前方。

老年人尿道肌肉萎缩、纤维化变硬、括约肌松弛,使尿液流出速度减慢或排尿无力,甚至出现排尿困难。老年女性由于尿道腺体分泌黏液减少,抗菌能力减弱,泌尿系感染的发生率增高。

（五）老年人前列腺功能的改变

前列腺为不成对的实质性器官,位于膀胱与尿生殖膈之间,包绕尿道的起始部,呈前后稍扁的栗子型。前列腺上端宽大,与膀胱颈相接,称为前列腺底,有尿道通过;中间为前列腺体,前列腺体的后面较平坦,中间有一纵行的浅沟称前列腺沟,患前列腺增生时,此沟消失。前列腺下端尖细,称前列腺尖,与尿生殖膈相邻,尿道由此穿出。前列腺分为五个叶:前叶、中叶、后叶和两个侧叶。前列腺是男性生殖系统的附属性腺之一,正常的前列腺发育主要依赖于来自睾丸的双氢睾酮。

男性衰老的主要标志之一是前列腺增生,由于激素平衡失调,中叶和侧叶发生结缔组织增生,体积增大,由于存在前列腺包膜,增生的腺体受压而向后尿道和膀胱膨出,导致后尿道延长、变窄及膀胱出口梗阻,从而加重排尿困难。后尿道阻力增高可引起膀胱逼尿肌代偿性肥大,形成粗大的网状结构,即膀胱小梁。尿路上皮在小梁之间形成小室甚至形成憩室。如果下尿路梗阻长期存在,最终会导致膀胱逼尿肌失代偿,出现慢性尿潴留和膀胱内压增高,进而可引起尿液反流至输尿管和肾盂,造成上尿路积水和肾功能损害。

二、老年人常见泌尿生殖系统疾病的临床特点

（一）老年肾脏疾病的临床特点

随着年龄的增加,老年人肾脏的组织结构和功能均发生老化,从而导致对疾病的易感性明显增加。此外,老年人常常多种疾病并存,需要服用多种药物,发生肾脏疾病和损害的风险也随之增加。因此,老年人是各种肾脏疾病的高发人群,包括急性肾损伤、慢性肾脏病等。

1. 肾病综合征　是指表现为大量蛋白尿（超过 3.5g/d）、低蛋白血症、高脂血症和水肿的一组临床综合征。老年人症状常不典型,不易识别。水肿较为常见,可表现为全身性水肿,甚至可被误诊为充血性心力衰竭。血栓是肾病综合征的常见并发症,尤其是卧床的老年患者。老年肾病综合征患者深静脉血栓和肺栓塞等严重并发症的发生率接近 50%。

2. 急性肾损伤　是由多种病因引起,肾功能在短时间内（数天或数周内）迅速恶化,肾小球滤过

率降低并引起水、电解质及酸碱平衡紊乱的临床综合征。老年人是急性肾损伤的易感人群,多在医院内发生,被称为"医院内获得性急性肾损伤"。多由药物、手术、感染及其他原因导致肾灌注降低,从而引起急性肾损伤。

老年人发生急性肾损伤的原因主要是肾脏的老化、体积和重量下降,随之肾小球功能降低、肾脏血流量下降、尿液浓缩功能和稀释能力降低等。同时老年人体内含水量减少,细胞外液减少,脂肪含量增加,导致老年人对容量的变化更加敏感,对各种肾损伤因素的敏感性增加,从而发生急性肾损伤。

老年人发生急性肾损伤的另一个原因是肾脏低灌注,包括各种原因导致的出血和液体摄入量不足;呕吐和腹泻导致的胃肠道液体丢失;不适当应用利尿剂、严重低蛋白血症、严重感染引起的感染性休克及各种原因引起的失代偿心力衰竭等导致的有效循环血容量不足。

此外,老年人多重用药是急性肾损伤的主要因素,包括碘对比剂、抗生素、非甾体抗炎药、抗病毒药物、抗肿瘤药物等。误用肾毒性中草药及滥用和过量服用中草药也可导致肾损伤。尿路梗阻也可引起肾后性急性肾损伤,如前列腺增生、神经源性膀胱引起的尿潴留、尿路结石等。

（二）老年尿路感染的临床特点

尿路感染是指各种病原微生物在尿路中生长、繁殖而引起的尿路感染性疾病,根据感染发生的部位分为上尿路感染和下尿路感染。尿路感染是老年人常见的感染性疾病,女性发病率高于男性。

1. 病因 任何细菌都可引起老年人尿路感染,女性多为大肠埃希氏菌感染,男性多为变形杆菌感染。随着抗生素的广泛使用,耐药菌所致的尿路感染也在不断增多。老年女性由于尿道短、绝经期后雌激素分泌减少,阴道上皮萎缩,导致致病菌易在阴道滋生导致尿路感染。以下为易感因素:

（1）自身免疫能力降低:老年人免疫能力降低,对各种细菌的抵抗力随之降低,肾脏和泌尿道局部黏膜抵抗力低下。

（2）排尿不畅:老年人神经、肌肉功能减退,排尿反射不敏感,排尿无力或由于前列腺增生、泌尿系结石、肿瘤等导致尿路梗阻,使老年人排尿不畅,膀胱内残余尿增多,细菌容易生长繁殖。

（3）尿量减少:老年人常饮水不足,尿量减少,尿液对尿路的冲刷作用减弱,细菌容易在尿路中繁殖。

（4）慢性疾病影响:老年人常患有糖尿病、慢性肾功能不全、脑血管意外、骨折、肿瘤、外伤及其他慢性疾病,经常长期卧床及使用激素和免疫抑制药等,都可以使尿路感染的机会增多。

（5）医源性因素:老年人因为前列腺增生、脑血管意外及泌尿系肿瘤等疾病需要进行多种尿道操作,如导尿、膀胱镜检查,尤其是留置导尿管更容易造成局部损伤和病菌的侵入,使老年人在医院内获得尿路感染的概率明显增高。90%的患者为上行感染,偶可通过血行感染、直接感染或从淋巴道感染。

2. 临床特点 尿路刺激症状不典型。老年人尿路感染大多数没有单纯的尿频、尿急、尿痛等尿路刺激症状,可表现为乏力、精神萎靡、下腹不适、腰骶酸痛、夜尿增多、尿失禁等非典型症状。老年人由于泌尿道局部及全身免疫力减退,老年男性存在不同程度的排尿不畅,使老年人的尿路感染复发率高,并且不易治愈,是诱发老年人慢性肾衰竭的重要原因之一。

（1）急性肾盂肾炎:是由于泌尿道的逆行感染引起的肾实质和肾盂炎症,可有一系列典型的临床表现,包括发热、寒战,伴全身酸痛、恶心、呕吐、腰背痛,肋脊角叩击痛;尿频、尿急、尿痛的症状轻或不明显,通常尿液混浊并带有臭味。急性肾盂肾炎感染的细菌主要来自尿路逆行感染,常见于会阴部的肠道细菌经尿道、膀胱、输尿管至肾脏。尿路梗阻和尿流停滞是最常见的原因,绝大多数致病菌为革兰氏阴性菌,以大肠埃希氏菌最常见,约占80%。

（2）急性膀胱炎:多见于绝经后的中老年女性。由于女性尿道短,受挤压后细菌容易进入膀胱,因此女性膀胱炎较为常见。常见的感染途径是逆行感染,即前尿道及会阴部细菌逆行进入膀胱引起感染。男性前列腺感染也可引起逆行感染膀胱。此外,尿道内应用器械检查或治疗时,细菌可随之进入膀胱引起感染。对于意识清楚的老年人,临床特点主要表现为尿频、尿急、尿痛、排尿不畅、下腹部不适等刺激症状,一般无全身感染症状,1/3的患者可出现血尿。

（3）无症状性菌尿:无任何尿急、尿痛等尿路感染的症状或体征,但合并细菌尿。其发生率随年龄的增加而增加,住院患者和长期照护机构的老年人发病率较高,长期留置导尿管者患病率可达

100%。致病菌多为大肠埃希氏菌,患者可长期无症状,尿常规检查无明显异常,但是尿培养有真性菌尿,部分患者可发生急性肾盂肾炎的表现。

(三)老年前列腺增生的临床特点

前列腺增生是指前列腺腺体和间质细胞良性增生,导致泌尿系梗阻,出现一系列临床表现及病理生理改变,是老年男性常见疾病之一。发病率与年龄成正相关,60岁以上发病率超过50%,80岁时可达到90%,严重影响了老年人的生活质量。

1. **病因** 尚不完全清楚。目前认为衰老和有功能的睾丸是发病的基础。

(1)性激素平衡失调:是引起老年人前列腺增生的重要原因。随着年龄增长,雄激素和雌激素的改变使激素平衡失调,前列腺腺泡内双氢睾酮含量增加,刺激前列腺腺体,使之增生。

(2)性生活过度:过度的性生活使器官充血,前列腺组织因持久淤血而使前列腺增生肥大。

(3)不良的饮食习惯:酗酒或长期饮酒、嗜食辛辣等刺激性食物,可刺激前列腺增生肥大。

(4)慢性炎症刺激:前列腺炎或尿道炎、睾丸炎等未彻底治愈,转变为慢性炎症,使前列腺组织充血而增生肥大。

2. **病理** 增生的前列腺可造成膀胱出口梗阻,梗阻的程度与增生腺体的位置和形态有直接关系,与前列腺增生体积的大小不成比例。如腺体向膀胱内突出,极易造成膀胱出口阻塞,如梗阻未能及时解除,可引起逼尿肌萎缩,不能排空膀胱而出现残余尿,进而膀胱收缩无力,出现充溢性尿失禁。梗阻后膀胱内尿液潴留,可引发感染和结石。长期排尿困难可使膀胱高度扩张或膀胱内高压,发生膀胱输尿管反流,最终引起肾积水和肾功能障碍。

3. **临床特点**

(1)尿频:夜间尿频为前列腺增生的最早期症状。夜间少则2~3次,多则5~6次,而且排尿时间延长。

(2)排尿困难:进行性排尿困难为前列腺增生最典型的症状,排尿困难与前列腺增生程度不成正比,而与增生部位的位置有关。表现为排尿及其费力,尿流缓慢、变细,射程缩短无力,甚至呈点滴排出,尿后仍有滴沥,无法将尿流完全排尽,形成残余尿。

(3)尿潴留:急性尿潴留是前列腺增生的任何阶段均可发生的急症问题,多因饮酒、受凉、劳累、便秘等因素诱发,患者自觉下腹胀痛,有极度膀胱充盈感,极想排尿而无法排出,致使患者辗转不安,痛苦万分。

(4)其他症状:可发生无痛血尿。若合并感染或结石,可有膀胱刺激症状。少数患者晚期可出现肾积水和肾功能不全的表现。

4. **健康教育**

(1)指导老年男性了解前列腺增生的早期症状,如尿频、夜尿增多、尿线变细而无力、排尿困难等症状,使其能早期发现、早期诊断、早期治疗。

(2)指导老年人减少前列腺充血的措施,注意生活规律,注意保暖,热水坐浴,避免久坐、骑自行车挤压等牵拉会阴部的活动,遵医嘱坚持用药。

(3)指导老年男性坚持每年做一次直肠指检、前列腺B超,了解前列腺增生的情况。

(闫婷婷)

思考题

1. 如何指导糖尿病患者饮食?
2. 如何预防老年人尿路感染?
3. 如何对老年前列腺增生患者进行健康教育?

第六章
数字内容

第六章 老年人运动系统功能变化与常见疾病

第一节　老年人运动系统功能变化

　　运动系统由骨、关节和骨骼肌三部分构成,占成人体重的 60%~70%。全身各骨借关节相连成骨骼,构成人体支架,维持人体基本形态、支持体重和保护内脏。骨骼肌附着于骨,在神经系统支配下有序地收缩和舒张,牵拉骨骼,产生运动。

一、老年人骨与肌肉退行性改变的特点及功能变化

　　1. 骨骼　成人有 206 块骨,可分为颅骨、躯干骨和四肢骨三部分。骨由骨质、骨膜和骨髓构成。骨质分为骨密质和骨松质。骨密质质地坚硬致密,分布在骨的表层。骨松质由许多片状的骨小梁交织而成,分布在骨的内部,呈海绵状。骨膜含有丰富的血管、神经和成骨细胞,被覆在骨的表面,对骨的营养、再生和感觉有重要的作用。骨髓填充在骨髓腔和骨松质的间隙内,分为红骨髓和黄骨髓,其中红骨髓具有造血功能。

　　骨主要由无机质和有机质组成。无机质主要是以碱性磷酸钙为主的无机盐,使骨具有硬度和脆性。有机质主要含胶原纤维和黏多糖蛋白,使骨具有弹性和韧性。随着年龄的增长,无机质与有机质的比例不断发生变化。幼儿为 1:1,成人为 7:3,老年人骨骼的无机质所占比例更大,脆性加大,容易发生骨折。

　　老年人随着年龄的增长,骨骼中的有机物质如骨胶原、骨黏蛋白质含量减少或逐渐消失,骨的弹性和韧性减弱。同时由于户外活动减少、激素改变等原因引起钙的流失,骨基质发生进行性萎缩、变薄,骨小梁减少并变细,以致骨密度减少而发生骨质疏松,进而总骨量减少,力学性能明显减退,容易发生变形和骨折。由于老年人骨细胞老化,修复和再生能力减弱,导致骨折后愈合的时间延长。老年

65

人椎间盘变薄,脊柱缩短,导致脊柱后凸,身高变低。

2. 骨骼肌　主要分布于人体的躯体和四肢,是运动系统的动力部分。全身骨骼肌共有600余块,占体重的40%。每块骨骼肌都有一定的形态结构、位置和辅助装置,由神经支配,具有丰富的血管和淋巴管。每块骨骼肌分为中间的肌腹和两端的肌腱两部分。肌腹主要由横纹肌纤维(肌细胞)组成,柔软而富有收缩力。肌腱主要由平行致密胶原纤维结缔组织束组成,无收缩能力。骨骼肌通过肌腱附着在骨骼上,是力的传导结构。

随着年龄的增长,老年人肌纤维变细,肌肉逐渐萎缩,肌肉总量减少,其力量、弹性减弱,使老年人容易疲劳,出现腰腿酸痛。同时老年人脊髓和大脑功能衰退,活动减少,肌肉耐力、强度和敏捷性持续下降,导致老年人动作迟缓、行走缓慢等,容易发生跌倒意外。有些老年人因为疾病的原因,常年卧床,肌肉得不到锻炼,会引起肌肉萎缩。坚持主动和被动锻炼可延缓肌肉老化过程。

二、老年人关节退行性改变的特点及功能变化

骨与骨之间的连结称骨连结。按连接形式的不同,骨连结可分为直接连结和间接连结。直接连结指骨与骨之间借助纤维结缔组织、软骨或骨直接相连,连结之间无间隙,活动度很小或者完全不能活动。间接连结又称为关节,相对骨面之间有腔隙,内有滑液,活动度大。

关节的结构有基本构造和辅助构造。关节的基本构造分为关节面、关节囊和关节腔三个部分。关节面是指参与组成关节各骨的接触面。每个关节包括一个凸的关节头,一个凹的关节窝。关节面上被覆有关节软骨,不仅使粗糙不平的关节面变得光滑,同时在运动时减少关节面的摩擦,缓冲震荡和冲击。关节囊是附着于关节周围的纤维结缔组织膜,包围关节,封闭关节腔。外层为纤维膜,厚而坚韧,具有丰富的血管和神经。纤维膜的某些部分还可明显增厚形成韧带,以增强关节的稳固,限制其过度活动。内层为滑膜,包被着关节内除关节软骨、关节唇和关节盘以外的所有结构。关节腔为关节囊滑膜层和关节面共同围成的密闭腔隙,腔内含有少量滑液,关节腔内呈负压,对维持关节的稳固具有一定的作用。关节的辅助构造包括韧带、关节盘和关节唇、滑膜襞和滑膜囊。关节的运动形式有移动、屈和伸、收和展、旋转以及环转等。

老年人关节的退行性变以关节软骨最为明显,多发生在承重较大的膝关节、髋关节和脊柱。关节面正常情况下覆盖具有弹性和缓冲作用的关节软骨。随着年龄的增长,关节软骨的含水量、亲水性黏多糖、硫酸软骨素A减少,胶原含量增加,关节软骨发生钙化和纤维化而失去弹性。老年人关节软骨面变薄,软骨粗糙、破裂,成为小碎片脱落于关节腔内形成游离体,即"关节鼠"。同时滑膜细胞分泌的透明质酸减少,关节腔内滑液减少,使老年人行走时出现关节疼痛。有时因关节软骨完全退化,关节两端的骨面直接接触而引起疼痛,另外退化的软骨边缘会骨质增生形成骨刺,导致关节活动障碍。关节软骨退化伴随着韧带、腱膜和关节囊的纤维化和钙化,引起关节僵硬,活动受限,关节活动范围随年龄增长而缩小。

椎间盘是连结相邻两个椎体的纤维软骨盘(第1及第2颈椎间除外),成人有23个椎间盘。椎间盘由两部分组成,中央部分为髓核,是柔软而富有弹性的胶状物质,周围部分为纤维环,由多层纤维软骨环按同心圆排列组成,极为坚韧,牢固连结各椎体上、下面,保护髓核并限制髓核向周围膨出。椎间盘富有弹性,在承受压力时被压缩,除去压力后又复原,具有"弹性垫"样作用,可缓冲外力对脊柱的震动,也可增加脊柱的运动幅度。椎间盘的厚度也不相同,中胸部较薄,颈部较厚,而腰部最厚,因此颈、腰部的活动度较大。当椎间盘纤维环破裂时,髓核容易向后外侧脱出,突入椎管或椎间孔,压迫相邻的脊髓或神经根引起牵涉痛。老年人颈腰部的椎间盘因长期负重,纤维环弹性下降、变硬,加上椎间盘周围韧带松弛,出现颈椎、腰椎病变的症状和体征。

第二节　老年人常见运动系统疾病的临床特点

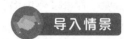 **导入情景**

王某,女,65 岁。近 2 年出现腰背部疼痛,弯腰和下蹲时加剧。近 1 个月腰背部疼痛加剧,来院就诊。1 年前滑倒后肘部骨折,后治愈。平时户外活动较少,喜喝咖啡。

工作任务

1. 能够识别罹患骨质疏松症老年人。

2. 能够为骨质疏松症老年人进行健康教育。

一、骨质疏松症

骨质疏松症是一种以骨量减少、骨组织的细微结构破坏为特征,导致骨质脆性增加,骨骼强度降低和易于骨折的代谢性疾病。骨质疏松症分类:①原发性骨质疏松症,分为 I 型(绝经后骨质疏松症)和 II 型(老年性骨质疏松症)两型。②继发性骨质疏松症,继发于其他疾病如内分泌、代谢性疾病,血液疾病、胃肠道疾病等。③特发性骨质疏松症,多见于 8~14 岁少年,女性多于男性,常有家族遗传史。老年性骨质疏松症属于原发性骨质疏松症,是机体衰老在骨骼方面的一种特殊表现,是老年人的常见疾病。如果不采取干预措施,几乎所有的老年人都会出现不同程度的骨质疏松。骨质疏松症是一种与增龄相关的骨骼疾病,2016 年中国 60 岁以上的老年人骨质疏松症患病率为 36%,其中男性为 23%,女性为 49%。预计至 2050 年,我国脆性骨折患者数将达 599 万,将造成巨大的医疗费用支出。

1. 病因　目前病因不是很明确。一般认为骨质疏松的发生是遗传、激素、营养、生活方式和环境因素相互影响的结果。

(1)遗传因素:骨质疏松症可能是多基因疾病,这些基因可能参与骨量的获得和骨转换的调控;有明显的种族差异,白种人和黄种人易得。另外,基质胶原和其他结构成分的遗传差异与骨质疏松的发生也有关。

(2)体内性激素水平下降:性激素在骨生成和维持骨量方面起重要的作用。随着衰老,老年人性激素水平下降,老年女性雌激素水平降低,使破骨细胞功能增强,钙的吸收和沉积都降低,骨钙转化成血钙的过程加快,这时破骨作用大于成骨作用,导致骨量下降,出现骨质疏松,这是老年女性绝经后骨质疏松症的主要病因。此外,随着年龄的增加,血甲状旁腺素逐渐增高,加速破骨细胞的作用,导致骨质丢失加速,也易导致骨质疏松症。

(3)营养因素:钙是骨质中最基本的矿物质成分。由于老化导致消化功能减退,钙、磷吸收减少,使血钙下降,人体就会动员骨钙,导致骨质疏松。另外,光照不足、饮食中钙和维生素 D 不足,也会影响骨骼代谢。

(4)药物因素:长期服用类固醇激素、抗癫痫药、甲状腺激素、肝素等,均可影响钙的吸收,引起尿钙排泄增加,促进骨量的丢失。

(5)生活方式:运动是刺激骨形成的基本方式,而老年人运动减少,运动强度也下降,易发生骨质疏松。另外吸烟、酗酒、高蛋白、高盐饮食、大量饮用咖啡、长期卧床等均影响骨的形成,是骨质疏松的危险因素。

2. 病理及病理生理　正常成熟的骨的代谢主要以骨重建形式进行。在激素、细胞因子及其他调节因子的作用下,骨组织不断吸收旧骨,形成新骨。骨吸收和骨形成处于一种动态平衡的状态。老年人骨重建属于负平衡状态,一方面破骨细胞吸收增加,另一方面成骨细胞的功能减退,引起骨量的减少和骨微细结构的变化,发生骨质疏松。

3. 临床特点

(1)疼痛和肌无力:是骨质疏松症较早出现的症状,最常见的是腰背疼痛,占疼痛患者的

70%~80%，疼痛沿脊柱向两侧扩散。仰卧或坐位时疼痛减轻，直立时后伸或久立、久坐时疼痛加剧；白天疼痛较轻，夜间和清晨醒来时加重；劳累或活动后加重，负重能力下降或不能负重。此外，也可发生膝关节、肩背部等部位疼痛。

（2）身长缩短、驼背：是本病最主要的体征，多在突发性腰背部疼痛后出现。脊椎椎体前部负重量大，尤其是第11、12胸椎及第3腰椎，负荷量更大，容易压缩变形。当骨质疏松非常严重时，因支持身体重量的脊椎骨密度减少，导致脊椎椎体压缩变形，椎体每缩短2mm左右，身长平均缩短3~6cm；严重时脊椎前倾，背屈加重，形成驼背。

（3）骨折：骨质疏松症最严重的后果是脆性骨折，亦称骨质疏松性骨折，轻微创伤或日常活动中即可发生骨折。脆性骨折常见的部位是髋部股骨颈、桡骨下端、肱骨近端、腰椎体和骨盆；其中最严重的是髋部骨折，是导致老年骨质疏松症患者活动受限、寿命缩短的最严重和最常见的并发症。

4. 健康教育

（1）疾病知识指导：借助书籍、图片、影像资料，向老年人讲解骨质疏松症的原因、表现及治疗方法。

（2）饮食指导：指导老年人多摄入含钙和维生素D丰富的食物，学会各种营养的合理搭配、注意烹调方法，以帮助食物中的钙的溶解，促进吸收，如煮骨头汤时可加适量醋。豆腐不和菠菜同时烹饪，以免钙与草酸结合形成不溶性草酸钙。避免长期高蛋白、高盐饮食，避免吸烟、酗酒、饮浓茶和咖啡等。

（3）运动指导：每天适当的运动和户外日光照晒，对预防骨质疏松有重要的意义，但应避免剧烈运动，在活动中防止跌倒，必要时可通过辅助工具协助完成各种活动。

（4）用药指导：遵医嘱按时服药，并教会老年人观察各种药物的不良反应，明确各种药物的使用方法和流程。

知识链接

骨质疏松症的预防措施

从儿童、青少年时期注意合理膳食，多食富含钙的食物，如鱼、虾、牛奶、乳制品、鸡蛋、豆类等。坚持科学的生活方式，如坚持体育锻炼和户外活动，不吸烟、不饮酒，少喝咖啡、浓茶及碳酸饮料，少吃糖和食盐，动物蛋白也不宜进食过多，尽可能保存体内的钙质。对于有遗传易感性的高危人群，早期防治。

人到中年后，尤其是女性绝经后，雌激素水平骤降，骨丢失量加速进行，应每年进行骨密度检查，坚持长期预防性补钙。

对于老年骨质疏松症患者，应积极进行药物治疗，同时加强防摔、防跌等措施，对中老年骨折患者应积极手术，给予全方位的康复措施和良好的营养，促进康复。

二、退行性骨关节病

退行性骨关节病又称骨性关节炎、增生性关节炎、老年性关节炎，是一种慢性退行性非炎症关节疾病，以关节软骨的老化及继发性骨质增生为主要特征。多见于老年人，发生在一个或多个关节，并且主要发生于负重关节，如膝关节、髋关节、脊柱和远端指间关节等，最终引起关节疼痛、活动困难等诸多影响健康和生活质量的问题。临床上分为原发性和继发性，老年人退行性骨关节病绝大部分为原发性。中老年人群此病的发病率较高，女性患者多于男性，65岁以上的人群中50%为骨性关节炎患者。

1. 病因

（1）生理性老化与性别因素：老年人随着年龄的增加，软骨细胞发生老化，软骨细胞基质的稳态调节受损导致软骨细胞增殖受损而发生退行性骨关节病。由于雌激素对关节软骨有保护作用，因此绝经后女性的患病率高于同龄男性和绝经期前女性。

（2）肥胖：肥胖、超重是导致膝关节、髋关节甚至手关节发生关节炎的重要因素。一方面超重导致关节承重增加，另一方面肥胖患者过剩脂肪中的饱和脂肪酸会对关节软骨造成损害。

此外，关节损伤、关节畸形、肌力降低等问题都会影响关节的稳定性，引起关节软骨的逐渐退化。吸烟、长期不良姿势导致的关节形态异常，长期负重对关节的磨损等也是发生退行性骨关节病的易感因素。

2. 病理及病理生理　发生本病时骨关节的病理改变表现为关节软骨基质降解、软骨细胞凋亡，透明软骨软化退变、糜烂，然后骨端暴露，在应力及摩擦力的刺激作用下出现硬化、象牙质变、囊腔变。在软骨细胞代偿作用下，关节边缘骨赘形成，伴滑膜增生，形成增生性滑膜炎和纤维性滑膜炎。关节囊、周围韧带退变、纤维化、萎缩等连锁反应最终导致关节破坏和畸形。

3. 临床特点

（1）关节疼痛：受累的关节多为负重关节或活动频繁的关节，如膝关节、髋关节。早期表现为酸痛，程度较轻，轻微活动后疼痛反而减轻，但剧烈活动疼痛又可加重。随着病情的发展，疼痛程度加重，即使在休息时关节也有疼痛。此外，疼痛与天气变化、潮湿阴冷也有关系，伴有肿胀的关节可有压痛。

（2）关节僵硬：关节活动不灵活，关节在静止后再活动，局部出现短暂的僵硬感，经过一定时间活动后，关节才能灵活活动。这种僵硬持续时间较短，一般不超过半小时。但到疾病晚期，关节不能活动将是永久的。

（3）关节肿胀、畸形：膝关节肿胀多见。手关节表现为手指屈曲或侧偏畸形，第一腕掌关节可因骨质增生出现"方形手"。

（4）骨擦音：多见于负重较大的膝关节。由于关节软骨破坏、关节面不平整，进而在活动时因摩擦出现骨擦音（感）。

（5）肌肉萎缩、关节功能障碍：关节疼痛和活动能力下降可导致受累关节周围肌肉萎缩、无力，行动时腿软，无法伸直，进而出现活动障碍而加重肌肉萎缩。各关节都可能出现功能障碍。另外，颈椎骨关节脊髓受压时，可引起肢体无力和麻痹，椎动脉受压可致眩晕、耳鸣甚至复视、构音或吞咽障碍。腰椎骨关节炎导致腰椎骨狭窄时，可引起下肢间歇性跛行。

4. 健康教育

（1）疾病知识指导：介绍本病的病因、临床表现、治疗方法等。

（2）保护关节：注意防潮保暖，防止关节受寒，尽量用大关节少用小关节；多做关节部位的热敷、按摩；避免从事负重活动。

（3）指导关节活动：进行各关节的功能锻炼，如手关节、腕关节的背伸、掌屈、桡侧屈；膝关节、股四头肌伸缩活动锻炼；肩关节外展前屈、内旋活动。

（4）用药指导：定时、定量、准确服药，并教会老年人学会观察药物不良反应。

三、痛风

痛风是嘌呤代谢紊乱和／或血尿酸排泄障碍所致血尿酸增高引起组织损伤的一组代谢性疾病。高尿酸血症是嘌呤代谢引起的代谢性疾病，5%~15% 的高尿酸血症患者可发展为痛风。若仅有高尿酸血症不能称之为痛风，当高尿酸血症患者出现尿酸盐结晶沉积、关节炎和／或肾病、肾结石时，才能称之为痛风。高尿酸血症的痛风的发病率随年龄的增长而升高。痛风可分为原发性痛风和继发性痛风，继发性痛风常与某些疾病或药物有关。临床上以原发性痛风最常见。

1. 病因与发病机制　原发性痛风由先天性嘌呤代谢异常所致，属多基因遗传缺陷，多数有阳性家族史，常伴有肥胖、高脂血症、糖尿病和高血压。大多数由尿酸排泄障碍引起，少数由尿酸生成增多所致。

（1）尿酸排泄减少：是引起高尿酸血症的主要因素，包括肾小球滤过减少、肾小管分泌减少及尿酸盐结晶沉积，其中以肾小管分泌减少最重要。

（2）尿酸生成增多：尿酸是嘌呤代谢的终产物，当嘌呤核苷酸代谢酶缺陷或功能异常时，则引起嘌呤合成增加而导致血尿酸水平升高。

高尿酸血症诱发急性痛风发作的危险因素包括精神紧张、疲劳、酗酒、感染等，以及温度、pH、创伤等。痛风的发病机制与尿酸盐沉积引起炎症反应密切相关,但并非与血尿酸水平的增高绝对相关。

2. 临床特点　依据痛风患者的自然病程和临床表现,大致可分为四期。

(1)无症状期:仅有波动性或持续性高尿酸血症。随尿酸水平的增高和持续时间延长,痛风的发病率增加。

(2)急性关节炎期:通常是痛风的首发症状。常常由创伤、手术、感染、受凉、劳累、饮酒、进食高嘌呤食物等因素诱发。多在午夜或清晨突然发生关节剧痛而惊醒,常伴有关节红、肿、热、痛和功能障碍,以单侧踇趾及第一跖趾关节最常见,随后踝、膝、腕、指、肘关节受累。用秋水仙碱治疗后,关节症状能迅速缓解,可伴有发热、高尿酸血症。本病初次发作常有自限性,常于数日内缓解,受累关节局部皮肤出现脱屑和瘙痒。

(3)痛风石及慢性关节炎期:痛风石为痛风的特征性损害,是尿酸盐沉积造成的。痛风石为黄白色大小不一的隆起,初起质软,随着纤维增多逐渐变硬如石。

关节慢性炎症期以痛风石沉积在关节软骨、滑膜、肌腱和软组织中为主要特征。常见于耳轮、跖趾、指间和掌指关节,为多关节受累,并且多见于关节远端。

(4)肾脏病变:约 1/3 痛风患者有肾脏损害。痛风性肾病患者早期可有蛋白尿、血尿、肾浓缩功能受损。晚期可发展为慢性肾功能不全。尿酸性肾结石部分患者以肾结石为首发病变,结石较大者可发生肾绞痛、血尿、肾积水、肾盂肾炎等。急性肾衰竭患者由于大量尿酸盐结晶堵塞肾小管、肾盂甚至输尿管,使患者突然出现少尿甚至无尿,不及时处理可发生急性肾衰竭。

老年痛风患者往往亚急性或慢性起病,症状较为隐匿,常为多关节受累,较多累及手的小关节。老年女性由于体内雌激素水平下降,发病率明显增高。老年患者常见肾功能受损,早期即可出现痛风石沉积,有时可无急性痛风性关节炎发病病史。此外,老年患者常患多种慢性病,需要使用多种药物,用药依从性较差。

3. 健康教育

(1)向老年患者介绍本病的基本知识,虽然本病是终身疾病,但经过积极治疗后,仍可维持正常的生活和工作。

(2)指导患者遵医嘱用药,并注意药物的不良反应。鼓励老年患者积极控制糖尿病、冠心病、高血压等疾病。

(3)指导患者保持愉悦的心情,避免紧张的情绪。生活规律,避免本病的诱发因素。

(4)告知老年患者控制饮食的重要性,指导其进食低嘌呤碱性食物,避免高嘌呤食物,多饮水,忌饮酒。肥胖者应控制体重。指导患者适度运动、保护关节,教会其自我检查,由病情变化时及时就医。

四、腰痛

腰痛是指肋缘以下、臀横纹以上及两侧腋中线躯干区域内的疼痛与不适,伴或不伴大腿牵涉痛,部分患者可能伴随下肢的神经性症状。腰痛是导致老年人就医的常见原因之一,是导致老年人疼痛和功能障碍的常见健康问题,可引起老年人睡眠障碍,社会性活动参与减少,抑郁、认知障碍、营养不良及跌倒风险增高,从而影响老年人的独立生活能力和生活质量。腰痛根据时间持续的长短可分为急性腰痛(病程少于 6 周)、亚急性腰痛(病程为 6~12 周)和慢性腰痛(病程持续 12 周以上)。慢性非特异性腰痛是指病程至少持续 12 周以上,并且病因不明的腰痛。

1. 病因　大多数急性、慢性或复发性腰痛的病因和发病机制目前不是很清楚。局部和全身的因素,例如腰背部组织的直接病变、邻近组织器官的病变、各种先天性疾患和外伤、炎症或骨关节疾病、代谢性疾病或原发、转移的肿瘤均可诱发腰痛。常见的病因有腰椎间盘突出症、腰椎管狭窄症、肿瘤/癌症、脊柱感染、内脏疾病、马尾综合征等。

2. 临床特点

(1)腰椎间盘突出症:是指腰椎间盘变形、纤维环破裂,髓核组织突出,刺激或压迫马尾神经根所引起的一种综合征。病因多为椎间盘退行性变、急性或慢性损伤、遗传因素等。腰椎间盘突出症有以下临床特点:①最常见的症状是腰痛,特别是早期患者,急性剧痛或慢性隐痛。病程较长的患者行走时疼痛难忍,在弯腰、咳嗽、排便等用力时加剧。腰 4~5、腰 5~骶 1 椎间盘突出者会发生坐骨神经痛,多为单侧,疼痛从下腰部放射至臀部,再向下肢、足背或足外侧放射,可有麻木感。②坐骨神经痛:中央型椎间盘突出症可有双侧坐骨神经痛,咳嗽、打喷嚏等使腹内压增高时,疼痛加剧。③马尾神经受压症状:马尾神经受到中央型突出的髓核或脱垂游离的椎间盘组织压迫时,会出现鞍区感觉迟钝和大小便功能障碍。

（2）腰椎管狭窄症:指腰椎管因某种因素产生骨性或纤维性结构异常,导致一处或多处管腔狭窄,导致马尾神经或神经根受压所引起的一种综合征。病因可有先天性和后天性之分。先天性椎管狭窄可由于骨发育不良所致,后天性椎管狭窄常见于椎管的退行性变。腰椎管狭窄的最常见原因是在椎管发育不良的基础上发生退行性变。

腰椎管狭窄症有以下临床特点:①间歇性跛行,中央型椎管狭窄或重症患者会出现间歇性跛行,常在行走数百米或更短的距离后下肢疼痛、麻木、无力,需蹲下休息数分钟后,才可继续行走,但继续行走后又会出现以上症状。②腰腿痛:可有腰背痛、腰骶部痛或下肢痛。下肢痛为单侧或双侧,站立位或过伸位或行走过久时疼痛加剧,前屈位、蹲位及骑自行车时疼痛减轻或消失。③马尾神经受压症状:双侧大小腿、足跟后侧及会阴部感觉迟钝,大小便功能障碍。

3. 健康教育

（1）教会老年人及其家属有关腰痛的预防和治疗相关的知识。脊髓受压的患者,应戴围腰3~6个月,直至神经压迫症状解除。平时加强营养,减缓机体和组织的退行性变,加强腰背肌的功能锻炼,增强肌肉的稳定性。

（2）注意平时维持正确的坐、卧、立、行和劳动的姿势。躺卧时睡硬板床,适当在膝下和腿下垫软枕,避免脊柱"蜷缩"的姿势,避免头前倾、胸部凹陷的不良姿势。行走时抬头、挺胸、收腹,腹肌有助于支持腰部。站立时收腹、提臀,使腰部平坦伸直。坐位时最好选择高度合适、有扶手的靠背椅,膝与髋保持在同一水平,身体靠向椅背并在腰部垫一个靠枕。注意体位变换,避免长时间站立或坐位,避免长时间穿高跟鞋站立或行走。

（3）注意劳动保护。腰部劳动强度较大时应佩戴有保护作用的宽腰带。参加剧烈运动时应注意运动前的准备活动和运动中的保护措施。举重物时正确运用人体力学原理,腰背伸直,避免损伤。

（闫婷婷）

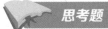

思考题

1. 如何预防老年人骨质疏松症?
2. 如何指导罹患痛风的老年人合理饮食?

第七章　老年人心理特征概述

第七章
数字内容

 学习目标

1. 掌握老年人常见的心理特征的变化。
2. 熟悉老年人常见的心理问题。
3. 了解老年人心理特征的相关概念。
4. 能够识别老年人的心理问题并分析其心理特征的变化。
5. 具有基本的心理学专业素养。

第一节　老年人心理特征的相关概念

 导入情景

刘奶奶,60 岁。早年丧偶,育有一儿一女,儿女均已在外地安家落户。刘奶奶的女儿过年探亲时给她买了一部智能手机,为了方便刘奶奶使用,她女儿将手机的显示字体和音量都设置成了最大,并且安装好了即时通讯软件。刘奶奶在女儿耐心细致的帮助下学会了视频聊天。春节假期结束,子女各自返回工作岗位。刘奶奶想用手机和孙子打视频电话,却想不起来该怎么操作,多次尝试都失败了。她有些沮丧,甚至有些恼怒。

工作任务

1. 请分析刘奶奶的心理特征。
2. 请分析刘奶奶的心理变化。

人的心理特征包含基本的心理过程和人格两个部分。心理过程包含认知过程、情绪情感过程和意志过程。

一、心理过程

（一）认知过程

认知过程（cognitive process）是指个体从机体内外环境中获得信息并对这些信息进行加工处理的过程,包括感觉、知觉、注意、记忆、思维等。

1. 感觉（sensation） 是人脑对直接作用于感觉器官的客观事物的个别属性的反映。感觉是认知过程的起点，为个体提供机体内外环境的信息并保证机体与环境间的信息平衡。感觉的产生更多地受到客观刺激的影响。

2. 知觉（perception） 是人脑对直接作用于感觉器官的客观事物的整体属性的反映。知觉对个体所获得的感觉信息进行一系列整合加工以获得对事物整体的认识。知觉的产生除了受客观刺激影响外，还会受到个人经验等主观因素的制约。个体对客观事物进行的主观歪曲的整体属性的反映称之为错觉（illusion），是不正确的知觉。错觉产生的机制到目前尚不清楚，但研究错觉对更好地研究知觉和认识自然现象有重大意义。

3. 注意（attention） 是个体心理活动对一定对象的指向与集中。注意能帮助个体从大量环境刺激中选择出对个体重要或个体需要的信息，并将信息保持在意识中。它本身不是一种独立的心理活动，不能单独进行或完成。

4. 记忆（memory） 是人脑对外界输入的信息进行编码、储存和提取的过程，包括识记、保持、再认和再现三个过程。其中，识记是记忆的开端，是保持的前提；保持是实现再认和再现的重要保证；再认和再现是记忆的两种表现形式。记忆的内容不能保持或不能再认（再现）时称为遗忘（forgetting）。研究表明，遗忘的进程是不均衡的（图 7-1），遗忘的多少与记忆材料的性质（或长度）、个体的心理状态、学习程度、学习方式等因素之间存在一定关系。

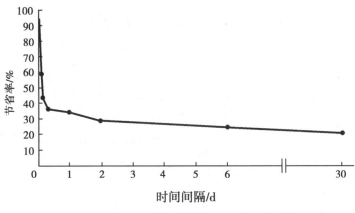

图 7-1 艾宾浩斯遗忘曲线

5. 思维（thinking） 是人脑对客观事物间接的、概括的反映。个体的思维是借助概念、表象等在感性认识的基础上通过分析总结、判断事物的本质属性及其内部规律的过程，是认知过程中最高级的心理活动。思维过程的主要特征是间接性和概括性。思维的间接性表现在它是以其他事物为媒介间接地认识事物。概括性表现在两个方面：一是对一类事物共同本质特征概括性的认识；二是对事物之间规律性的内在联系的认识。例如炎症有各种表现，但通过分析可概括出其本质特征如红、肿、热、痛。只要有红、肿、热、痛，就可确认为炎症。思维过程主要包含分析与综合、比较和分类、抽象与概括等。

（二）情绪和情感过程

个体在认识客观事物的时候，由于客观事物的不同、个体与客观事物的关系不同，个体对客观事物会产生不同的态度或体验，这些态度或体验称为情绪（emotion）和情感（affection）。产生态度或体验的过程就是情绪情感过程，反映了个体对当前事物是否符合自身需要的态度。当前事物满足了个体的需要或愿望，就会出现如高兴、愉悦等积极正性的情绪和情感。反之，则引起个体的不满、苦闷等消极负性的情绪和情感。个体的情绪情感通常伴随与之有关联的外显行为，如面部表情、言语表情和体态语。

知识链接

情绪对心理活动的组织作用

情绪对心理活动具有组织作用。它包括对活动的促进或瓦解两方面,正性情绪起协调、组织作用,负性情绪起破坏、瓦解或阻断作用。研究证明,情绪能影响认知操作的效果,影响效应取决于情绪的性质和强度。愉快强度与操作效果呈倒U形,即中等程度的情绪唤醒水平带来最佳的工作效率(图7-2),过高或过低程度的情绪唤醒水平均不利于工作效率。负性情绪如痛苦、恐惧的强度与操作效果成直线相关。

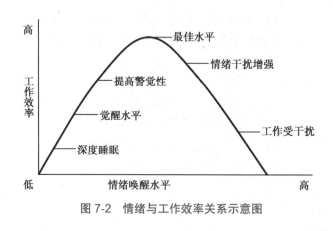

图 7-2　情绪与工作效率关系示意图

（三）意志过程

意志(will)是指个体为了满足某种需要,自觉地确定目的、制订计划、克服困难、努力实现目的的心理过程。意志作为个体的重要的精神力量,对个体的活动有着重要影响。受意志支配的行为称为意志行动。意志行动具有三个基本特征:一是具有明确的目的性,这是意志行动的前提;二是与克服困难相联系,这是意志行动的核心;三是伴随有意活动,这是意志行动的基础。

二、人格

（一）人格心理倾向性

1. 需要(need)　是个体对生理的和社会的客观需求在头脑中的反映,是有机体内部的一种不平衡状态,是个体活动的源泉。这种不平衡状态包括生理的和心理的不平衡。如血液中水分缺乏会产生喝水的需要;社会秩序不好会产生安全的需要。在需要得到满足后,不平衡状态暂时消除,当出现新的不平衡状态时,新的需要就会产生。个体的需要是多种多样的,一般把需要分为生理性需要和社会性需要。生理性需要在于维持个体生理状况的平衡,需要从外部获得物质来满足;社会性需要受社会发展条件的制约,多为精神性的,如人际交往的需要、获得成就的需要等。社会性需要如果得不到满足,虽然不会危及个体生命,但也会因此有不愉悦的情绪体验。

2. 动机(motivation)　是引起和维持个体的活动,并使活动朝着一定目标的内部心理动力。动机是在需要的基础上产生的。当某种需要没有得到满足时,它就会推动人们去寻找满足需要的对象,从而产生动机。动机具有激活、指向、维持和调整三个功能。动机的激活功能凸显有机体的积极性;指向功能是在动机的作用下,有机体的活动指向一定的对象或目标;维持和调整功能表明有机体的活动会受到动机的调控。根据动机的内容,动机可分为生理性动机和心理性动机;根据动机的性质,动机可分为正确的动机和错误的动机;从引起的原因可分为内部动机和外部动机等等。动机与行为的关系比较复杂。同一种行为可能有不同的动机。不同的行为也可能由同一或相似的动机激发。

（二）人格心理特征

每个个体的先天素质存在差异,后天生活的环境、接受的教育、从事的实践活动等方面也存在差别,个体心理活动也就表现出各自独特的特点。这些特点就是个体的人格心理特征。

1. 能力（ability）　是顺利地完成某种活动所必需的心理条件，是一种心理特征。例如，一位护士的技能操作力、观察力、记忆力等，这就是能力，这些能力是保证护士顺利完成各项活动的心理条件。能力表现在活动中，并在活动中得到发展。除有些活动需要具备的能力比较单一外，个体的许多活动一般都比较复杂，需要多种能力的综合。个体能力水平的高低，直接影响活动完成的速度和准确度。能力的形成和发展依赖于知识、技能的获得，随着知识、技能的积累，人的能力也会不断提高。但能力是区别于知识、技能的。知识和技能是能力的基础，是能力基本结构中不可缺少的组成成分，但只有那些能够广泛应用和迁移的知识和技能才能转化为能力。

2. 气质（temperament）　是表现在个体心理活动和行为方面的强度、速度、灵活性与指向性等方面典型的、稳定的心理特征。如情绪反应的强弱、言行反应的快慢、心理活动倾向于外部事物还是内心世界等。这些特征为个体的心理和行为染上了一种独特的色彩，如有的人性情暴躁，容易发火；有的人遇事沉着，不动声色；有的人活泼好动，能说会道；有的人则多愁善感，胆小怕事。这些行为表现就是日常生活中所说的"脾气""秉性"。气质在很大程度上是先天形成的，受神经系统活动过程的特性所制约。俗话说"江山易改，本性难移"，这里本性指的就是气质。气质特征在刚出生的婴儿身上就有所表现，有的爱哭爱闹；有的好动；有的则比较安静。这是气质最早、最真实的流露。

关于气质类型及其划分依据有不同的观点和学说。目前心理学界通常认为气质类型有四类：胆汁质、多血质、黏液质和抑郁质。不同气质类型在感受性、耐受性、反应的敏捷性、情绪的兴奋性、外倾与内倾性等方面表现有差异。这些差异基本是由神经系统的先天特征造成的。

3. 性格（character）　是个体稳定而有核心意义的心理特征，是个人对现实和周围世界的态度，并表现在个体的行为举止中。一个人对自己是谦虚谨慎还是自高自大，对他人是满腔热情还是尖酸刻薄，对工作是认真负责还是马虎应付，都是个体对自己、对他人、对事物的态度。态度表现在人的行为方式中。例如，当国家、集体和人民财产遭受损失时，有的人不惜牺牲自己的生命，有的人畏缩以自保，有的人甚至"发国难财"。这就是人们对同一事物的不同态度。这些不同的态度表现在人们的不同行为方式中，构成了人的不同性格。性格是在后天社会环境中逐渐形成的，是个体最核心的人格差异。性格有好坏之分，能直接反映出一个人的道德风貌，如有的人大公无私，有的人自私自利。个体表现出的性格差异具有道德评价意义，因此性格表现了一个人的品德，受人的价值观、世界观、人生观等的影响。

第二节　老年人心理特征的特点

一、感知觉能力下降

感知觉是个体心理发展过程中最早出现的心理功能，也是衰退最早的心理功能。老年人感觉功能的变化越来越明显，视觉功能下降速度明显，出现"老花眼"，听力也出现了下降，味觉、嗅觉和触觉的敏感性也有所下降。

1. 视力　视力下降会影响老年人的自信和日常行为，如老年人在黄昏或天气条件不佳时驾驶汽车会尤其感到吃力，并因此担心自己在开车途中难以准确判断；步行时，由于深度知觉和暗适应较差，老年人摔跤的风险较大。如果因为眼睛结构和功能病变而导致严重的视力丧失（如因黄斑变性而导致中央视觉区模糊并逐渐丧失视觉），老年人的日常生活会有更大影响，休闲娱乐活动也会受到影响，并可能会因此减少社会交往，变得与他人疏离。

2. 听力　老年人由于内耳和皮层听觉区供血下降，细胞自然死亡，鼓膜硬化，导致听力下降，尤其是对高频音的辨别力。相比较，听力的下降或丧失对老年人的影响没有视力丧失那么大，但听力的下降或丧失仍然会对老年人的日常生活产生影响。比如，老年人可能很难听清他人的谈话，也可能很难听清别人对他（她）说的话。再比如，在喧闹嘈杂的街道，老年人的出行安全也会因为听不见喇叭或警报而受到影响。通常的解决办法是家人（或护工）陪伴出行或非必要不单独出行，对于独居老年人，孤独感会更加明显。另外，还可以通过佩戴助听器等辅助设备，起到听力的补偿作用。

3. 味觉和嗅觉　老年人对四种基本味觉的敏感性降低。除了老化的原因外，味觉能力下降考虑可能与老年人的抽烟史、牙齿大面积脱落、佩戴假牙或老年慢性患者长期服药等因素有关。俗语说"民以食为天",但下降的味觉并不能帮助老年人很好地辨别食物的味道,因此老年人对食物的美好体验可能会随之变差。

嗅觉和味觉会整合和相互作用。老年人味觉能力下降时,可以依靠对食物气味的嗅觉增加对食物的辨别力,但老年人嗅觉能力也在下降。因此老年人的饮食需要特别注意。另外,嗅觉能力的下降会使得在某些特殊情况下的老年人陷入不安全的处境,如不能辨别腐烂变质的食物、煤气或刺激性气味等。

二、记忆力下降

由于老年人感知觉能力下降,从外界获取信息的速度下降。所以,老年人无论是识记,还是再认、再现,能力均不如中青年。短时记忆差,对于记忆材料保持和加工的能力下降,并且会影响老年人在复杂任务中与记忆相关的问题处理。

老年人易遗忘。每个个体都会有想不起来的时候,但老年人回忆困难的情况明显增多。老年人记住的细节减少,认知加工减慢,加上短时记忆差,提取信息失败的可能性提高,因此老年人常常会忘事。但老年人对过去生活中的重要经历记忆相对清楚,大概是因为这些事件对个体影响至深,印象深刻。

三、智力的变化

智力(intelligence)属于一般能力,是个体认知过程中表现出来的各方面能力的总和,包括观察力、注意力、记忆力、想象力、思维力。美国心理学家卡特尔(Cattell, 1965)和何恩(Horn, 1976)根据因素分析的结果,按智力功能上的差异,将人类智力分成液体智力和晶体智力两种。其中,液体智力是以生理为基础的认知能力,如对新事物的快速辨识、记忆等能力;晶体智力是以经历过的经验为基础的认知能力,如运用已有知识和技能解决问题的能力等。液体智力的发展与年龄有密切的关系,一般人在 18 岁到 25 岁达到顶峰,之后随着年龄的增长而降低。晶体智力不因年龄的增长而降低,而是会因为知识和经验的积累而逐渐升高。

因此,老年人接受新知识的能力开始下降是因为液体智力的减退,而运用已有知识和经验解决问题的能力不降反升,甚至一些老年人在晶体智力方面的表现会优于青年人。丰富的生活阅历和经验使老年人变得愈加智慧。

四、情绪方面的变化

老年人比较容易产生消极情绪,主要原因在于老年人生理上的老化、社会角色的改变、社会联系的减少以及认知功能的下降等。同时,老年人可能会经历各种丧失,这些丧失事件也极易诱发老年人的消极情绪体验。当然,老年人也会产生较多的积极情绪体验,尤其是对现实生活满意的老年人。他们会更加珍惜现在的生活,有较强的生活满意度和幸福感。

老年人的情绪体验比较强烈,主要原因在于老年人中枢神经系统有过度活动的倾向和较低的生理唤醒水平。同时,由于老年人应对生理唤醒的能力降低,调节内稳态平衡的能力降低,老年人的情绪激动后,需要较长时间才能恢复。因此,老年人的情绪状态相对比较持久,情绪体验比较稳定。

老年人的情绪变化会受到很多因素影响,如老年人的身体健康状况、经济水平、家庭关系、对生老病死等现象的认知评价、性格特点等。在引起消极情绪变化的情境中,老年人如果能充分运用过去的应对策略和成功经验去调节消极情绪的话,那么这也会是老年人显著的心理收获。

五、人格方面的变化

老年人的人格特征是经过幼儿期、儿童期、青春期、中年期等各阶段的实践活动发展而形成的,有其稳定性,但也不是一成不变的。因此要用发展的眼光去分析老年人人格方面的变化。例如在气质方面,个体的气质类型总体上不会随年龄的增长而变化,相对稳定,但还是有一定的可变性。通常情况,个体在少年期神经系统表现为兴奋强、抑制弱;发展到中年期,神经系统的兴奋和抑制过程会逐渐平衡;到老年期,则兴奋弱、抑制强,具体则表现为沉着安静、冷淡迟缓。

埃里克森理论中谈及老年期发展的心理冲突是自我完整对绝望,这一时期个体的主要任务是形成自己一生的完整认识,对自己取得的成就感到满意。如果通过总结认识到过往经历包括愉悦的或悲伤的都是个体生命中不可避免的部分,那么个体能获得较好的自我完整感。研究表明,年龄增长和心理成熟度的增长相关。因此,老年人较高的心理成熟度会给他们带来较多的快乐。反之,如果老年人通过回顾总结,认为自己一生做了很多错误决定、放弃了很多等,那么对自己的总结会是消极的、绝望的。随着衰老的来临,老年人也很难找到其他途径去实现自我完整,因此会很容易变得怨恨和失望,这种态度往往表现为对别人发怒、蔑视、挑剔或者好争辩。埃里克森认为这其实是老年人伪装的对自己的蔑视,是绝望感的反映。

第三节　老年人常见心理问题

我国在 20 世纪 90 年代进入老龄化,60 岁以上老年人已经超过 1.2 亿,是世界上老年人口最多的一个国家。由于生理、心理特点以及社会方面的原因,大部分老年人存在孤独感、失落感、无用与绝望感等,极易导致心理问题的产生,因此,老年人群体的心理问题值得关注和重视。不断提高老年人的心理健康水平,使老年人幸福、愉快地度过晚年,已成为我国的一个重要卫生课题。

一、孤独心理

人们在社会中生活,会形成多种样态的社会关系,产生多种样态的社会需要。当个体的某种社会需要得不到满足,或者期望与现实出现差距时,个体就会感到孤独。孤独是一种主观自觉与他人或社会疏离的感觉和体验,是一种非客观状态。个体可在独处时感到孤独,也可以在独处时毫无孤独感,抑或在热闹的社交场合倍感孤独。孤独是一种令个体不愉悦的情绪体验。在孤独状态下,个体往往会感到寂寞、空虚、失落等。个体也许能忍受诸如饥饿、压迫等痛苦,但却可能很难忍受孤独。轻微的短暂的孤独不会导致心理或行为的紊乱,但长期的严重的孤独感则会影响个体的心理健康水平,进而出现其他的心理或行为问题。

老年人的孤独是一种综合因素影响下的产物。一方面,孤独感的产生与老年人自身的人格有关。性格内向、不太合群的独居老年人,自觉减少与他人交往,离群索居,自我封闭,容易感到被他人抛弃,从而出现孤独心理。另一方面,孤独感的产生与个体认知能力的下降有关。例如视听能力下降或丧失的老年人,限制了自己的某些日常生活方式,外出锻炼或社交的频率降低,老年人不得不减少社会联系,从而产生孤独心理。再一方面,孤独感的产生与老年人的身体变化有关。衰老会引起身体变化。老年人对身体变化(如皮肤起皱、秃顶、牙龈萎缩、增多的老年斑等)的适应能力千差万别,如果老年人的自我完整感与自身外貌有关,那么老年人也较难接受衰老中不能改变的这些方面,并可能会因为身体上的变化减少积极投入周围生活的频率,从而产生孤独感。

二、自卑心理

自卑通常出现在进行社会比较时,由于低估自己而出现的主观感受。对于拿自己缺点和别人优点比较的个体,会觉得自己不如别人,看不到自己的价值,也容易对生活失去希望。奥地利心理学家阿尔弗雷德·阿德勒认为个体的自卑源于个体的无力、无能和无知,这对于一切人都是共同的,具有普遍意义。所以自卑并不是懦弱或者异常。实际上,自卑感可以成为隐藏在所有个体成就后面的主要动力,可以成为个体所有积极成长的激励力量。当然,人们也要认识到对于一些个体来讲,自卑感尤其是严重的自卑感会成为一种阻碍因素,甚至会引发精神病症。

衰老所引起的身体变化是客观存在的。衰老会使得个体的认知能力发生变化、体型发生变化、身高降低、皮肤干燥粗糙、老年斑增多、秃顶等。不同的老年人对身体的变化、认知能力的变化感知差异很大,如若个体认为"衰老是不可避免的""老了就没用了""自己对于衰老是无能为力的",不能接受这些不能改变的方面,也不去努力改变衰老过程中可以改变的方面,个体就会变得消极自卑。

"衰老是不可避免的"这种悲观主义的看法,实则是对老年期的成见。老年人可以通过有效的策略防止或补偿衰老带来的变化,例如锻炼、饮食、使用化妆品、戴假发等等,帮助自己更好地适应晚年的身体变化,消除自卑心理,促进对衰老的积极应对。同时,社会企业也要创新思路,设计生产如助听器、智能家居、助力器等操作简单易上手、经济有效的辅助设备,减少消耗在老年人个人护理上的时间,帮助提高和保持老年人的独立性和活动范围,增强老年人晚年美好生活的获得感。

三、老年期抑郁

个体的衰老、疾病与死亡是不可避免的。步入老年期,个体常常感到身体大不如从前,或者患有一种或多种老年疾病,越来越深刻地意识到死亡的临近,并由此产生恐惧、抑郁的心理波动。研究表明,老年人出现死亡念头的频率较高,特别是那些患有一种或多种慢性疾病,并由于疾病给晚年生活带来不便和痛苦的老年人,常常会想到与"死"有关的问题,甚至会作出迎接死亡的准备,表现出对死亡的恐惧和焦虑,甚至发展成抑郁。

抑郁是老年人常见的情绪状态,通常表现为时常感到痛苦和忧伤、兴趣下降、活动减少、与他人疏离、自我评价低下等。抑郁的产生一方面与老年人大脑的功能性退化、机体代谢障碍等生物学因素有关,例如神经递质 5- 羟色胺水平的降低会导致机体出现抑郁。另一方面,与老年人的心理特点、负性经验也有一定的关系。例如,有些争强好胜的老年人进入老年期后会觉得自己老了没用了,因为生病需要照顾而成为了子女的负担等,而被不良心境所扰。有些老年人会因为自己的伴侣或非常熟识的朋友的离世感慨生命无常而意难平,也易陷入抑郁心境的状态中。另外,患有某些疾病如冠心病的老年患者也易出现共病抑郁的情况。

(史艳琴)

思考题

1. 心理特征包括哪些心理过程和个体心理?
2. 举例说明感觉和知觉有什么区别。
3. 老年人在认知过程上的变化有哪些特点?

第八章　老年人心理健康教育

第八章
数字内容

　　随着医学模式由传统的生物医学模式转变为生物 - 心理 - 社会医学模式，人类对健康的认识也发生了根本的变化。不再局限于人的生物学方面，还充分考虑到心理 - 社会因素对健康的影响，形成了对健康的完整认识。现代生活中，每个老年人都十分向往"健康""长寿"，这也是每个老年人努力实现的夙愿。随着医疗水平和生活质量的提高，老年人健康水平也在逐渐提高。尽管如此，百岁老人还是很稀少，如何进一步提高老年人的心理健康水平，使亿万老年人在身心愉快的状态下安度晚年，已经成为老年心理学研究的重要课题。

第一节　心理健康概述

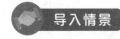 **导入情景**

　　张女士，59 岁，退休工人，初中文化程度。一生经历坎坷，总觉得身不由己，厄运缠身。初中毕业时，一场大病剥夺了她上高中的机会。26 岁，丈夫出轨，另觅新欢。进入老年以后，丈夫突发脑出血。丈夫去世第 2 天，独生女儿在上班的途中，惨遭车祸。从此，张女士变得情绪低落，忧郁沮丧，觉得自己似乎是家人的克星，感到前途渺茫，悲观厌世。不愿与朋友来往，常常独坐一隅，暗自伤心落泪。长期情绪低落，使张女士的思维变得迟钝，记忆力明显下降。

　　工作任务

1. 结合身边事例，谈一谈老年人心理健康状况。
2. 想一想，老年人的心理健康标准是什么。

一、健康的概念

健康是人的基本权利,也是人人都希望拥有的最大财富,是人类永恒的主题,是一个随着时代的推移而不断演变的概念。但并非人人对健康都有一个正确的认识。长期以来,人们一直局限于(人体)生理功能正常,没有缺陷和疾病就是健康。《辞海》对健康的描述:"人体各器官系统发育良好,功能正常,体质健壮,精力充沛并具有良好活动效能状态。"其实健康不仅仅是指生理健康,随着现代医学的发展以及人们对于健康观念的转变,绝大多数人越来越意识到,心理的、社会的和文化的因素同生物生理的因素一样,与人的健康、疾病有非常密切的关系。与之相应,健康的概念超越了传统的医学模式。

（一）汤纳特尔的四级健康行为模式

1. 疾病防护 是最基本的健康行为,是在人们的健康状况已经出现问题的时候所要采取的健康保护。这种防护是通过努力减少疾病产生的可能性,减弱已经出现的疾病的程度,疾病防护的根本目标是消除或者减少导致疾病产生的行为,如过度抽烟和饮酒。

2. 健康改良 是人们在发现自己的健康出现问题或自己有患病危险的时候采取的防护。虽无明显疾病,但已表现某些症状,如晚上经常出汗、睡眠质量降低、饮食行为与以前相比有明显差异等。目的是促使人们重视自己的健康,通过改良自己的行为使自己的健康达到比较好的水平。

3. 健康 大多数人的健康行为处于这个水平,人们不仅要进一步改进自己的健康现状,同时也要促进一种满意的状态的产生。这种水平的健康行为不仅是要改善自己的体质,同时也要改善自己的情绪状态、社会关系等方面的质量。

4. 完美 是人们的奋斗目标。一方面要通过自己的努力充分发挥自己的潜能,包括生理潜能和心理潜能,另一方面也要逐渐形成一种占据主导地位的完美感或幸福感。

（二）世界卫生组织的健康观

世界卫生组织 1948 年对健康的定义:"健康不仅是没有疾病和病态(虚弱现象),而且是一种个体在身体上、心理上、社会上完全安好的状态。"随着社会的发展进步,人类对自身认识的深入,健康的概念也发生了质的飞跃。许多人开始接受健康是"人体各器官系统发育良好、功能正常、体质健壮、精力充沛,并具有健全的身心和社会适应能力的状态"的说法。1998 年世界卫生组织对健康给出了新的定义,即"健康不仅是没有疾病,而且包括躯体健康、心理健康、社会适应良好和道德健康"。这一概念更新了传统生物医学模式下人们对健康的认识,把心理 - 社会因素引入健康的概念,充分体现了人们的整体健康观,对指导人们维护健康发挥了重要作用,但由于概念过于抽象化和理性化,世界卫生组织又提出了衡量健康的具体标志:精力充沛,能够从容不迫地应付日常生活和工作;处事乐观,态度端正,积极承担任务不挑剔;睡眠良好,适度休息;适应能力较强,能够适应外界的各种变化;对一般较轻的疾病有一定的抵抗力;体重适当,体态均匀;头发有光泽,无头皮屑;眼睛明亮,反应敏锐,眼睑不发炎;牙齿清洁,无缺损、无出血、无疼痛,牙龈颜色正常;皮肤、肌肉富有弹性,走路轻松。

（三）健康老年人的标准

1995 年中华老年医学学会也提出了"健康老年人的十条标准"。按照这个定义和标准,国内学者认为,老年人的健康应包括以下几方面的内容:

1. 躯体健康 一般来讲,躯体健康就是人体的生理健康。从外表上看就是"体格健壮,精力充沛"。具体指标较多,形象的说法就是"五快":吃得快、便得快、睡得快、说得快、走得快。吃得快不是说几分钟就把饭吃完,而是讲胃口好、想吃、吃得合乎营养指标、吃得适量;便得快是指大小便正常,没有便秘、便频、便急、便不净等;睡得快是指神经系统运行良好,没有失眠现象;说得快是指思维敏捷、语言流利、表述清晰;走得快是指肌肉、骨骼、经络功能良好,行动自如、昂首阔步、轻松敏捷。

2. 心理健康 主要是指情绪稳定、性格开朗、善与人处、意志坚强、宽容大度、知足常乐。

3. 社会适应良好 主要是能够适应不断变化的自然和社会环境,能跟上社会发展潮流和适应人们思想、文化的发展变化,为社会和人们所接受、所理解。

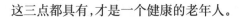

这三点都具有,才是一个健康的老年人。

二、心理健康的概念

健康的概念指出,生理健康是健康的重要基础,心理健康是健康的根本和关键。心理健康作为健康的一个重要组成部分,对于其内涵,国内外学者由于所处的社会文化背景不同,研究问题的立场、观点和方法相异,迄今为止尚未有统一的意见。心理健康的概念随着时代的变迁、社会文化因素的影响而不断变化。20世纪中期,人们普遍认为"没有疾病就是健康";至1977年,世界卫生组织将健康概念确定为"健康不仅仅是没有疾病、身体强壮,而是身体、心理和社会适应的完满状态";到20世纪90年代,健康的含义纳入了环境的因素,即健康为"生理-心理-社会-环境"四者的和谐统一;进入21世纪,"健、康、智、乐、美、德"六个字组成了更全面的"大健康"概念,成为幸福人生的更佳境界。

人格心理学家奥尔波特认为健康的人不被潜意识所控制和支配,健康的个体在理性的和有意识的水平上活动,指引这些活动的力量是个体完全能够意识到的,并且是可以控制的。

美国当代心理学家马斯洛认为极度健康的人(自我实现者)有更高级的需要:实现他们的潜能,认识并理解他们周围的世界,他们有成为具有完美人性以及实现他们全部潜能的"超动机",他们的目的是扩大和丰富生活经验,在现有的生活上增进快乐和欣喜,即自我实现。

心理健康与心理卫生两者并无明确界限,两词可以通用,因此心理健康也称为心理卫生,包含3层含义。

1. 心理健康是指一门学科　即心理卫生学,属医学心理学的范畴,主要是研究心理因素在维护人体健康和疾病及其相互转化过程中所起作用的科学。

2. 心理健康是指专业或实践　即心理卫生工作,主要是研究人类的精神卫生问题,特别是不同年龄阶段、不同实践领域人群的心理卫生、心理应激、心理疾病、心理变态等临床心理问题,如采取积极有益的教育和措施,维护和改进人们的心理状态以适应当前和发展的社会环境。

3. 心理健康是指心理健康状态　所谓心理健康状态是指个人在适应过程中,能发挥其最高智能而且获得满足,因而感觉愉悦的心理状态,并且在社会中,能谨慎其言行,并有勇于面对现实人生的能力。通过心理卫生工作,预防和矫治各种心理障碍、心理疾病,以提高人类对社会生活的适应与改造能力。

一般情况下,心理健康一词指个体的心理健康状态。在1946年举行的第三届国际心理卫生大会上,心理健康被定义为"心理健康是指在身体、智能以及情感上与他人的心理不相矛盾的范围内,将个人心境发展成最佳的状态。"

综合前人观点,从广义上讲,心理健康是一种高效而满意的持续的心理状态。从狭义上讲,心理健康是指人的基本心理活动的过程内容完整、协调一致,即认识、情感、意志、行为、人格完整协调,能适应环境,与社会保持同步。

三、心理健康的三个等级

人的心理健康分为一般常态心理、轻度失调心理、严重病态心理三个等级。

一般常态心理:表现为经常有愉快的心理体验,适应能力强,善于与别人相处,能较好地完成与同龄人发展水平相适应的活动,具有调节情绪的能力。生活中大多数人属于一般常态心理者。

轻度失调心理:不具有同龄人所应有的愉快,与人相处略感困难、有障碍,生活自理能力较差。经自己主动调节或通过心理专业人员帮助,就会消除或缓解心理问题,逐步恢复常态。这属于成长中的发展性问题,表现为各种适应问题、应激问题、人际关系问题等,主要由心理发展水平低、社会适应不良、突发性事件以及遭受挫折等因素引起。

严重病态心理:表现为严重的适应失调,无法与他人相处,不能维持正常的生活和学习,如不及时治疗就有可能恶化,成为精神病患者。如神经症、轻度的人格异常和性心理障碍等。原因主要是心理负担过重、心理长期处于紧张状态或受到某种强烈刺激。精神病是严重的心理疾病。

人的心理状况受主观因素的影响,会有波动起伏,并非是疾病。当心理波动而无法疏导时,如遭受重大的家庭变故后或失恋后,一蹶不振,灰心绝望,自闭自残等,一定要尽早寻求专业人员的治疗和帮助,求助于心理咨询。

四、心理健康的评估标准

关于心理健康的评估标准,到目前为止仍然没有一个全面而确定的心理健康标准,因为不同的理论流派、不同的学者的观点不尽相同。但多数都是根据个体的认知、情绪、意志、人格、行为、社会适应、人际关系等方面的表现和特点来确定的。其中影响较大的有马斯洛和密特尔曼提出的心理健康的十条标准。此外,在我国心理卫生领域,比较受推崇的是许又新教授1988年提出的评估标准。他认为,心理健康可以用三类标准去评估,即体验标准、操作标准和发展标准。同时他指出,不能孤立地只考虑某一类标准,要从三个维度综合考察和评估。

（一）马斯洛提出的心理健康十大标准

1951年,美国心理学家马斯洛提出了判断心理健康与否的十条标准。

1. 有充分的安全感　如果一个人总是惶惶不可终日,怕这怕那,焦虑、恐怖不断,生活痛苦不堪、生命受到伤害,就不可能有健康的心理。所以,安全感是一个人生存和发展的第一要素。

2. 充分了解自我　悦纳自我、相信自我,对自己的能力能够作出正确、恰当的估计,对自己的前途和成功充满信心。

3. 给自己确定比较实际的生活目标　在日常生活中,能够以平常心要求自己。既不把期望值定得过高,也不把自己的期望值定得太低,只有经过自己积极努力能够达到的目标,才能使人获得成功的喜悦,有利于心理健康水平的提高。

4. 与现实社会、生活环境保持经常的联系和接触　能较好地适应经常变化的社会环境,做到"与时俱进";能关心国内外大事,积极参加各种社会活动,主动融入社会,不自我封闭,不孤芳自赏。

5. 具有良好和谐的人格特质　良好就是要遵纪守法,和谐就是要协调发展。主要表现:处事诚实守信,公平正直;待人热情,乐于助人;宽容大度,见义勇为;积极主动,敢于创新。

6. 具有在实践中学习并不断提高自己的能力　常言道:"失败是成功之母。"一个人能在实践中不怕失败,不断总结自己的经验教训,并虚心向别人学习,做到"吃一堑长一智",就能在实践中不断提高自己的实践能力和技术水平。

7. 有良好的人际关系　能与人相处,合作共事,真诚相待,尊重别人,能理解人、宽容人、帮助人、团结人。

8. 能适度表达和控制自己的情绪　能根据不同的情景和场合,表达与之相适应的情绪。不忘乎所以,狂妄自大;不垂头丧气,一蹶不振;应尽量做到稳重、含蓄、有修养。

9. 进行自我发挥和自主创新　在不违背社会和团体的要求下,能充分发挥自己的才能和特长,不断完善自我,逐步实现自己的预定目标和理想。

10. 满足个人的基本需求　在不违背国家的法律法规和社会利益的情况下,能恰如其分地满足个人的基本需求;不采取任何非法手段去伤害他人或损公利己来满足自己的需求。

（二）我国心理学家对心理健康的界定

在我国数千年的医疗实践中,人们历来重视心身关系。例如,《易经》中八卦的"对立统一"观、《黄帝内经》中的"天人合一"观以及"形神合一"观等都有关于心身关系的论述。许又新(2000)提出了衡量心理健康的体验标准、操作标准和发展标准。

1. 体验标准　指以个人的主观体验和内心世界为准,主要包括良好的心情和恰当的自我评价。如果一个人经常受消极情绪影响,看问题就容易偏执,轻者工作热情和效率低下,无所作为,重者难免对事或人的行为反应过度;相反,如果经常保持愉快的情绪,则容易调整负性情绪。恰当的自我评价是指个体对自身的优点和缺点有恰如其分的评价和态度。恰当的自我评价是个体待人处事的基础,是衡量心理健康的重要标准。自我评价过低,就会缺乏信心和勇气,做事畏首畏尾,不能充分发挥潜能,经常体验自卑的痛苦。自我评价过高,对自己的要求和目标也容易定得过高,则潜伏着易受挫折和自我苛求的危险。缺乏自知之明者往往把不愉快归咎于他人和客观因素,看不到自己错误的认知态度导致的不良影响。只有一个人对自己的评价与现实偏差不大,才会拥有相对健康的心理。

2. 操作标准　指用可操作的方法了解人的心理活动的效率，其核心是效率，因此又称为效率标准。各种心理能力，从知觉速度到行为反应的准确度，从记忆功能的强弱到思维的敏捷程度，都可以作为心理能力的指标来判断个体的心理健康程度。操作标准包括以下两方面的内容：

（1）心理效率：可以通过实验、测验等对人的各种心理功能进行定性或定量的评定。评定一个人的心理健康水平不仅要判断他有什么样的聪明才智，更重要的是要看他的聪明才智在生活、工作中是否能得到充分的利用和发挥。

（2）社会效率：又称为社会功能，主要包括工作、学习效率和人际关系两个方面。工作效率高不仅指单位时间内完成的工作量大，而且还包括工作质量高、差错少，而且能在发现错误时及时纠正。另外，良好的人际关系也是心理健康的重要标志，人际关系冲突，常常是致病的重要因素。

许又新指出，体验标准和效率标准是互相影响的。如果某人有不安全感（一种体验），做事犹豫不决，总怕出错，做什么事都反复检查核对，其工作学习效率自然就会受到影响。

3. 发展标准　与体验标准和操作标准不同，前两者都着眼于横向评价人的心理状态，而发展标准着重于对人的心理状况进行时间纵向（过去、现在与未来）考察分析。它指个体有向较高水平发展的可能性，并且伴有为实现其可能性而进行切实可行的行动措施。而发展标准则是对人的心理状况做纵向的考察和分析。既要了解一个人过去的经历，又要估计他未来发展的可能性和趋势。如果一个人的心理和行为符合其年龄特点，有明确的目标，有向较高水平发展的可能性，并能很好地自我调控，把理想变为切实有效的行动，也就是说，实际年龄和心理年龄的一致程度是衡量个体心理健康的重要标准。

五、心理卫生工作的原则

心理卫生工作的目标有广义和狭义之分。从狭义的角度看，主要是防治各种心理障碍。从广义的角度看，是为了维护和促进心理健康，提高人类对社会生活的适应与改造能力。为了实现心理卫生工作的目标，应遵循以下基本原则：

（一）遗传与环境并重的原则

人心理的形成和发展受遗传、环境的共同影响。遗传奠定了人心理发展的物质基础，而在此基础上的发展程度则受后天环境的影响。因此维护和促进心理健康必须遵循遗传与环境并重的原则，既要重视优良心理素质的遗传基础，又要发挥后天环境的作用，努力为个体心理的健康成长创造有利的条件。

（二）适应与改造并重的原则

人类不仅要适应环境，而且要改造环境。心理健康的人对环境不仅仅是简单地、被动地适应或妥协，更重要的是在积极主动适应的基础上，对环境进行不断的改造，使之更有利于人类个体和群体心理的健康发展。

（三）个体与群体结合的原则

在维护和促进心理健康的过程中，既要注意提高个体的心理健康水平，又要注意提高群体的心理健康水平。群体是由个体所组成，所以提高个体的心理健康水平对群体心理健康具有促进作用。个体生活在群体中，每时每刻都受到群体的影响，群体心理健康的良好氛围对个体的心理健康水平的提高必然会起到指导、示范、推动和促进作用。

（四）理论与实践结合的原则

心理健康的相关理论是实践规律的归纳和总结。它来自于实践，反过来又指导实践。离开了心理学理论指导，心理卫生工作的实践就缺乏方向和方法，但如果离开实践，再好的心理学理论也不能发挥应有的作用。

（五）人与环境协调的原则

个体心理的健康发展过程就是人与环境的协调与平衡的过程，其核心是人际关系的协调。由于日常生活中到处都存在打破这种协调、平衡的境遇，因而减少环境的不良刺激及提高个体心理素质、增强应对和协调人际关系的能力，对维护和增进心理健康具有重要意义。

（六）系统化原则

维护和促进人类的心理健康水平是一项系统工程,需要社会、群体、个体的共同努力。

第二节　我国老年人心理健康现状

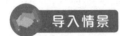 导入情景

李奶奶患有心脏病、高血压,视力模糊。自丈夫去世后一个人居住,日常生活基本自理。子女不放心其一人居住且无时间照顾,经再三劝说后,将其送入养老院。李奶奶内心极不情愿,刚到养老院时,整日以泪洗面,以为自己被子女抛弃。李奶奶很爱干净,但同寝老人患有严重痴呆,经常大小便,因此李奶奶常与其陪护发生冲突。李奶奶性格较孤僻,平时独来独往。子女周末、节假日会时常来看望李奶奶,但入住养老院后她常感孤单、寂寞。

工作任务

1. 案例中的李奶奶有什么需求。

2. 谈谈案例中的李奶奶的心理状况。

一、老年期心理特点

老年期（aging period）又称成年晚期（old adult）,一般指60岁以后的人生阶段。个体进入老年期,身体各系统、各器官都会发生不同程度的器质性或功能性的退行性改变,神经、循环、呼吸、消化、泌尿、生殖、内分泌及骨骼等系统,均趋于衰退,功能减弱,如行动不便,视力、听力下降,免疫力下降、皮肤起褶皱等,同时心理上也发生着一系列变化。生理上的退行性变化以及退休后的社会生活的改变,均会导致心理上发生种种变化。

（一）认知变化

1. 感知觉退行性变化明显　感知觉是个体心理发展最早,也是衰退最早的心理功能。衰退的主要表现是感觉阈限升高,感受性下降,表现为不能对事物作出正确的反应和判断。在各种感觉中,最早开始衰退的是听觉,许多人不到60岁衰退就非常明显,如经常听错话、说错话、做错事;其次是视觉,55岁前非常稳定,之后便急剧衰退,如大小、长短不分,远近混乱;味觉在60岁之后衰退的速度很快。

2. 记忆减退　老年人近期记忆保持效果差,但远期记忆保持效果好,对往事的回忆准确生动。机械识记能力下降,记忆广度变小,速记、强记困难,以有意识记为主,再认能力较差,回忆能力显著减退。如忘记熟人的名字,东西放下就忘,经常要找各种东西。

3. 思维能力下降　老年人的精力和脑力不足,对于抽象概念的理解、分析、概括和计算能力都开始下降,容易出错,说话抓不住重点,思维灵活性差,不容易接受新事物,缺乏好奇心,趋向保守僵化。

（二）情绪变化

老年人情绪波动较频繁,对周围的很多事物都看不惯、心烦,常会因为小事而大发脾气,多愁善感;有的老年人常常自以为是、固执己见;而有的老年人则变得压抑苦闷、情绪低落、郁郁寡欢,对很多事都表现得淡漠,提不起兴趣。老年人比较容易产生消极的情绪,情感体验深刻而持久,情感状态一般比较稳定,变异性较小。

（三）人格变化

老年人的人格有所变化。首先,说话开始重复,容易固执己见,想法很难转变。有的人会变得优柔寡断,有的人会变得更加固执。不少老年人沉迷于往事,某些过去取得一定成就的人会变得傲慢自大,听不进别人的意见。也有些老年人会更加心胸开阔,心平气和,善于体贴别人。在众多变化中,人们通常认为,小心、谨慎、固执、刻板是老年人特有的人格特点。但大多数研究表明,老年人的人格虽然发生了某些变化,但人格的基本方面是持续稳定的,而且稳定多于变化。第二,在心理上"返老还

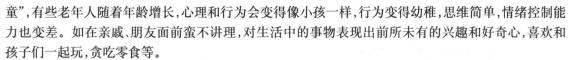

童"，有些老年人随着年龄增长，心理和行为会变得像小孩一样，行为变得幼稚，思维简单，情绪控制能力也变差。如在亲戚、朋友面前蛮不讲理，对生活中的事物表现出前所未有的兴趣和好奇心，喜欢和孩子们一起玩，贪吃零食等。

（四）社会生活及人际关系变化

绝大多数老年人都面临退休问题。退休后，不再承担相应的社会责任和义务，由原来的奔波操劳转变为清静安闲。同时，人际交往的范围相应缩小，由于疾病、衰老、死亡等原因，老年人朋友的数量减少。由于生活节奏和人际关系的变化，很多老年人出现了各种身心问题。

老年期的心理变化个体差异很大，由于老年人的受教育程度、生活环境、职业不同，人生经历、性格特点等都不相同，身体状况也不同，因此心理的改变虽有许多共性的地方，但差异也是显著的。此外，老年人的身心变化并不同步，身体衰老与心理改变并不完全一致，许多老年人虽然患有多种慢性疾病，但是仍能积极地面对生活。

（五）意志异常

意志是自觉地确定目标，制订计划，采取行动，克服各种困难，从而实现预期目的的心理过程。老年人会出现意识能动性表现方面的变化，具体表现：意志薄弱、依赖性增强、自我调节和控制能力差等。年轻时意志坚忍的老年人变得懦弱，做事反复无常，盲目行动，常常虎头蛇尾。

二、我国老年人心理健康状况

我国老年人心理健康状况，总体上是良好的。老年人的心理健康方面，男性好于女性，在情绪、认知和适应方面的得分，男性好于女性，而在人际关系上的得分，女性好于男性。受教育程度对老年人的心理健康状况存在明显的影响，受教育程度高的老年人心理健康状况明显好于受教育程度低的老年人。对于不同养老方式（养老机构养老和家庭养老）的老年人的心理健康状况，家庭养老的老年人心理健康状况好于养老院养老的老年人。

近年来，"空巢老人"这个特殊群体的数量越来越多，据统计，占老年人总数的60%以上，个别地区达70%以上。由于他们的子女不在身边，导致了情感慰藉、健康医护、生活照料等方面的缺失，这群老年人表现为失落感、孤独感、衰老感、焦虑感和抑郁感等。因此，他们的心理健康状况普遍比一般老年人要差。

三、老年人心理发展的主要矛盾

老年人的心理健康问题往往不是由单一的原因引起的，掺杂着老年人自己与自己的冲突、自己与他人的冲突以及与社会的冲突。

（一）老有所为与身心衰老的冲突

具有较高的价值观念和理想追求的老年人，通常在他们离开工作岗位之后，都不甘于清闲。他们渴望在有生之年，能够再为社会多做一些工作。然而，很多年高志不减的老年人，心身健康状况并不理想，他们或机体衰老严重，或身患多种疾病，甚至有些老年人的感知、记忆、思维等心理能力也迅速衰退。因此，这些老年人在志向与衰老之间形成了矛盾，甚至有可能为此而陷入深深的苦恼和焦虑之中。

（二）角色转变与社会适应的冲突

退休、离休虽然是一种正常的角色变迁，但不同职业群体的人，对离退休的心理感受大不一样。对北京市离退休干部和退休工人的对比调查发现，工人退休前后的心理感受变化不大。他们退休后有更充裕的时间料理家务、消遣娱乐和结交朋友，并且有足够的退休金和公费医疗，所以内心比较满足，情绪较为稳定，能良好地适应社会。但离退休干部的情况大不相同，他们在离退休之前，有较高的社会地位和广泛的社会联系，其生活的重心是机关和事业，在离休、退休之后，生活重心变成了家庭琐事，广泛的社会联系骤然减少，这使他们很难适应。

（三）安度晚年与意外刺激的冲突

老年人都希望安度晚年，但这种美好愿望与实际生活中的意外打击、重大刺激往往形成强烈的对比和深刻的矛盾。假如一位老年人突然遭遇丧偶的打击，若缺乏足够的社会支持，会很快垮掉，甚至导致早亡。据统计,居丧老年人的死亡率,是一般老年人死亡率的 7 倍。除丧偶之外,夫妻争吵、亲友亡故、婆媳不和、突患重病等意外刺激,也会对老年人的心理造成严重创伤。

（四）老有所养与经济保障不充分的冲突

缺乏独立的经济来源或可靠的经济保障,是老年人心理困扰的重要原因。一般来说,由于缺乏经济收入、社会地位不高,这类老年人容易产生自卑心理,他们性情郁闷、处事小心、易伤感。如果受到子女的歧视或抱怨,性格倔强的老年人甚至会滋生一死了之的念头。

知识链接

　　中华人民共和国成立前,我国的人均寿命为 35 岁,如今达 76 岁。由此可见,人到七十已不稀。记得臧克家先生在给诗人艾青 80 寿辰时的祝词中说:"八十是少年,九十是青年,百岁是中年,一百五十岁是老年。"也许有些诗人的夸张成分,但当今百岁老人已不少见。从我国人口调查的资料中不难看出,凡是百岁老人,其所处生存环境良好、家庭和睦、心情舒畅。因此,现代医学认为,心情愉悦可以推迟人体的衰老。随着社会的文明进步,人口素质的提高,人过百岁,并非幻想。当然,这需要政府和民众的共同努力。值得一提的是,我们有必要重新认识老的含义,用心理的年轻战胜生理的衰老,不断提高生命质量,注重心理养生,保持心理健康,达到延年益寿的目的。

四、老年人的不良心理状态

（一）衰老感

老年人是人生旅途的最后一段,也是人生的"丧失期",如丧失工作、丧失权力和地位、丧失金钱、丧失亲人、丧失健康等。一般而言,老年人的情感趋于低沉,这与他们的历史经历和现实境遇是分不开的。另外,由于大脑和机体的衰老,老年人往往产生不同程度的性格和情绪改变,如说话啰唆、情绪易波动、主观固执等,少数老年人则变得很难接受和适应新生事物,怀恋过去,甚至对现实抱有对立情绪。老年人的性情改变,常常加大了他们与后辈、与现实生活的距离,导致社会适应能力的缺陷。

（二）离退休综合征

离退休综合征是指老年人因为离退休后不适应新的角色、环境和生活方式变化而出现的焦虑、抑郁、悲哀、恐惧等消极情绪,或者因此产生偏离常态的行为等一组相关症状。离退休的实质是人的社会功能的转变,这种转变意味着社会角色的转变。许多老年人难以适应而产生"离退休综合征",不知道自己该干什么,心情抑郁焦急。个人的经历和功绩容易使老年人,尤其是男性产生权威思想（要求晚辈听话与尊重,否则就生气、发牢骚）,常因此造成矛盾和冲突。老年人的行为及各项操作变得缓慢、不准确、不协调,为此苦恼又不服气。

（三）"空巢孤独"感

造成老年人孤独最普遍原因:退休在家,离开了工作岗位和长期相处的同事,终日无所事事,产生孤寂凄凉之感;儿女分开居住,寡朋少友,缺少社交活动;丧偶或离婚,老来孑然一身。老年人最怕孤独,因为孤独使老年人处于孤独无援的境地,很容易产生一种"被遗弃感",继而使老年人对自身存在的价值表示怀疑、抑郁、绝望。

（四）"恐病症"

人生的终结是死亡,老年人最大的恐惧是面对死亡。老年人常常患有一种或多种慢性疾病,给晚年生活带来痛苦和不便,便觉得自己成为累赘,感觉人生无望,心情抑郁、绝望。因为体弱多病而常会想到与"死"有关的问题,并不得不作出随时迎接死亡的准备,不论是有病,还是没有病,老年人都容易产生对死亡的恐惧,易出现惊恐、焦虑、抑郁、睡眠障碍等心理不适症状;有些老年人表示并不怕死,但考虑最多的是如何死。一般老年人都希望急病快死,最怕久病缠绵,为此四处求医,寻找养生保健之术。

（五）睡眠障碍

老年人大多数睡眠减少、睡眠浅、易惊醒，有的老年人同时有入睡困难和早醒，这也是脑功能自然现象。医学研究发现，老年人在睡眠过程中醒来的次数较多，女性入睡比男性慢。由于老年人睡眠的质和量都发生了明显变化，因此许多老年人常感到睡醒后不怎么解乏，白天精神不济，甚至有昏昏欲睡之感。有些老年人可表现睡眠过多或睡眠倒错（日睡夜醒），或者在白天频频打盹、打呵欠，即使在很重要的场合也难以自制，这也是脑功能削弱的显著标志。

（六）记忆障碍

不少老年人都时常为自己的记忆力不好而深感苦恼，例如，出门忘记带钥匙，炒菜忘了放盐，刚才介绍过的客人，转眼便叫不出名字，一会儿找不到手表，一会儿找不到眼镜，老年人记忆力减退的特点是对新近接触的事物忘得很快，医学上称"近事遗忘"，而对过去的事却记忆犹新。记忆力减退是大脑细胞衰老、退变的常见现象，过于严重则可能是老年期痴呆的一种表现。

第三节　影响老年人心理健康的因素

老年时期不仅机体衰老加快、疾病增多，而且面临死亡的考验和挑战。老年人由于不同的生活环境、生活经历、经济条件、社会地位和不同个性特征，以及面对不同的问题，从而形成老年人的各种心理特征，这些心理特征往往带有负面性质，影响着老年人的心理健康。

一、感官老化

老年人感觉器官的退化对老年人心理的影响，使老年人不由自主地产生衰老感。进入老年期后，感觉器官开始老化，视力和听力逐渐减退，"耳背眼花"成为显著特征；其他感觉（如触觉、嗅觉、味觉）也在发生退行性变化；老年人对温度和味道的反应变得迟钝。感官的老化使老年人对外界和体内的刺激的接收和反应大大减弱，对老年人的心理将产生消极和负面的影响。具体表现：①老年人对生活的兴趣和欲望降低，常感到生活索然无味。②老年人反应迟钝，感觉不敏锐，由此导致闭目塞听、孤陋寡闻。③社交活动减少，老年人常感到孤独和寂寞。

二、疾病增加

随着年龄的增长，老年人的心脑血管系统、呼吸系统、神经系统、运动系统、消化系统和内分泌系统的生理功能全面衰退，老年人对环境的适应能力和对疾病的抵抗能力也在下降，易患各种疾病。据统计，65岁以上老年人大约1/4的人经常患病。即使不生病，也会因器官和功能老化而感觉四肢酸软、身体疲惫或其他不适，这给老年人生活带来极大不便，老年人深感苦恼和焦虑。尽管生活水平的提高和医疗技术的进步，使老年人的寿命越来越长，但死亡仍然是不可避免的。老年期是人生的最后一站，特别是身体日渐衰退和疾病不断缠身，使老年人与死亡显得特别接近。面对死亡，有些人从容，有些人安详，但也有不少老年人会有害怕、恐惧和悲观的情绪反应。死亡恐惧是一种常见的老年人心理障碍，影响其心理健康。

三、退休

一个人从工作岗位退下来，回归家庭生活，这是一个重大转变，是人生道路上的一大转折，其实质是一种社会角色的转变。而家庭中的经济状况、人际关系的变迁、老年人的婚姻状况、社会环境等社会因素，对于老年人的心理状态也会产生重要影响。

工作本是一个人为社会、为国家服务的岗位，并由此而获得自身生活的经济保障。一个人的社会地位，一个人与他人的关系，一个人的尊严和快乐，都和工作紧密相关。就是说，工作对一个人来说是他属于社会人的重要标志，当他从工作岗位上退下来后，他的社会性职业没有了，因此，会导致老年人的心理发生波动和变化，甚至产生"退休综合征"。所谓"退休综合征"是指一种老年期典型的社会适应不良的心理疾病。具体来说，就是指退休者告别工作岗位，退回到家庭这样一个小环境后,因工作习惯、生活规律、周围环境、人际交往、社会地位、工资福利、权力范围等一系列的相关因素发生了变化,从而产生的较为强烈的不适之感所引发的身心症状。退休综合征的身心症状主要表现:孤独、空虚和严重失落感,体力和精力明显减退,自卑心理严重,甚至产生"日落西山,面临末日"的心理变化;情绪忧郁,焦虑紧张,心神不定,喜怒多变,情绪不稳,难以自制自控。有的人愁眉苦脸,整天怨天尤人,悲观厌世,对外界事物缺乏兴趣。更有甚者,惶惶然坐立不安,恍惚失态,对事物毫无情趣和活力,懒散乏力,不爱活动,反应慢,严重时到麻木、迟钝状态。看到老朋友、老同学、亲朋好友或病或死,相继离去,大有"兔死狐悲"之感。心理上老化现象加快,自感脑力和体力不支,悲观失望,促发多种心身疾病。由于身心功能障碍和免疫代谢能力下降,不少人退休前身体状况较好,一退休很快就重病缠身,甚至短期内死于癌症或心脑血管病,这将严重影响老年人的心身健康。

四、家庭状况

老年人退休以后,家庭成为他们主要的活动场所。家庭的结构、家庭成员之间的关系以及老年人在家庭中的地位等都会影响老年人的心理健康。亲子关系在生命进程中是不断发展变化的,具有阶段性和连续性,从子女依赖父母到子女成年独立于父母的平行关系,再到父母转而依赖其成年子女,关系的方向由纵向到横向再到纵向。成年亲子关系是代际关系的重要组成部分,对老年人的心理健康有重要的影响。

(一)伴侣关系对老年人心理健康的影响

离婚、丧偶和再婚是老年人遇到的主要婚姻问题。一般来说,对于要求离婚的一方,离婚后往往感到轻松和如释重负,而被迫离婚的一方,则有痛苦和被抛弃的感觉。但双方老年人都将面对孤独和再婚的困扰。丧偶对老年人心理的影响是最严重和剧烈的。许多老年人以泪洗面,悲痛欲绝,还会出现不思茶饭、抑郁、疲乏,甚至因过度悲伤而患病。时间一长,就会倍感寂寞孤独,觉得被世界遗忘和抛弃。部分离婚和丧偶的老年人会有再婚的念头,而再婚后也会遇到很多问题,例如何适应对方的生活习惯、如何面对双方的子女等等,这些对老年人的心理都会产生困扰。

(二)亲子关系对老年人心理健康的影响

亲子关系对老年人的健康自评有直接的影响。亲子间的情感交流能够改善老年人的健康自评状况。促进老年人的家庭和睦交流,有助于改善老年人的心理健康状况。家庭是老年人重要的生活场所,亲子支持会降低老年人的孤独感。年老的父母,身体功能逐渐衰退,希望子女们给予支持和帮助,以更好地适应老年人生活,并且非常渴望子女们孝顺。物质上和精神上的体现,都是对老年父母养育之恩的认可和报答。

五、社会环境

营造一个有利于老年人的健康、愉快生活的社会环境,是社会不可推卸的责任,也是衡量该社会文明和发达程度的重要标志。

(一)社会风气

尊老爱幼是中国人的传统美德,尤其是现在,我国已步入老龄化社会,老年人口与日俱增。整个社会都应该关注、爱护、尊重老年人,形成爱护、尊重老年人的良好社会风气,这有利于老年人积极心理的形成。例如,公共汽车上为老年人让座,银行优先为老年人提供服务,热心照顾孤寡老人等。

(二)社会福利状况

家庭养老是我国目前最主要的养老形式,但是随着社会的发展,以及家庭养老的某些不足,社会养老今后会得到较快发展。通过国家和社会向老年人提供具有优惠性质的生活、医疗、保健、娱乐、教育等的服务,来实现老有所养、老有所医、老有所为、老有所乐、老有所学的目标。良好的社会福利无疑为老年人安度晚年创造了条件,对老年人的心理也将产生积极影响。但由于传统观念的影响,许多老年人对一些社会福利机构还存在着偏见,这对老年人的心理也会带来不良的影响。

知识链接

老年人的特殊尊重

伦敦有许多老年人用品商店,不是凤毛麟角的一两家,更不是专门为敷衍老年人赚几个小钱的粗糙丑陋的专卖店,而是老年人的时装店、老年人的日用器皿店、老年人的手工皮鞋店、老年人的雨伞店、老年人喝下午茶的咖啡店、老年人的手杖店、老年人的体育用品店、老年人的首饰店等等,商业区还专设一些工作岗位来接纳老年人再工作,这些老年人春风满面、精神抖擞,这无形中提高了老年人的社会地位,同时也开发了老年人市场,为老龄社保基金赢得更多的红利,让老年人老有所养、老有所乐。

最近,我国有一条新闻称,位于某市的星艺街,于去年重阳节前夕正式开街,这是一条专为老年人打造的特色服务街,老年人在那条街上可以尽兴地理发,买菜,购置时装、首饰、日用品,喝茶、就餐,还能享受到老年人的优惠价。这说明我国的老年人市场也在悄然发展中。

第四节 老年人心理健康的维护与促进

一、从成功老龄化到积极老龄化

20世纪60年代,哈维赫斯特(R. J. Havighurst)提出了"成功老龄化"(successful aging)的理论。该理论认为在个体的社会生活中,个体能够获得最大限度的满意感,社会可以维持老年、中年、青年以及男女群体之间满意度的平衡。1987年5月世界卫生组织在世界卫生大会上首次提出"健康老龄化"(healthy aging)的概念,认为应从躯体、社会、经济、心理和智力五个方面来评估健康水平。健康老龄化的目标是使大多数老年人的健康预期寿命逐渐接近最高自然寿限,延迟伤残或功能丧失的出现,缩短功能丧失的持续时间。2002年4月在西班牙召开的第2届世界老龄大会提出了"积极老龄化"的观点。该观点认为老龄化既是成就又是挑战,强调老年人作为社会重要资源之一,在与年轻人共享社会福利的同时,有责任和义务以其技能、经验和资源积极参与社会发展;强调老龄化应变被动为主动、变消极为积极。"健康、参与、保障"是当今全球老龄事业的行动纲领。

过去对心理健康的研究,过多关注心理障碍的问题,而积极老龄化的含义则更加广泛,强调老年人的主动参与意识。积极老龄化要求老年人要积极面对生活,不仅要保持心身健康,而且作为家庭和社会的重要资源,要融入社会,参与社会的发展。

二、老年人心理健康的自我维护

我国的学者普遍认为老年人的心理健康指老年人积极、正常的心理状态,并且对当前的自然和社会环境能够较好地适应。对于老年人的心理健康问题,主要还是以预防为主,即从保持自我意识、培养学习兴趣、维护人际关系、适应社会和热爱劳动五方面进行自我调适。

(一)保持自我意识

自我意识是指老年人对于自己的心理、能力、情感和人格等有一个客观的认识,通过自我观察、体验来评价和认识自己。老年人要学会自尊、自爱、自信,要接纳自己、喜欢自己、保护自己,这是老年人能够保持心身健康的前提。

(二)维护人际关系

老年人应该积极维护与他人的人际关系,通过人际交往的过程提高自身的心理水平。鉴于老年人的心理特点,应该注意以下两点:一是从尊重他人的立场出发,不要把自己的观点强加给别人;二是听从善意的建议和批评,尽量多真诚地鼓励他人。

(三)培养学习兴趣

学习永远不会晚。老年人的生活方式、内容都发生了很多的改变,退休、丧偶、空巢的家庭越来越多,而学习可以填补这些空虚的时光。老年人可以根据个人的兴趣学习书法、绘画,通过上老年大学等来满足自己的兴趣,找到精神的寄托。

（四）适应社会

老年人一旦有了积极进取的精神,心情也会保持愉快。社会环境在不断变化,这就要求老年人要及时更新思想观念,积极投身到社会生活中,这也是继续社会化的过程。

（五）参加劳动锻炼

老年人进行身体锻炼有助于维持心身健康,能够有效延缓身体功能和心理的衰老,增强抗病能力。

三、家庭和社会对老年人心理健康的维护和促进

（一）帮助老年人正确认识和评价衰老、健康和死亡

1. 人也有其应有的生命周期　古代很多皇帝想通过吃仙丹长生不老,都只是一个美好的愿望。世上没有长生不老的药,老年人能做的是保持一颗健康年轻的心。

2. 老年人也可以有所作为　老年人具有丰富的人生经验,知识渊博,可以为社会、家庭发挥余热,实现老有所为、老有所用,从而使自己得到心理的满足。

3. 树立正确的健康观　老年人只有客观地评价自己的健康状况,正确对待自己的疾病,积极求医,才能促进病情的稳定和康复。很多长寿老人都有着乐观的生活方式,健康老龄化的前提是保持心身健康。

4. 树立正确的生死观　死亡是生命的一个过程,死亡和衰老相邻,难以避免。树立正确的生死观,克服对死亡的恐惧,才会更加珍惜生命。

（二）做好离退休的心理调节

1. 正确看待离退休　老年人工作到一定年龄得从岗位退休,这是一个正常的经历过程。一些研究表明,退休前做过妥善安排,有心理准备的老年人,退休后其心理适应会更快。因此,快到退休年龄时,老年人心理上准备接受退休这一事实,就会愉快转入退休角色。

2. 避免因退休而产生的消极不良情绪　老年人离开工作岗位,各方面待遇都不如从前,心理上的落差、孤独感都会增加,这时老年人应尽可能多地与亲朋好友交往,宣泄心中的郁闷、苦恼,及时消化不良的情绪,寻求心理上的平衡。与其回忆过去的辉煌,不如将退休作为人生的另一个起点,继续开拓进取。

（三）鼓励老年人勤用脑

研究表明对老年人听、视、嗅、味、触等的刺激,可增进其感知觉,提高记忆力、智力等认知功能,从而降低老年期痴呆的发病率,这些对于延缓脑衰老和脑功能退化都非常有用。

（四）营造良好的社会支持系统

1. 进一步树立和发扬尊老敬老的社会风气　政府、社会、单位、家庭及亲友都应该对老年人给予安慰、关心和支持,为老年人建立广泛的社会支持系统,形成良好的尊老敬老氛围。

2. 满足老年人的物质和文化需要　发展老年人服务事业,提供老龄化的服装和食品;建立高服务水平的老年公寓、敬老院;建立老年康复中心、护理站,定期为老年人进行健康体检;建立老年大学、俱乐部、委员会,以丰富老年人的精神文化生活。

3. 维护老年人的合法权益　新修订的《中华人民共和国老年人权益保障法》第18条明确规定,家庭成员应当关心老年人的精神需求,不得忽视、冷落老年人;与老年人分开居住的家庭成员,应当经常看望或问候老年人;用人单位应当按照国家有关规定保障赡养人探亲休假的权利。此外还首次从法律上明确地将每年农历九月初九定为老年节。这表明我国开始逐渐重视老年人的社会保障和法律保护,维护老年人的合法利益,使其安享晚年。

（汪玉兰）

思考题

1. 老年人心理健康的概念是什么？
2. 我国老年人的心理现状是什么？
3. 你认为应该怎样维护和促进老年人的心理健康？

第九章　老年人情绪调节问题

第九章
数字内容

 学习目标

1. 掌握老年人常见的负性情绪及其调节方法。
2. 熟悉老年人情绪体验的特点及应对负性情绪的误区。
3. 了解情绪的分类及情绪调节的相关概念。
4. 具有识别并分析老年人的情绪状态的能力。
5. 具有尊老、爱老的职业道德,与老年人良好沟通、合作的职业素质。

第一节　老年人情绪体验的特点

 导入情景

刘奶奶,76岁。6个月前老伴因突发心梗抢救无效离世,随后搬家同儿子儿媳一家共同居住。在孙子18岁成人礼的聚会上,刘奶奶听不清别人在说什么,也听不清别人和她说的话。由于早年没有做好口腔保健,刘奶奶的口腔问题也很多,对满桌子的美味佳肴也提不起兴趣。虽身处热闹的聚会中,但刘奶奶却非常想念过世的老伴,想到此,不禁流下了眼泪。刘奶奶担心被人发现她的异样,拄着拐杖步履蹒跚地回到了自己的房间,关上了房门。

工作任务
1. 请分析刘奶奶的情绪表现。
2. 请为刘奶奶提供针对性的帮助。

一、老年人情绪调节的相关概念

情绪是个体对客观事物是否符合自身需要的态度的体验,是一种个体对当前所面临的事物与正在进行的活动或已形成的观点之间的关系的体验和反映,是个体对客观事物的一种反映形式。客观事物与个体的主观需要之间的关系决定了个体对客观事物的主观态度和体验。这种态度和体验即个体的情绪体验。

(一)情绪的分类

情绪分类的方法有许多。我国最早的情绪分类出现在《礼记》中,记载为人有"七情",即喜、怒、

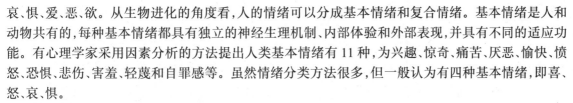

哀、惧、爱、恶、欲。从生物进化的角度看,人的情绪可以分成基本情绪和复合情绪。基本情绪是人和动物共有的,每种基本情绪都具有独立的神经生理机制、内部体验和外部表现,并具有不同的适应功能。有心理学家采用因素分析的方法提出人类基本情绪有 11 种,为兴趣、惊奇、痛苦、厌恶、愉快、愤怒、恐惧、悲伤、害羞、轻蔑和自罪感等。虽然情绪分类方法很多,但一般认为有四种基本情绪,即喜、怒、哀、惧。

1. 情绪的基本分类

(1)快乐:是个体感受良好时的情绪反应,通常出现在个体盼望和追求目的达到后产生的态度体验。个体需要得到满足,愿望得到实现的过程中快乐随之产生。

(2)愤怒:是个体实现目标受阻时的情绪反应,通常出现在愿望和追求目的无法实现时产生的态度体验。愤怒情绪中的个体,自我控制能力受到挑战,若个体自我控制力弱,愤怒情绪占主导,个体甚至会出现攻击行为。愤怒的程度取决于受阻程度、受阻次数等。这种情绪对个体身心伤害是很明显的。

(3)悲哀:是个体遭遇丧失或愿望破灭时的情绪反应,通常出现在丧失重要他人或心爱之物或愿望破灭时产生的态度体验。悲哀并不总是消极的,有时也会转化为个体前行的动力,即俗语讲的"化悲痛为力量"。

(4)恐惧:是个体试图摆脱某种危险情境却又无力应对时的情绪反应,通常出现在危险情境对个体应对能力提出挑战而个体又无力应对时产生的态度体验。当危险情境自动解除或个体应付危险的手段高明时,个体恐惧情绪就会得到释放。

2. 情绪状态的分类　情绪状态是指个体在一定的生活事件的影响下,一段时间内各种情绪体验的一般特征表现。根据情绪状态的强度和持续时间可分为心境、激情和应激。

(1)心境(mood):是指一种微弱持久的且具有渲染性的情绪体验状态。某种心境状态下,个体是以同样的态度体验对待一切事物。心境对个体既有积极的影响,也有消极影响。良好的心境有助于个体积极性的发挥,帮助提高工作学习效率;不良的心境会使人沉闷,干扰工作学习,影响个体心身健康。因此保持一种积极健康、乐观向上的心境对每个人有重要意义。

(2)激情(intense emotion):是指一种迅猛爆发且激动短暂的情绪状态。和心境相比,激情在情绪表现强度上更剧烈,持续时间上更短,属于爆发式的情绪体验。激情通过激烈的言语爆发出来,是个体心理能量的宣泄,但过激的情绪也可能会给个体带来危险。如激情状态下的惊恐,可能会使个体出现全身发抖、手脚冰凉、小便失禁等症状。

(3)应激(stress):是个体面临或觉察到环境变化对机体有威胁或挑战时作出的适应性和应对性反应的过程。比如,个体在面临突然发生的事情的瞬间,身心处于高度紧张状态,此时的情绪体验就是应激状态。同样,应激既有积极作用,也有消极作用。积极作用主要表现在刺激大脑皮层使个体觉醒水平增加,感觉灵敏,知觉准确,思维敏捷,认知评价清晰,注意力集中,行动果断,情绪紧张高亢。消极作用主要表现在个体可能会出现过度紧张,焦虑不安,认知水平降低,情绪波动大,思维混乱,行动犹豫不决,决断力下降等。紧张又长期的应激甚至会导致个体的休克和死亡。

(二)老化情绪

从生物学角度来看,老化(aging)是指生物体生长发育到成熟期后,随着年龄的增长,在形态结构和生理功能方面出现的一系列退行性变化及机体功能的逐渐丧失。从心理学角度来看,主要围绕生理上的老化过程在老年人的认知思考、情绪与社会性发展等方面上会产生怎样的影响开展研究。

由于不同个体的生活经历、文化程度等方面存在差异,不同个体的生理心理表现也存在差异,面对老化这一客观存在的态度和体验也不同。养老服务从业人员应指导老年人正确面对老化,让老年人了解到老化是不可避免的,"长生不老"或"返老还童"是不存在的。坦然地接受和面对生理上的老化,能帮助老年人很好地解决由老化导致的诸多情绪问题。

(三)情绪调节

情绪调节是个体管理和改变自身或他人情绪的过程。在这个过程中,通过一定的策略和机制,使情绪在生理活动、主观体验、行为反应等方面发生一定的变化。成功的情绪调节能使情绪体验处在适度水平,发挥情绪的各项积极功能,包括削弱或去除正在进行的情绪、激活需要的情绪、掩盖或伪装一种情绪等。因此,情绪调节既包括抑制、削弱和掩盖,也包括维持和增强。

情绪调节根据来源,可分为内部调节和外部调节。内部调节来源于个体内部,如个体的生理、心理和行为等方面的调节;外部调节来源于个体以外的环境,如人际的、社会的、文化的以及自然的等方面的调节。如在课堂教学中,教师如果能满足和支持学生的动机行为,就将使学生产生正性情绪。根据情绪调节的特点,可分为修正调节、维持和增强调节。修正调节主要针对负性情绪,如降低狂怒的程度使之恢复平静;维持调节主要是指个体主动维持对自己有益处的正性情绪;增强调节是指对情绪进行积极干预,如对抑郁或淡漠进行增强调节,使其调整到积极的情绪状态,在临床上常被采用。根据调节发生的阶段,可分为原因调节和反应调节。原因调节是针对引起情绪的原因或缘由进行调节;反应调节是针对情绪产生之后,个体对已经发生的情绪在生理唤醒、主观体验、行为反应等方面进行的调节。

1. 生理调节　生理调节是以一定的生理过程为基础的,调节过程中也存在着相应的生理唤醒变化。情绪在生理唤醒方面的变化常表现在心率、血压、瞳孔大小、皮下动静脉连接处的血管收缩等生理指标上。当正性情绪诱发后,心率变化不明显,负性情绪被诱发后,心率显著增加。如果负性情绪被诱发,随即又被抑制的话,心率、皮肤电、血压、眼动等也会发生变化,继而机体内环境的稳态被打破,机体将进行自我调节来维持内环境的稳态。因此,情绪的生理唤醒调节是系统性的,机体通过多个系统和器官的活动,使内环境及时得到恢复,从而维持其相对稳定。比如经由呼吸系统的活动可摄入氧气和排出二氧化碳;经由消化系统补充各种营养物质;通过加强散热或产热调节体温等。因此生理调节需要全身各系统和器官的共同参与和相互协调。

2. 认知调节　认知调节是基于认知心理学的观点建立的调节过程。认知心理学的取向即认知取向,是认同人的情绪受到学习过程中对环境的观察和解释的影响。不适宜的情绪产生于错误的知觉和解释,要改变人的情绪,就要首先改变人的认知。要进行情绪调节,就要首先进行认知调节。例如,情绪认知理论认为情绪的产生受到环境事件、生理状况和认知过程三种因素的影响,其中认知过程是决定情绪性质的关键因素。例如拉扎鲁斯的认知 - 评价理论,他认为情绪是人和环境相互作用的产物,在情绪活动中,人不仅接受环境中的刺激事件对自己的影响,同时也要调节自己对于刺激的反应。情绪活动必须有认知活动的指导,只有这样,人们才可以了解环境中刺激事件的意义,才能选择适当的、有价值的动作反应。再如埃利斯理性情绪理论,他认为个体不是为事情困扰,而是被对这件事的看法困扰着。如果个体对事件有正确的认知,那么他的情绪和行为就是正常的;如果个体的认知是错误的,则他的情绪和行为都可能是错的。因此要想对错误的情绪和行为进行调节,就需要首先对个体认知中存在的不合理的信念进行调节和矫正。

3. 行为调节　行为调节是个体通过控制和改变自己的表情和行为来实现的。情绪是个体内部的主观体验,当这种体验发生时,总是伴随着某些外部表现,并可被观察到,这便是表情和行为。表情和行为主要包括面部表情、体态语和言语行为。面部表情是指通过眼部、颜面和口部肌肉的变化来表现各种情绪状态,如悲伤时嘴角下拉。实验表明,眼睛对表达忧伤最重要,口部对表达快乐与厌恶最重要,前额能提供惊奇的信号,眼睛、嘴和前额对表达愤怒情绪都是重要的。体态语是指情绪发生时身体各部分呈现的状态,如兴奋时手舞足蹈、悔恨时捶胸顿足、愤怒时摩拳擦掌等。言语行为是指情绪发生时在语音的语调、节奏和速度等方面的变化,是人类特有表达情绪的手段。言语中音调的高低、强弱、节奏的快慢等都是言语交际时重要的辅助手段,例如喜悦时语调高昂、悲哀时语调低沉等。日常生活中,个体通常采用两种调节方式,一是抑制和掩盖不适当的情绪表达和行为,二是呈现适当的情绪表达和行为。这是由于个体可能会为了达到目的而故意隐瞒或假装出某种情绪表现,因此表情和行为带有掩饰性和社会赞许性。因此观察个体情绪变化时,还需要注意观测个体的一些生理唤醒指标。

4. 情绪体验调节　情绪体验调节是情绪调节的重要方面。情绪体验过于强烈时,个体会有意识地进行调节。不同情绪体验有着不同的情绪调节过程,可以采用不同的策略。比如个体在愤怒时可以采取问题解决的策略;悲哀时采取寻求社会支持的策略等。研究发现,忽视可以比较有效地降低厌恶感,抑制快乐时的表情可以降低个体的愉悦感受等。

5. 人际调节 人际调节属于社会调节或外部环境的调节。在人际调节中,个体的情绪动机状态、社会信号、自然环境、记忆等因素都起重要作用。如果外部事件与个体追求的目标有关,那么这个事件就可能引起个体的情绪。在社会信号中,他人的情绪信号,尤其是与个体关系密切的人发出的情绪信号对情绪调节有较大的作用。当个体面临陌生的不确定的情境时,个体常从他人面孔上搜寻表情信号,然后才采取行动。这就是情绪的社会性参照作用,有助于人的社会适应。社会信号的传递不仅服务于人际交往,也常常是个体认识事物的媒介。在自然环境中,美丽的风景使人赏心悦目,心情愉悦;混乱无序的肮脏的环境则令人恶心烦躁。个人记忆也会影响个体的情绪,有些环境会让人想起愉快的记忆,有些环境则会让人回忆起痛苦。

(四)自我调节

自我调节系统的核心是自我意识。它是指个体对自己作为客体存在的各方面的意识,通过自我感知、自我体验、自我控制等对人格的各种心理成分进行调节和控制,使人格心理诸成分整合成一个完整的结构系统。

自我感知是对自己的洞察与理解,包括自我观察与自我评估。自我观察是对自己的感知、思想和意向等方面的觉察;自我评价是指对自己的想法、期望、行为及人格特征的判断与评估,这是自我调节的重要条件。如果个体不能正确认识自我,只看到自己的缺点,拿自己的缺点和别人的优点比,就会自卑、失去信心,相反则会盲目乐观。因此,恰当地自我感知,实事求是地评价自己,是自我调节的前提。

自我体验是伴随自我感知产生的内心体验,是自我意识在情感上的表现。个体对自己做积极评价时,就会产生自尊感;反之则产生自卑感。

自我控制是自我意识在行为上的表现,是实现自我调节的最后环节,包括自我监控、自我激励等成分。如老年人能意识到锻炼对促进大脑血液循环以及在增强个体独立从事日常活动的能力的意义,会激发起老年人锻炼行为的动机,帮助通过锻炼建立自己高度的身体自尊感以及对衰老过程的控制感。

二、老年人情绪体验的特点

随着年龄的增加,个体的各种生理功能减退,逐渐出现老化现象,神经组织尤其是脑细胞逐渐发生萎缩并减少,神经递质功能减退,导致精神活动减弱,在情绪体验上也有相应变化。

(一)老年人情绪体验深刻持久

老年人中枢神经系统有过度活动的倾向和较低的生理唤醒水平。同时,由于老年人应对生理唤醒的能力降低,调节内稳态平衡的能力降低,老年人的情绪激动后,需要较长时间才能恢复。因此,老年人的情绪状态相对比较持久,情绪体验比较稳定,情绪知觉力较强。拉伯威 - 维夫的情感专家理论其中就谈到认知 - 情感复杂性从青年期到中年期逐渐增加,到老年期,由于基本信息加工技能的衰退而减弱,但是老年人表现出对情绪情感力度的补偿。比如让人们说说自己高兴、生气、恐惧和悲伤的个人经历,并说明自己是怎么知道自己感受的是哪种情绪时,老年人通常会有更多的表达,讲自己过去的人和事,并说出相关的思想和情绪情感,并且会比年轻人列举出更多更生动的理由。

(二)老年人负性情绪体验多于正性情绪

老年人出现较多的负性情绪主要为焦虑、抑郁。老年人出现较多负性情绪体验的可能原因为老化带来的体弱多病、行动不便、力不从心;诸如离退休、丧偶丧子、家庭关系不和、经济窘迫等应激性生活事件;某些疾病如高血压、冠心病、糖尿病等的共病现象;某些药物的副作用如抗胆碱能药物、咖啡因、皮质类固醇等均可引起焦虑反应。

睡眠问题也容易诱发老年人的负性情绪。老年人所需的睡眠时间与年轻人大致相同,即每晚 7h 左右。但随着年龄增长,老年人既难以入睡,也难以保持睡眠状态和进入深度睡眠。可能是因为负责睡眠的大脑结构发生变化,血液中应激激素分泌增多,对中枢神经系统产生了警醒效应。睡眠问题会导致出现恶性循环。晚上睡不着,白天就容易疲倦且容易瞌睡,到晚上则更睡不着。如果个体非常关心自己的睡眠,则会因为这样的循环而忧心忡忡,甚至烦躁、易怒、抑郁。

老年人也有正性情绪体验,这与老年人的积极生活有密切关系,包括较高的受教育程度、丰富的休闲生活、高质量的人际关系,活泼、灵活、乐观的性格,积极有效的问题解决策略等。例如,善交际的老年人通常会有更多的机会与他人进行交流互动,往往有较高的自尊和生活满意度,正性情绪体验就越多,心理健康水平也就越好。

(三)老年人会较频繁地处在应激的情绪状态中

老年人的生活中可能会有很多应激性生活事件的发生,因此,会较频繁地处于应激的情绪状态中。比如家庭事件中自己患病、配偶患病或死亡、经济窘迫、家庭成员关系紧张、子女患病等;尤其是老年人自己认为是负性的生活事件,对自己产生消极作用的不愉快事件,像亲友死亡、患急重病等。这些负性生活事件对人具有很强的威胁性,都具有明显的厌恶性质或带给人痛苦、悲哀心境,会造成较明显较持久的消极情绪体验。

老年人对应激性生活事件的感知受到认知评价、社会支持、人格特征及应对方式等因素的影响。

第二节　老年人常见的负性情绪

一、焦虑

焦虑是一种普遍现象,几乎人人都有过焦虑的体验。适度的焦虑有益于个体更好地适应变化,有利于个体通过自我调节保持身心平衡等。但持久过度的焦虑则会严重影响个体的心身健康。

(一)原因

造成老年人焦虑的原因有多种。可能有个体的老化、体弱多病、行动不便、力不从心;疑病性神经症;离退休、丧偶丧子、经济窘迫、搬迁以及日常生活常规的打乱等;某些疾病如抑郁症、老年失智症、甲状腺功能亢进、低血糖、直立性低血压等;某些药物的副作用如抗胆碱能药物、咖啡因、皮质类固醇、麻黄碱等均可造成焦虑。

(二)表现

焦虑(anxiety)是指在缺乏相应的客观刺激情况下出现的内心不安状态。个体顾虑重重、紧张恐惧、坐立不安,严重时会惶惶不可终日,有大祸临头之感,伴有心悸、出汗、手抖等自主神经功能紊乱症状。有慢性焦虑和急性焦虑两类。

急性焦虑主要表现为惊恐发作(panic disorder)。老年人发作时突然感到不明原因的惊慌、紧张不安、心烦意乱、坐卧不安、失眠,或者激动、哭泣,常伴潮热、大汗、口渴、心悸、脉搏加快、血压升高等躯体症状。严重时也可以出现阵发性气喘、胸闷,甚至有濒死感。一般持续几分钟到几小时,之后症状缓解或消失。

慢性焦虑表现为持续性精神紧张。慢性焦虑老年人表现为经常提心吊胆,有不安的预感,平时比较敏感,处于高度警觉状态,容易激怒,生活中稍有不如意就心烦意乱。

持久过度的焦虑可严重损害老年人的心身健康,加速衰老,增加失控感,损害自信心,并可诱发高血压、冠心病。急性焦虑发作可导致脑卒中、心肌梗死及跌倒等意外发生。

要积极处理老年人的过度焦虑。临床上可以使用量表对老年人的焦虑程度进行评定;针对性指导和帮助老年人及其家属认识分析焦虑的原因和表现,正确对待生活中发生的负性生活事件,想办法改善家庭经济窘迫,积极治疗原发疾病,尽量避免使用或慎用引起焦虑症状的药物;指导老年人保持良好心态,学会自我疏导和调节,养成规律的活动与睡眠习惯;帮助老年人的子女学会谦让和尊重老年人,理解老年人的焦虑,鼓励和耐心倾听老年人的述说,关注老年人的情感需要;针对一些中重度焦虑的老年人,应遵医嘱使用抗焦虑药物如地西泮等进行治疗。

二、抑郁

抑郁是一种极其复杂、正常人也经常以温和方式体验到的情绪状态。作为病理性情绪,抑郁症状持续时间较长,并可使心理功能下降或社会功能受损。抑郁症是老年期最常见的功能性精神障碍之一,抑郁情绪在老年人中更常见。

（一）原因

身体疾病造成的能力缺失是老年人抑郁的最大危险因素。虽然老年人抑郁的人数少于中青年人，但随着逐渐衰老和身体能力缺失，个体的控制感丧失，会有强烈的无望感和无助感，导致抑郁。抑郁的情绪状态反过来又会加速个体身体的衰弱，形成恶性循环。

慢性疾病如高血压、冠心病、糖尿病及癌症等躯体功能障碍和因病致残导致自理能力下降或丧失也易导致老年人的抑郁。例如，冠心病患者中抑郁障碍的时点患病率为17%~22%，是普通人群的3~4倍。心导管术后一年内出现抑郁发作是以后出现严重心脏事件发作的独立危险因素。新近研究表明，抑郁是心肌梗死患者6个月内死亡的独立危险因素。抑郁还可能增加血糖控制的困难和糖尿病并发症。一些研究表明抑郁与糖化血红蛋白存在相关，而抑郁的严重程度与下丘脑-垂体-甲状腺轴（简称HPT轴）的调节差相关。老年人的抑郁往往是致命的，要引起特别注意。

另外，还有很多因素可导致老年人抑郁，如增龄引起的生理、心理功能退化，离退休、丧偶、失独、经济窘迫、家庭关系不和等应激事件，低血压症、长期的孤独、消极的认知应对方式等。

（二）表现

抑郁（depression）症状主要包括情绪低落、思维迟缓和意志活动减退"三低"症状。

1. 情绪低落　个体会自觉情绪低沉、苦恼忧伤。情绪的基调是低沉的、灰暗的。个体常常感觉痛苦难熬、忧心忡忡、郁郁寡欢，有高兴不起来""活着没意思"的感觉，愁眉苦脸、唉声叹气。

2. 抑郁性认知　个体常有无望、无助和无用"三无"之感。无望（hopelessness）是想到将来悲观失望，体力和精力逐日下降，也担心自己的身体会变得更糟糕。无助（helplessness）是在悲观失望的基础上常常会产生孤立无援的感觉，对自己的现状缺乏改变的信心和决心，也无法有效使用策略去解决问题，不能很好地适应老年期的各种变化。无用（worthlessness）是认为自己年老后毫无价值，一无是处，觉得自己连累了家庭、子女，给别人带来了麻烦和负担，对任何人都没用，较常出现在离退休之后自觉生活境遇反差过大时。

3. 思维迟缓　思维速度缓慢，反应迟钝，思路闭塞，跟不上社会新发展形势，自觉愚笨，有些老年人的主动言语减少，语速慢，语音低。

4. 意志活动减退　主要表现为行动缓慢，生活被动、懒散，不想做事，主动性降低，依赖性提高，常常独坐一旁或整日卧床，少出门或不出门，与他人疏离。此类情况要将老年人自身躯体疾病导致的能力缺乏除外。

老年人抑郁表现特点为大多数以躯体症状作为主要表现形式，主要有睡眠障碍、头痛、疲乏无力、胃肠道不适等，心境低落表现不太明显，成为隐匿性抑郁；或以疑病症状较突出，可出现假性痴呆等；严重抑郁症老年人的自杀行为很常见，也较坚决，如疏于防范，自杀成功率也较高。

目前老年期抑郁症已成为构成全球性的重要精神卫生保健问题，被世界卫生组织列为各国的防治目标之一。我国老年人抑郁症患病率可达7%~10%，在那些患有高血压、冠心病、糖尿病甚至癌症等疾病的老年人中，抑郁症发病率高达50%。老年期抑郁症患病率随老龄化社会的进展正日趋上升。抑郁症还因反复发作，使患者丧失劳动能力和日常生活功能，导致精神残疾。

针对老年抑郁症患者，应注重帮助减轻抑郁症状，减少复发危险，提高生活质量，促进心身健康，同时要减少医疗费用和死亡率。同时，注重帮助老年人去除对自己或事情的负向认知评价，修正不合实际的目标，鼓励老年人表达自己的想法，鼓励老年人与社会保持密切联系，培养一些志趣爱好，如养花、钓鱼、书法、摄影、下棋等。

三、孤独

孤独是一种被疏远、被抛弃和不被他人接纳的情绪体验。孤独感在老年人中常见。上海一项调查研究发现，60~70岁的人中有孤独感的占1/3左右，80岁以上者占60%左右。美国医学家詹姆斯等对老年人进行的一项长达14年的调查发现，独居、隐居者患病的机会为正常人的1.6倍，死亡的可能性是爱交往者的2倍。消除老年人的孤独感也逐渐成为了一个不容忽视的社会问题。

（一）原因

可能导致老年人孤独的原因：离退休后逐渐远离社会生活；无子女或独自居住；因体弱多病、行动不便降低了社会交往频率;性格本身较孤僻;丧偶等。

（二）表现

孤独寂寞、社会活动减少会使老年人产生伤感、抑郁情绪,精神不振,顾影自怜,如果老年人体弱、行动不便,那么消极感、孤独感会明显加重。久而久之,老年人机体免疫功能降低,更容易罹患躯体疾病。孤独也容易使老年人选择更多不良的生活方式,如吸烟、喝酒、不爱活动等,而不良的生活方式与心脑血管病、糖尿病等慢性疾病的发生、发展关系密切,甚至有的老年人会因为孤独而转化成抑郁症。

因此,子女需要注重老年人的精神赡养,真正从内心深处关心父母,经常与父母进行情感和思想的交流。另外,老年人也需要再社会化,力所能及地参与有益于社会和家人的活动,在活动中扩大社会交往,增强幸福感和生存的价值,做到老有所养、老有所依、老有所为、老有所乐。

第三节　老年人情绪调节的方法及误区

一、老年人常用的情绪调节方法

（一）纠正或改变老年人认知观念中的不合理观念

个体的认知是建立在个体以往经验的态度和假设基础之上,常常会不被个体意识到而习惯性地进行,但这些认知并不完全正确合理。如果个体有歪曲的或错误的认知加工,则就会出现负性情绪和行为。因此,认知调节强调用合理、理性的认知对生活事件或不良刺激进行认知加工,去改善个体的负性情绪。

对老年人来讲,常见的不合理认知包括:"养儿是为了防老""年老享福""老了没用""老了多病""衰老等于残疾""人老会变成老糊涂""老年人生活无聊""老年人没有性生活""老年人年龄太大不能再学习""受教育是年轻人的事情"等。持有上述不合理认知的老年人往往会夸大负性情绪的持续时间。事实上,个体很难预测自己未来情绪的强度和持续时间,尤其是负性情绪,个体会倾向于高估其持久性影响。例如,常出现焦虑情绪的老年人则对现实中的威胁存在偏见,过分夸大事情的后果,面对问题常看到不利因素而忽视有利因素;常出现抑郁情绪的老年人对衰老的现实和将来持消极态度,抱有偏见,认为将来毫无希望,自己对将来无能为力。

纠正或改变老年人认知观念中的不合理观念,是在不自欺欺人的前提下,让老年人倾向于以更积极的方式去评价事件,寻找应激事件给个体带来的积极影响,如可以吸取哪些教训或者解决问题过程中能力得到了哪些提升。老年人需要通过认知的调节去对抗身体的局限,包括容貌、体能和疾病抵抗力的衰退。也需要通过认知调节去对抗生命中的各种丧失,必须建设性地放眼未来,积极寻求更安全、更有意义的生活方式。

帮助老年人树立正确的健康观。老年人往往对自己的健康状况过分担心,对自己所患疾病过分忧虑,不能实事求是地评价自己的健康状况,这种过度担心会导致神经性疑病症、焦虑、抑郁等心理精神问题,加重疾病或身体不适,加速衰老,对健康不利。只有正确对待疾病,才能采取适当的求医行为,顽强地与疾病抗争,促进病情稳定和康复。老年人正确的健康观应该是能保持生活自理、有社会功能,能够最大限度地发挥自主性,但不需要没有疾病。

帮助老年人树立正确的生死观。死亡是生命的一个自然结果。当死亡的事实不可避免时,如若不能泰然处之,就可能没有足够时间和精力处理未尽心愿。只有树立正确的生死观,克服对死亡的恐惧,不回避,不幻想,只有对死亡有思想准备,才能以无畏的勇气面对将来生命的终结,才能更好地珍惜生命,从容不迫地生活,并使自己的生活更有意义和乐趣,提高生命质量。

（二）适度的运动锻炼

老年人适度的运动锻炼不仅是对健康的有力干预,同时也能帮助老年人调节情绪。老年健康管理等相关从业人员可以帮助老年人设计个性化的锻炼方案,让老年人更好地锻炼。通过运动锻炼还可以改善老年人的睡眠质量和饮食状态。

老年人可以适度进行一定的耐力训练,如散步、有氧健身操等,帮助提高肺活量,也能使肌肉增多,力量增强,还能促进肌肉血液循环,增强肌肉从血液汲取氧气的能力。这种变化可以改进老年人走路的速度、平衡性和姿势,增强其从事日常生活的能力。锻炼还可以增强老年人的免疫力。免疫力系统强弱是机体身体强弱的重要信号。老年人免疫力差异很大,多数老年人会经历免疫系统某种功能的丧失,丧失程度从部分丧失到严重丧失不等;有些老年人的免疫系统功能良好,功能状态保持较好。适度的运动锻炼可以保持老年人的免疫功能。

运动锻炼还能促进大脑的血液循环,帮助维持大脑结构和行为能力。经常锻炼的老年人大脑皮层各区域的神经组织包括神经元和神经胶质细胞的衰减都较少,注意力保持和选择也会得到增强。适量运动也使得老年人对生活的兴趣增加,帮助减轻老年生活的孤独和失落的情绪。老年人可以根据自己的年龄、体质、兴趣、爱好等选择合适的运动项目,如散步、慢跑、钓鱼、太极拳、气功等。

重视运动锻炼的益处能使得老年人觉得自己更健康、更有活力,建立对衰老过程的控制感,能够很好地帮助调节老年人因衰老或部分身体能力缺失产生的负性情绪。当然,由于老年人的身体因素如关节炎发作、骨折等无法进行运动时,需要专业人士提供替代性的锻炼方案,如手跑。手跑是美国健身专家近来设计的一种以"手"为中心进行的健身运动,活动形式比较灵活,老年人可以躺在床上、垫子上、草地上进行,活动手指、腕部及手臂。这种方式非常适合腿脚不方便或有残疾的老年人,并且有助于防治肩周炎、关节炎等疾病。

（三）自我放松训练

放松训练是通过机体的主动放松使个体体验到身心舒适以调节因紧张、焦虑、恐惧等反应造成的紊乱的心理生理功能的一种行为训练。常用的放松训练法有呼吸放松、渐进式肌肉放松、自主训练、冥想和瑜伽等。下面主要介绍呼吸放松法。

呼吸放松主要是通过采用稳定的、缓慢的、深长的呼吸达到放松的目的。通常用鼻吸气用口呼气,一呼一吸,时间可以掌握在 15s 左右,即用鼻深吸一口气(吸到鼓起肚子的状态)大概在 3~5s,屏息 1s,然后用口缓慢呼气(呼到回缩肚子的状态),屏息 1s。每次放松训练可根据个人情况适当作出调整。当个体出现负性情绪时,用学会的呼吸训练去消解个体的紧张、焦虑、恐惧等。放松训练是从改善情绪的行为反应入手,降低肌肉的紧张度和自主唤醒水平。

但也有例外,如患有呼吸系统疾病的老年人本身会因为疾病而出现严重的呼吸困难(如肺气肿患者)。对于不适合采用呼吸放松的老年人,可以选择引导性想象的方式。在想象的过程中,个体更少关注环境中的负性方面,而是集中在更有意义的环境特征上,如阳光正好、微风不燥、水清沙白等,也可以想象自己正在做特别想做但一直没做的事情。

生活中,个体常常会被要求压抑情绪表达来调节情绪。但个体需要认识到压抑表达能够有效降低正性情绪体验,但在降低负性情绪体验上成效并不显著。个体还需要认识到情绪自带的反应机制本身可能就带有调节该情绪的作用,均是情绪调节的一部分。

（四）重视老年人的睡眠

充足且高质量的睡眠对于情绪调节非常重要。良好的睡眠可以改善情绪,充足且高质量的睡眠除了能缓解机体疲劳、恢复体能,往往也使人的精神状态得到调整和放松,让人身心愉悦。相反,睡眠不足会影响情绪。因此,情绪与睡眠是相辅相成的关系。情绪不佳会干扰睡眠,降低睡眠质量,反之睡眠不佳也会使人感到烦躁不安、焦虑、抑郁。研究表明,世界上健康长寿的老年人,睡眠都很充足且有规律。

保证充足且高质量的睡眠有如下要素:

一是选用舒适的睡眠用具。如一张舒适、硬度适中的床,高度适宜的枕头等。

二是合理的、舒适的睡眠姿势。由于心脏主要在人体左侧,最好向右侧卧以免心脏被压迫。因血压高而头痛的老年人,适当垫高枕头;有呼吸系统疾病的老年人,除垫高枕头外,还需要经常改换睡姿以利于痰涎排出。

三是适当的睡眠时间。通常睡眠时间维持在 7~8h 即可,体弱多病者可适当增加睡眠时间。

四是符合个人的生物钟。这个没有统一的标准,视个体差异而定。

五是安全、宁静的睡眠环境。温度、湿度适宜,尽量避免噪声、强光干扰等。

六是针对性解决影响老年人睡眠的疾病因素。例如,老年人如果患有前列腺增生,尿道被挤压导致尿频,夜间尤甚,可以采用激光手术治疗前列腺增生,解决尿频问题,既可以缓解症状也没有并发症。

即使很健康的老年人也会有一些睡眠问题。随衰老而出现的睡眠觉醒模式的变化是正常的。有些老年人会通过服用安眠药达到助眠目的。短期来看,安眠药可以解决失眠问题,但长期使用会使睡眠问题变得更糟糕。解决老年人的睡眠问题并不推崇使用安眠药。因为一旦停药,老年人睡眠窒息(sleep apnea)的频率会更高也会更严重,而失眠问题也会重新出现。

(五)顺其自然、为所当为

老年人较常出现的焦虑、抑郁主要还是出于对自己身体的过分担心,并且特别敏感。在极端情况下,甚至将任何人都常有的体验、感受、想法、情绪认为是病态,并对之苦恼并过度关注。日本森田正马博士认为,这类个体"生的欲望"过分强烈,包括希望的健康、更好的生活、被人尊重等。由于他们"生的欲望"非常强烈,所以死的恐怖也非常强烈,形成生与死的矛盾观念,主要表现为怕失败、怕疾病、怕失去自己重视的东西等。

因此,针对性的调节重点应该改变个体对心身的过分担心,打破心身交互作用,消除矛盾观念。调节的原则为顺其自然、为所当为。顺其自然是指个体接受出现的症状及与之伴随的苦恼、焦虑或抑郁,认识到对它抵抗或用任何手段回避、压制都是徒劳的。为所当为是指个体要依靠自身"生的欲望"进行建设性的活动,一方面接受症状的现状不予抵抗,一方面进行正常的日常生活活动。

(六)适当对老年人进行应激管理方面的训练

针对应激性生活事件的管理。老年人生活中应激性生活事件的存在是客观的,并且有相当程度上的不可控制性,如生老病死很大程度上是自然发生的,不受人类的主观意愿控制,可以说是一种个体之外、超越个体的社会存在。因此,这类生活事件的应激过程是不可能也没有必要完全消除。此外,发生在老年人身上的生活事件通常不是单个的生活事件,而是一系列生活事件或者是一个生活事件之后的一系列相关生活事件。例如老年人在经历"突发急病"这个生活事件之后,很可能经历"住院治疗""住院后与家人分开""住院费用支出(经济问题)"等一系列相关生活事件。应激性生活事件在时间上的累积效应对健康是有害的。因此在应激管理上,老年人要对自己的生活现状有系统的了解和全面的理解,将个体置于一个大的生活框架中,获得包括家庭生活、人际、经济、健康等状况的详细信息。

针对应对方式的管理。应对是多维度的,某些应对方式是建设性的,某些应对方式是破坏性的。老年人通常具有相对稳定和应对风格。如果其应对风格是破坏性的,则应激性生活事件更有可能对该个体带来破坏性的影响。例如,习惯用抽烟、喝酒作为应对方式来调节情绪,这种应对方式对情绪改善可以具有即刻的生理心理效果,但从长远效果来看,对个体的心身健康和社会功能都是具有破坏性的。因此,通过有针对性的干预使他们用建设性的应对方式代替破坏性的应对方式,能够降低个体的应激易感性。

针对社会支持的管理。社会疏离、缺少社会联系或社会支持本身就可以导致孤独、无望、焦虑和抑郁。一方面,家庭成员要关心和体谅老年人,为老年人提供必要的情感、经济和物质上的帮助;另一方面,营造和发扬尊老敬老的社会风气,构建良好社会心理环境。另外随着社会变革、老龄化进程以及家庭结构和年轻一代赡养压力的改变,敬老养老的社会风气正面临挑战,因此需要尽快完善相关立法,以增强老年人安全感,解除后顾之忧,为老年人安度晚年提供社会保障。

二、老年人应对负性情绪的误区

(一)老年人出现负性情绪是不对的

情绪是生物进化的产物,是人类适应生存的工具,帮助改善和完善人的生存条件。个体在与自然界和社会的接触中,会遇到各种现象和各种情境,从而出现喜、怒、哀、惧等各种情绪体验。正因此,个体的心理活动才变得丰富多彩。

个体是生活在高度人文化的社会中,情绪适应功能的形式也进化出了很多形式。无论是正性情绪还是负性情绪,情绪一旦出现,就意味着提醒个体和社会去了解自身或他人的处境和状态,以保护机体,从而获得良好适应。这种提醒或者信号作用也凸显了负性情绪的积极价值和意义。

（二）情绪调节的目的就是消除负性情绪

如前所述,情绪无对错。而情绪调节也不是要消除负性情绪,而是尽力减少负性情绪对个体的消极影响。

情绪调节是借由去掉环境中的有害因素或个体的错误认知观念使个体更好地适应环境,是通过降低情感体验,从而减轻焦虑等负性情绪对人们的不良影响。

（三）情绪调节就是要压抑负性情绪

负性情绪对个体的消极作用已成为学界共识。在应对负性情绪时,个体过分压抑负性情绪对情绪调节于事无补。将那些令人痛苦的感受排除在知觉范围的压抑表达往往会成为个体焦虑的来源。而这些压抑的痛苦感受也并未消失,它们将会在潜意识层面继续活动以寻求满足。

一味地压抑负性情绪是不良的情绪调节。例如,长期压抑悲伤和哭泣容易引起呼吸系统的疾病,长期对爱的抑制会引起支气管疾病或癌症,不表达情绪会加速癌症的恶化,对愤怒的压抑与心血管病、高血压的发病率有着密切关系。因此,个体在面对负性情绪时,要学会接纳,和这种情绪共处,识别这种情绪的提醒或信号含义,然后表达。

（史艳琴）

思考题

1. 试述老年人常见的情绪问题有哪些?
2. 试述如何调节老年人可能出现的负性情绪?

第十章　　老年人心理评估

第十章
数字内容

学习目标

1. 掌握老年人心理评估的基本方法、老年人常用的心理测验。
2. 熟悉心理评估的概念、一般过程；心理测验的概念、分类；应用心理测验的一般原则。
3. 了解标准化心理测验的基本特征。
4. 具有科学地使用心理测验对老年人的心理进行评估的能力。
5. 具有规范的职业道德和良好的心理素质。

　　人步入老年期，随着生理老化和社会角色的变化，心理也将产生一系列变化。心理评估可以全面了解老年人的心理变化，及时发现老年人的心理健康问题。这对制订科学、有效的干预方案，维护老年人的心身健康具有重要的意义。

第一节　老年人心理评估概述

一、心理评估相关概念

（一）概念

　　评估即评价、估量。通常指对人或物的评价、品评，主要表达的是一种主观看法，如在日常生活中，我们通过交往对他人形成的印象和判断。心理评估（psychological assessment）是对人的心理状况作出的评定、判断，即运用观察、访谈和心理测验等心理学方法获取信息，对个体或群体的某一心理现象进行全面、客观描述的过程。它包括定性和定量两类方法。常用定性方法有个案法、观察法、访谈法、作品分析法等；心理测验法属于定量法。

　　（二）心理评估与心理测量

　　心理评估和心理测量是经常被提及且容易混淆的心理学概念，两者既有区别又有联系。心理测量是以心理测验为工具对人的心理现象或行为进行量化的过程，其重点是收集资料，尤其是量化资料。心理评估则比心理测量的概念更加宽泛，它不仅包括收集被评估对象的相关资料，还需要对资料进行整合和解释，得出结论。心理测量为心理评估提供依据，只有将二者有机结合起来，心理评估的结论才更具有价值。

　　心理评估对人的心理特征进行评定，在医学、教育、人力资源等领域得到广泛应用。本节介绍的

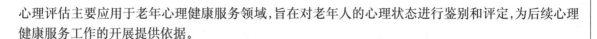

心理评估主要应用于老年心理健康服务领域,旨在对老年人的心理状态进行鉴别和评定,为后续心理健康服务工作的开展提供依据。

二、老年人心理评估的一般过程

老年人心理评估是一种专业化程度较高的职业行为,须按照一定的步骤进行。一般而言,包括评估准备、搜集资料和分析总结三个步骤。

(一)评估准备

评估准备是心理评估的初始阶段。主要任务是根据被评估老年人要解决的首要问题,确定评估目的、评估内容,并对评估所需的场地和材料作出安排。

(二)搜集资料

搜集资料是心理评估的主体过程。全面、详尽、客观的资料是确保评估结果有效的前提。搜集资料需根据评估目的,多从以下方面进行:

1. 老年人的主诉 困扰老年人的主要问题及问题出现的时间、强度、频率、诱因及对社会功能的影响。

2. 精神、躯体疾病史 包括现病史和既往史。详细采集起病时间、诊治经过和转归,以及老年人对所患疾病的认知。对有精神疾病的老年人我们还应收集其家族史信息。

3. 家庭成员状况及社会支持情况 包括是否空巢、丧偶、独居等,与配偶、子女、亲戚朋友的关系等。

4. 老年人的人格特点 包括老年人的性格特点、心理需要等。

资料的来源除老年人自身外,还应包括与其共同生活的家属的报告、直接照料者的反馈以及相关的医疗记录。

资料可以通过观察、访谈和心理测验等方法获得。访谈是收集老年人相关资料的主要渠道。在具体操作过程中,访谈与观察应紧密结合,通过观察,获得老年人不愿或无法报告的信息。如有需要,还应辅以必要的心理测验,对老年人的某一心理品质进行定量分析,以获得可靠的评估资料。

(三)分析总结

分析总结是对收集的资料进行分析和综合,得出初步结论的过程。分析和综合过程没有固定模式,但必须遵循两个原则:一是整体性原则,把老年人放到生活环境中去考察,从生理、社会等多方面因素入手,从整体上把握和探讨其心理状态;二是具体化原则,即在分析,综合过程中要找到外显的表层问题和内隐的深层问题,尽可能从质和量两个方面做具体分析。分析后需给出评估结论,评估的结论应以评估报告的形式呈现,同时给予老年人及其家属客观的解释,并提出问题解决方案。

三、心理评估者应具备的素质

(一)职业道德

1. 态度严肃认真 心理评估是了解老年人心理状态的主要途径,对维护老年人的心身健康具有重要意义。评估者一定要秉持严肃、认真的工作态度,全面收集老年人的相关资料,合理、有度地选用测量工具,客观地报告评估结论,并提出有益的帮助与建议,使老年人受益。不得滥用评估工具牟取私利。

2. 尊重评估对象 老年人因年龄的增长,视觉、听觉、记忆等认知功能下降,人际互动的难度会增大,给心理评估工作带来不便。因此,评估者应该给予老年人更多的理解和尊重,工作耐心、细致,态度礼貌、谦和。尊重还意味着保护老年人的隐私,不向无关人员随意泄露老年人的基本资料和评估信息;尊重老年人对评估结论的知晓权和获得解释的权利,帮助老年人准确、客观理解评估结论。

3. 管理好心理评估工具 为了保证心理评估的科学性和有效性,心理评估的工具,尤其是心理测验必须由经过专门训练且具有一定资格的人员使用。此外,凡规定不宜公开的心理测验内容、器材、评分标准以及常模等,均应保密。

（二）专业素质

心理评估者要具备心理学的专业知识和技能。具备老年心理学、生理心理学、健康心理学等学科相关知识；熟悉精神疾病的症状表现和诊断要点；接受过心理测量、心理评估等方面的训练，知道各种评估方法的功能和优缺点；熟悉老年人常用心理测验的内容、操作程序和评分标准；能合理选用心理测验并对测验结果作出客观的解释。

（三）心理素质

1. 健康的人格　具有健康人格的评估者，能够客观全面认识自己，这是认识、评估他人的前提；同时，人格健康的评估者心态积极、和蔼热情、真诚地喜欢他人，容易和老年人建立和谐的人际关系。

2. 较高的智力水平　评估者应具有较高的智力水平，包括敏锐的观察力、良好的记忆力、准确的判断力和较强的逻辑分析能力，能从老年人的言语、行为中获取有效信息，通过分析判断来推测他们的心理活动。

3. 良好的人际互动能力　评估者应具备较强的人际互动能力。能以真诚和尊重的态度赢得老年人的信任；能够运用良好的沟通技巧，帮助老年人打开心扉；具有较强的共情能力，能够设身处地地理解老年人的思想和情感，准确的表达老年人的感受，引起老年人的共鸣。

四、老年人心理评估的注意事项

在心理评估的过程中，应关注老年人的身心特点，注意以下事项：

（一）评估者应与老年人应建立信任和谐的关系

和谐的关系是心理评估工作开展的前提。和谐关系的建立需要评估者尊重老年人，关注老年人的需要。此外，沟通技巧的运用也是不可或缺的。

（二）评估者应注意激发老年人的评估动机

老年人接受新鲜事物的能力较差，面对心理评估，尤其是计算机化的心理测验时，会有一些畏难情绪，评估动机弱，甚至会出现拒绝配合的情况。评估者应该根据老年人的心理特点，帮助他们了解心理评估的目的和意义，克服评估过程中出现的困难，以激发老年人的评估动机，确保评估工作顺利完成。

（三）评估者应选择适合老年人的评估方法

不同心理评估的方法都有其特点，对老年人进行心理评估时，应根据老年人身体状况、认知功能和个性特点，选用适合老年人的评估方法。

（四）评估者应为老年人提供适宜的评估环境，充分的反应时间

老年人基础代谢下降、体温调节能力降低，对心理评估的环境要求较高。因此，评估者应为老年人提供适宜的评估环境。温度、光线和室内布置，都是需要考虑的要素。同时，老年人因记忆、思维能力下降，面对评估者的提问以及心理测验时，所需要的反应时间更长。评估者应给予老年人充分的反应时间，减轻评估焦虑，以获取客观、全面的评估信息。

五、老年人心理评估的意义

（一）有助于维护和促进老年人的心理健康水平

心理评估能够了解不同年龄阶段、家庭结构、养老方式的老年人的心理特征，了解他们的心理需要，并有的放矢地开展心理健康指导，这对于维护和促进老年人的心理健康水平具有重要的意义。

（二）为心理亚健康老年人心理干预措施的制订提供依据并进行效果追踪

心理评估是心理诊断和心理干预的前提，既可以帮助心理亚健康老年人界定心理问题的性质和严重程度，为其心理干预措施的制订提供依据；又可以对老年人心理干预的效果进行追踪。

（三）心理评估有助于维护老年人的身体健康

老年人机体功能衰退、免疫力下降，是各种疾病的高发人群。在疾病的发病和治疗的过程中，更容易产生不同程度的心理问题。心理评估可以及时地发现患病老年人的心理问题并有效干预，这对老年人疾病的治疗和转归非常有帮助。

第二节　老年人心理评估的基本方法

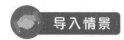 **导入情景**

刘爷爷今年60岁,刚从工作岗位上退下来。本以为可以颐养天年了,但刘爷爷的生活却一下子失去了重心。每天待在家里无所事事,异常烦闷,动不动就跟爱人发脾气。子女劝他多出去走走,结交一些朋友,他却觉得子女嫌弃他。最近,出现头痛、失眠、食欲减退等症状。子女带刘爷爷到医院检查身体,未见异常。

工作任务

请为刘爷爷制订一个评估访谈提纲。

对老年人进行心理评估需要全面收集能反映其心理状态的信息。在方法上,主要采用观察法和访谈法。通过对老年人的动作、表情、精神面貌等特征进行观察,与老年人和家属交谈获取信息。如有需要,还应辅以心理测验法,运用心理测评工具对老年人的某一心理品质或行为进行测量。

一、观察法

（一）概念

观察法（observation method）是指在自然条件或控制条件下,对老年人的外显行为进行有目的、有计划的观察和记录,从而获取事实资料的一种方法。

老年人由于记忆、思维和语言等认知能力下降,会出现无法对自身心理状态进行准确、客观地描述的情形。通过观察,心理评估者可以了解老年人真实的心理状态,获得通访谈等评估方法无法获取的信息。

（二）观察法的分类

1. 按观察的情境条件分类　可分为自然观察和控制观察。自然观察也称现场观察,是在自然状态下,即事件自然发生对观察环境不加改变和控制的状态下进行的观察;控制观察又称实验室观察或条件观察,通常要求观察程序标准化,观察问题结构化。

2. 按是否借助仪器和技术手段分类　可分为直接观察和间接观察。直接观察是指不借助仪器,观察者直接运用自己的感官进行观察的方法;间接观察是借助仪器或设备进行观察,获取资料的方法。

3. 按观察者是否介入被观察者的活动分类　可分为参与观察和非参与观察。参与观察要求观察者隐藏身份,加入到被观察者的群体中进行隐蔽性的观察;非参与观察则是观察者不参与被观察者的任何活动,以局外人的身份进行观察。

4. 按是否事先确定观察项目和观察程序分类　可分为结构观察和非结构观察。结构观察是一种操作标准化的观察,观察前有明确的观察计划,观察提纲和指标体系,观察者能对观察过程进行系统、有效的控制,并对观察过程进行完整的记录;非结构观察在观察前没有严格的观察计划,也不必制订观察提纲,观察的实施比较灵活。

（三）观察法的基本要素

观察法的基本要素包括观察的情境、观察的目标行为、观察时间以及观察记录等。

1. 观察的情境　不同情境下的老年人,行为会有所差异,比如同一老年人居家养老和在机构养老,可能会出现不同的行为表现。因此评价观察结果时,应考虑观察情境对观察结果的影响。

2. 观察的目标行为　涉及老年人的身体状况、面容表情、姿势步态、言语动作、情绪状态、人际互动特点以及各种情境下的应对行为。在具体实施中,评估者应根据观察目的和评估阶段的不同,酌情加以选择目标行为。

3. 观察时间　包括直接观察时间、观察时长以及观察次数、间隔时间等。观察时间要灵活,根据老年人的作息规律而定,切勿干扰老年人休息。观察时长要适度,过短会影响资料的收集,过长则会给评估者带来疲劳,影响观察效果。观察的间隔时间要合理,宜分布在不同的时段以全面了解老年人的行为表现。

4. 观察记录 观察材料的记录可采用连续记录法、频数记录法和评定法。连续记录法要求尽量将观察期间发生的事件完整记录下来。频数记录法是记录某项行为出现的次数。评定记录法则是借助评定表,对观察对象所表现的特征按所属等级在相应的位置做记号。

（四）观察法实施的步骤

观察法作为一种科学的评估方法,在实施的过程中,为减少误差,应按一定的步骤进行。

1. 明确观察目的 观察目的即要观察的主要问题和内容,或者假定存在的某些事实特征。对老年人的心理评估观察,首先需要明确观察目的,即通过观察我们要了解老年人的什么问题,收集哪方面的信息,以及在什么情境中进行观察。

2. 做好观察准备 观察准备是指观察进行之前,评估者对所要观察的老年人的基本情况和主要的问题进行预先了解。相关的信息可以通过与老年人家属、直接照料者的交谈以及病历资料等途径获得。此外,观察过程中记录所需的材料（纸、笔和辅助设备）也应提前准备好。

3. 编制观察提纲 观察提纲能够帮助评估者全面收集信息,确保观察有序进行。观察提纲一般包括观察目的、观察日期、观察目标行为、观察途径、观察频率以及观察时长等要素。

4. 实施观察 在实施观察阶段,需按照观察提纲有计划有步骤地进行。可直接观察,也可借助仪器设备间接观察,做好观察记录并注意以下问题:

（1）围绕观察目的进行,选择与目的相关的目标行为和重要事实进行观察。

（2）选择合适的观察位置,既能清晰地观察到老年人的行为,又不会干扰他们的日常状态。

（3）对老年人需"重点"关注的行为应多次观察,以避免偶然性带来的误差。

（4）处理好"观察"与"记录"的关系,二者都需兼顾。对于新手评估者,可借助设备辅助记录。

5. 处理观察资料 即对观察获取的资料进行分析整理。首先剔除参考价值不大的资料;其次把重要的资料进行分类、归纳,总结。常用的分类、归纳方法有两种:一是采用确定类别系列的方法,把资料进行详尽的分类,二是把资料按时间顺序排成示意图。

（五）观察法的特点

1. 结果客观真实 观察法一般是在自然情境中被观察者不知情的情况下进行,容易获得直观且真实的信息。

2. 操作简便,适用范围广 观察法不受时间、场地等条件的限制,可在老年生活、休闲和养老环境中随时进行。适用于各个年龄阶段的老年群体,不受被评估者身体、精神状况的影响,对于有认知障碍的老年人更为适合。

3. 受评估者的经验和能力的制约 观察结果的准确性和客观性,受评估者评估经验的影响和观察能力的制约。评估者经验越丰富,观察能力越强,对老年人心理状态的把握就越全面。

4. 观察内容不易重复 在自然条件下,事件很难按严格相同的方式重复出现。因此对一些现象难以进行重复观察,观察结果也难以进行检验。

（六）使用观察法应注意的问题

1. 观察要客观 观察者首先要摆脱对被观察老年人的偏见,不掺杂自己的主观好恶,如实的反映老年人的心理状态。将老年人置于日常生活状态下,保证观察结果真实自然。

2. 观察要全面系统 全面系统的观察有赖于明确的目标、周密的计划、有步骤的实施。在具体实施过程中,还需结合老年人的身心特点,灵活地作出调整,以确保全面收集老年人信息。

3. 观察者需掌握一定的观察技术 如观察提纲和记录表格的制作方法、快速记录法等,以便于观察的实施。

4. 观察记录要详细、准确 观察记录不仅要如实地反映老年人的行为表现,还应包括行为的前因后果,以确保记录的详细、准确。

二、访谈法

（一）概念

访谈法（interview）也称会谈法或晤谈法，是访谈者与被访谈者之间进行的一种有目的、有计划的交谈。在评估过程中，访谈可以帮助心理评估者与老年人建立初步的人际关系，收集其心理状态的相关信息，了解老年人存在或潜在的心理问题。访谈法是老年人心理评估的常用方法。

心理评估访谈是一种特殊的人际互动，要求评估者控制交谈的内容、方式以及信息的容量。通常以"提问-回答"的形式进行，即评估者提出问题，老年人回答。需要注意的是，在此过程中，评估者与老年人和谐、信任的关系是访谈工作顺利开展的前提。

（二）访谈法的分类

根据访谈形式分类，可分为结构型访谈、非结构型访谈和半结构型访谈。

1. 结构型访谈　根据访谈目的预先设定谈话的结构、程序和内容。结构型访谈将访谈流程标准化，具有省时、高效、可比性强等特点。但存在不灵活、无法针对老年人的问题进行深入分析等不足。

2. 非结构型访谈　评估者不预先设定访谈的结构和内容，根据被访谈老年人的实际情况灵活提问。非结构型访谈具有灵活、方便、个体化的特点，但存在评估结果不一致、缺乏可比性等问题。

3. 半结构型访谈　是结构型访谈和非结构型访谈的结合。具有一定的灵活性，也有一定的标准化和可比性。是近年来应用较多的一种访谈法。

（三）访谈的内容

1. 一般性资料访谈，也称"采集访谈"，用于收集个案史，其内容包括：

（1）老年人的基本情况：包括姓名、年龄、文化程度和经济状况等。

（2）健康状况：如老年人罹患疾病情况以及对疾病的认知；饮食、睡眠情况。

（3）婚姻、家庭情况：包括配偶、子女的情况等。

（4）人际关系：与配偶、子女、同事、朋友的关系。

（5）兴趣爱好：是否有兴趣爱好及特殊嗜好。

（6）特殊生活事件：近期有无对老年人影响较大的生活事件发生。

2. 心理状态评估访谈　在临床上，收集完一般性资料后，需对当事人的心理状态做进一步的检查，这属于专业化的心理诊断性访谈。对于老年心理服务工作者来说，不需要像临床心理学家那样全面细致地收集老年人的精神状态资料来给出诊断，只需对老年人的精神状况做粗略的检查，为后继的心理干预或转介提供依据。

访谈可以从认知、情绪和自知力等方面开展：

（1）在感知觉方面：了解老年人有无幻觉。可询问："独自一人时，能听到有人与你说话吗？"

（2）在思维方面：了解老年人有无思维被洞悉感。可询问："有没有觉得心里的想法被别人知道了？"

（3）在记忆力和智力方面：了解老年人有无严重的记忆减退、智力水平下降。可询问："记得住发生的事情吗？"或进行简单的计算题测试。

（4）在情绪方面：了解老年人有无不良情绪。可询问："最近心情如何，有没有感觉莫名的情绪低落？"

（5）在自知力方面：了解老年人对自身心理状态的觉察情况。可询问："你如何看待自己当前的状况？"

（四）访谈的技巧

评估访谈是以会谈的形式进行的人际互动，以期建立良好关系，收集全面、客观的信息，因此需要运用一些访谈技巧。

1. 提问的技巧

（1）使用老年人易于理解的口语化语言进行提问；问题要清晰明确、不可模棱两可；难度要适宜，不要超出老年人的理解范围。

（2）提问应循序渐进,把握好节奏:访谈的初期应该选择一些老年人感兴趣的、轻松的话题,以建立协调的关系。良好的关系建立好之后再循序渐进,围绕访谈目的进行深入的访谈。提问的节奏宜慢不宜快,留给老年人充分的反应时间。

（3）选择合适的提问方式:以"什么""如何""能不能""愿不愿意"等词发问的开放式提问可以获取更多的信息。以"是不是""对不对""有没有"等词发问的封闭式提问可以获取重点、澄清事实。在评估的过程中,应根据需要选择合适的提问方式,同时避免"对于目前的身体状况,您是否感到紧张"类似的引导式提问,改为"你如何看待自己当前的身体状况"更为妥当。

2. 倾听的技巧

（1）倾听老年人言语信息和非言语信息:倾听不仅仅只是听老年人说什么,还要通过老年人的非语言行为,真正"听"出老年人所述的事实本质、所体验的情感和所持有的观点。非语言行为及其意义解释见表 10-1。

表 10-1 非语言行为及其意义解释

非语言行为	可能表明的意义
1. 直接的目光接触	人际交往的准备就绪或意愿、关注
2. 注视或固定在某人或某物上	面对挑战、全神贯注、刻板或焦虑
3. 双唇紧闭	应激、决心、愤怒、敌意
4. 左右摇头	不同意、不允许、无信心
5. 坐在椅子上无精打采或离开访问者	悲观、与访问者观点不一致、不愿意继续讨论
6. 发抖、双手反复搓动不安	焦虑、愤怒
7. 脚敲打地面	无耐心、焦虑
8. 耳语	难以泄露的秘密
9. 沉默不语	不愿意、全神贯注
10. 手心冷汗、呼吸浅、瞳孔扩大、脸色苍白、脸红、皮疹	害怕、正性觉醒(兴趣、感兴趣)、负性觉醒(焦虑、窘迫)、药物中毒

（2）倾听过程中要避免打断:在倾听时,访谈者不要因表达自己的观点而轻易打断老年人的谈话,要给老年人充分地表达自己的机会。

（3）倾听需要回应:回应是指在访谈过程对老年人的言行作出的反应。可以用微笑、点头、鼓励的目光等非言语行为,也可以用"嗯""对""是吗"等言语行为来表示,以鼓励老年人说下去。

（五）访谈法实施的步骤

访谈实施的步骤决定了能否获得有效信息,是否达到访谈目的,对评估结论有重要的影响。具体实施一般分为 5 个阶段。

1. 介绍阶段 适当称呼,表示关心。评估者要主动与老年人打招呼,使用适宜的称呼,以示尊重。接下来,访谈者做简单的自我介绍,并对访谈目的、流程及保密原则进行简要说明。然后引导老年人介绍他的一般性资料,如年龄、健康状况、家庭基本情况等。最后按照访谈程序开始谈话。

2. 开始阶段 初步询问,建立关系。此阶段主要是运用关注技巧和非指导性倾听等技术,鼓励老年人诉说。访谈者可请老年人描述当前的苦恼,作为访谈的开始,例如:请告诉我当前困扰您的问题有哪些? 老年人由于记忆、语言、思维等认知能力下降,回答问题时可能会遇到困难。访谈者应表示理解并给予充分的反应的时间,或者将问题具体化以降低难度。

3. 主体阶段 深入交流,评估问题。该阶段是访谈的重点,主要工作是通过收集老年人心理状态信息,对其心理问题或心理障碍进行评估。收集信息的重点应该集中在诊断性的症状和标准上。

4. 结束阶段 总结问题,给予指导。对本次访谈进行总结,总结的内容包括访谈的情况,所得结论等信息。在临床上,访谈的初期评估需要配合行为观察、心理测验等其他评估手段。因此访谈结束时,还需要对观察和心理测验的结论做一个总结。总结时应注意使用老年人可以理解的语言,措辞恰当,并及时澄清老年人的疑问,避免其产生不必要的担心。

5. 终止阶段 明确约定、友好告别。在访谈终止阶段,访谈者应友好的与老年人告别,也可以约好下一次访谈的时间。告别不拘泥于固定的语言,让老年人感受到尊重与温暖即可。

(六)访谈法的特点

1. 适用范围广 访谈法是一种开放式的心理评估方法,灵活性强、弹性大、适用范围广。

2. 可以深入地探索问题 访谈法较之观察法,可以针对老年人的某一问题进行详细的询问,有利于深入地探索复杂的问题,获取深层次的信息。

3. 容易产生"偏好效应" 这是访谈法最主要的问题。访谈者对老年人的第一印象容易影响访谈过程和结果,进而导致结论偏差。

4. 易受访谈双方年龄、文化背景和语言的影响 评估者与老年人年龄差异大、老年人文化程度不高或者使用方言等,都会对访谈过程和结论造成影响。

5. 有可能收集到不准确的信息 老年人由于记忆、思维等认知功能的衰退,或者缺乏访谈动机,有可能提供不准确的信息。

6. 不适合大范围调查时使用 访谈法所需时间较多,对访谈环境要求高,在进行大范围调查时其使用会受到限制。

(七)使用访谈法应注意的问题

1. 要做好充分的访谈准备 预先约定好访谈的时间、地点、并布置好访谈场所;收集老年人的相关资料并分析其问题,设计访谈提纲和访谈问题;准备访谈所用工具,如纸、笔、录音笔等。

2. 重视访谈关系的建立 访谈成功与否在很大程度上取决于访谈者与老年人之间的关系。访谈前,访谈者应坦率、真诚地告知老年人访谈的目的,回答对方提出的问题,帮助对方消除疑虑。在访谈过程中,访谈者要保持自然、放松的身体姿态,平静、温和的语音语调,以创造信任、温暖的访谈氛围。

3. 做好访谈记录 访谈记录应详尽、客观,尽量使用老年人陈述的语言,以避免访谈者的主观解释。同时,访谈过程中要处理好"记"与"听"的关系。忌埋头记录,忽视倾听和回应。如使用辅助设备记录,应事先征得老年人的同意。

三、心理测验法

(一)概念

心理测验法是指以心理测验(psychological test)为工具,对个体的心理特征进行间接的了解,并作出量化结论的一种测量方法。心理测验与心理量表(psychological scale)同义,是由有关领域的专家经过长期的编制、试用、修订、完善而逐渐形成的标准化测量工具。

(二)心理测验的分类

1. 按测验的目的和功能分类 可分为能力测验、人格测验、神经心理测验、评定量表等。

(1)能力测验:包括智力测验、儿童发展量表、适应行为量表和特殊能力测验。临床上常用的智力测验有韦氏成人智力量表(WAIS),它可以为老年人脑器质性损害和退行性病变提供参考,常与神经心理测验联用。

(2)神经心理测验:是在现代心理测验基础上发展起来的用于评估脑功能的一类测验。它评估范围涉及脑功能的各个方面,包括感觉、知觉、运动、言语、注意、记忆和思维等。在神经科、精神科和老年科得到广泛应用。临床常用的神经心理测验有连线测验(TMT)、画钟测验(CDT)、Halstead-Reitan 神经心理成套测验等。

(3)评定量表:是对各种心理症状进行量化评估的一类测量工具,是心理评估中收集资料的重要手段之一,在老年人心理保健和临床实践中发挥了重要作用。此类测验形式多样,有受测者根据自身的行为、态度和症状表现,按照自己的意见进行评定的自评量表;还有施测者进行观察,对受测者的行为以数量化的形式进行评价和解释的他评量表。从内容上分类,既有心理健康综合评定量表,还有针对心理健康某一状态或某一症状的量表。临床上常用的有评定量表有 90 项症状清单(SCL-90)、抑郁自评量表（SDS）、焦虑自评量表（SAS）等。

（4）人格测验：既可用于测量一般性人群的人格特征，如卡特尔16项人格因素问卷（16PF）、艾森克人格问卷（EPQ）；也可以测量个体的病理性人格，如明尼苏达多项人格问卷（MMPI）。人格测验还可分为自陈测验和投射测验。16PF、EPQ和MMPI都属于自陈测验。常用的投射测验有洛夏墨迹测验和主题统觉测验（TAT）。

2. **按测验对象分类**　可分为个别测验和团体测验。个别测验是指在某一时间内由一位施测者测量一位受测者。临床上多采用此类测验。团体测验是指在某一时间内一位或几位施测者同时测量多名甚至几十名受测者。此类测验适用于科学研究。

3. **按测验方式分类**　可分为问卷法、作业法和投射法。问卷法多采用结构式的提问方式，让受测者以"是"或"否"或在有限的几种选择上作出回答。作业法的形式是非文字的，让受测者进行实际操作，多用于测量感知觉和运动能力。投射法是受测者根据自己理解和感受对一些意义不明的图像、墨迹等作出回答，借以诱导出受测者的经验、情绪或内心冲突，多用于人格测验。

（三）心理测验法的实施步骤

心理测验的效果不仅取决于所选择的测验本身，也受测验过程的影响。因此施测者应控制影响因素，按照科学规范的步骤施测。

1. **施测前的准备工作**

（1）测验材料的准备：检查测验材料是否完整、齐全。若有操作测验，还需检查操作材料是否按规范的位置放置好，以方便受测者拿取。

（2）施测者自身的准备：施测者应该熟悉所选测验的指导语，并能用流利的口语表述。熟悉测验的内容，掌握施测步骤，掌握计分方法和解释分数的技术。

（3）测验环境的准备：测验环境会影响测验结果。因此，施测者必须对测验场所的光线、通风、温度等物理条件以及室内的布置事先做安排，以减少环境因素对受测者的影响。此外在施测过程中不能有外界干扰，测验室门上应悬挂提示牌，示意测验进行中请勿打扰。

2. **测验法实施的步骤**

（1）阅读指导语：指导语包括对测验目的的说明和对题目反应方式的解释，印在测验的开头部分，由老年人自己阅读或施测者宣读。宣读完后施测者应询问老年人有无疑问、测验有无困难。如有疑问，应严格遵守指导语解释，避免主观解释和暗示。对于独立完成测验有困难的老年人，应由施测者或家属协助完成。

（2）控制好测验的时限：时限的确定受测量目标的影响。对于不受时间限制的心理测验，老年人的反应速度不是很重要。但在速度测验中，要注意时间限制，不得随意延长或缩短。此外，时限受老年人年龄、心身健康状态等因素的影响，可在测验允许的条件下适当延长测验时间。

3. **测验的计分与结果解释**

（1）按照测验手册指定计分程序和规则进行计分，将测验所得原始分转换成标准分。

（2）对测验结果应按有关的统计方法进行解释（如测验常模解释），保证推论的客观性。

（3）应告知老年人对于测验分数的解释，而不是仅仅告知测验分数。在解释的过程中需用通俗的话语，避免专业术语，并谨慎用语，避免测验结果带给老年人的心理影响。

（四）使用心理测验法应注意的问题

1. **谨慎选择心理测验**　每个心理测验都有其测验目的和适用范围。在选用的时候，应该根据老年人心理问题的性质慎重考虑，选用适合老年人的、信效度可靠且有中国常模的心理测验。

2. **与老年人建立协调关系**　协调关系是一种友好的合作关系，能激发老年人最大限度地做好测验。施测者应该多鼓励老年人，帮助他们了解心理测验重要作用，以激发他们的测验动机。

3. **测验结果的解释不应简单化和绝对化**　测验分数不等同于临床诊断。标准化心理测验虽然具备可靠的信度和效度，但也存在测验误差。误差可能源自测验本身、老年人基本状况（如年龄、受教育程度、社会经济状况的差异等）、测试时的心理状态（焦虑或抑郁导致注意力不集中）、施测者的技术水平等各方面因素。所以测验分数只能是诊断的辅助工具，测验结果的解释不应简单化和绝对化。测验结果如果与观察、访谈的结论相左时，不可轻信任何一方，必须重新进行访谈、测量。

第三节 心理测验的标准化

心理测验是通过测量人的心理和行为,来间接地反映人的心理属性。为了确保测验的准确性和有效性,在选用心理测验时,必须选择技术指标良好的标准化心理测验,以减少测量误差。标准化的心理测验主要的技术指标有信度、效度和常模。信度和效度是评价测验质量的主要依据。常模则是用来解释测验结果的参照标准。

一、信度

(一)概念

信度(reliability)是指测量工具的可靠性和稳定性程度。同一受测者使用某一测量工具进行多次测量,所得结果变化不大,说明该测量工具稳定性好、信度高。信度是衡量心理测验质量高低的重要指标之一。信度越高,测验越可靠,信度不达标的心理测验是不能使用的。

信度的大小,用信度系数表示。信度系数的范围为 0.00~1.00。越接近 1.00,信度系数越高。一般来说,能力测验的信度系数在 0.80 以上,人格测验的信度系数在 0.70 以上。

(二)信度的估计方法

信度是反映测量中随机误差大小的指标。随机误差的方式和来源多样,信度的估计方法也多种多样,主要包括重测信度、复本信度、分半信度和评分者信度。

1. 重测信度(test retest reliability) 又称稳定性系数,指使用同一测验,在同样条件下对同一组受测者前后两次施测,对所得结果进行相关分析,得到的相关系数。相关系数大,说明测验的稳定性好,重测信度高。重测信度适用于测量相对稳定心理特征的心理测验,如人格测验。此外测量重测信度,两次测验间隔时间 2~4 周为宜,最长不超过 6 个月。

2. 复本信度(alternate-form reliability) 又称等值性系数,指同一群体,完成两个等值测验(题目性质、难度、形式均一致),受测者在这两个测验上得分的相关系数。在估算复本信度的过程中,为了避免顺序效应的影响,可随机选出一半受测者先做其中一个复本,另一半受测者先做另外一个复本。

3. 分半信度(split half reliability) 将一个测验的项目,先按难易程度排序,再按奇、偶序号分成对等的两部分,每一个受测者完成两部分测验,求两测验得分的相关系数。分半信度通常在只能施测一次或没有副本的情况下使用。

4. 评分者信度(rater reliability) 由两位或两位以上评分者对随机抽取的若干份测验卷分别给分,然后计算每份测验卷两个分数之间的相关系数。评分者信度是用来分析评分者评分是否一致的信度计算方法。不同的评分者评分越一致,评分者信度越高。对于两个受过训练的评分者,其评分相关系数达到 0.90 以上,才能视为评分客观。

二、效度

(一)概念

效度(validity)是指一个测量工具能够测出所要测量内容的真实程度,即心理测验的结果在多大程度上反映了所要测量的心理特征。效度反映的是测量工具的有效性、正确性。在编制和选用标准化测验时,首先要鉴别其效度。

(二)效度的估计方法

效度的估算方法很多,可以从所测量的内容、心理学某种理论的结构以及工作实效的角度来估量测验的有效性。效度主要包括内容效度、结构效度和效标效度三类。

1. 内容效度(content validity) 是指一个测验实际所测内容与所要测量的内容之间的吻合程度,例如一个记忆测验反映的受测者记忆能力的程度。内容效度是编制测验必须要考虑的基本内容,其确定方法包括专家评定法、统计分析法和经验推测法。

2. 结构效度(construct validity) 编制心理测验必须依据相关理论,结构效度是指测验反映编制

111

此测验所依据的理论的程度。常用因子分析法评估某一测验的结构效度。

3. 效标效度（criterion validity） 是指一个测验预测个体在某一环境中行为表现的有效程度。效标是衡量测验有效性的外在标准，它既可以是某种特殊行为，也可以是一组行为。通过计算测验分数与效标分数的相关来确定效标效度，因此合理确定效标是检验效标效度的关键。常用的效标有学业成就、等级评定及公认的临床诊断标准等。

三、常模

（一）概念

常模（norm）是一种可供比较的标准量数，用来衡量个体测验分数在团体中相对位置的高低。常模是心理测验中，是用于比较和解释测验结果的参照分数。以常模为参照，才能确定受测者的某方面心理特征在其对应群体中所处的位置和水平，了解个体与群体心理特征之间差异。比如：A 受测者在某心理测验中的得分高于常模，则代表其水平高于一般人的水平。

标准化心理测验的常模不是固定的，要随着时代的变迁、应用范围、地区的不同进行修订，建立新的常模，如国外的心理测验被引入国内，需要制定中国常模。在制定常模时，首先要确定常模团体；在做常模参照分数的解释时，也必须首先考虑常模团体的构成。常模团体是指具有某种共同心理特征的人所组成的一个群体或该群体的一个样本。常模团体必须是所测样本的代表性样本，也称标准化样本。为了保证样本的代表性，抽样时需要考虑影响该测验结果的主要因素，如样本的年龄范围、性别、地区、民族、受教育程度、职业等。抽样原则首选按人口实际分布情况分层抽样，并且要有相当的数量。标准化样本的来源应该和测验的使用范围一致，如果样本选的不合适，便会影响常模的参考价值，最后导致测量失真。

（二）常模类型

常模是一种可供比较的普通形式，通常有如下类型：

1. 均数 某一受测者测验成绩（原始分）与标准化样本的平均数相比较，以确定其成绩的高低。

2. 标准分 将原始分与平均数的距离，以标准差为单位表示出来。能够反映受测者的测验成绩在标准化样本的成绩分布图上所处位置。Z 分数是最基本的标准分，其公式如下：

$$Z=(X-\overline{X})/SD$$

其中 X 为受测者在测验中所得的原始分，X 为标准化样本在该测验中的平均原始分，SD 为标准化样本在该测验中所获原始分之标准差。

3. T 分 T 分是标准分演化出来的另一种常模，是以 50 为平均数（即加上一个常数 50），以 10 为标准差（乘以一个常数 10）来表示的，其公式如下：

$$T=50+10Z$$

4. 百分位法 是计算处于某一百分比例的个体对应的测验分数是多少。一般将测验按照差的在下、好的在上的顺序排列，计算出样本分数的各百分位范围。将受测者的成绩与常模相比较，如百分位 50（P50），则说明此受测者的成绩相当于标准化样本的第 50 位，样本中 50% 的人成绩在其下，另50% 的人的成绩则优于他。

5. 比率 或称商数常模，如智力测验中的比率智商。

四、心理测验的使用原则

（一）标准化原则

心理测验是一种量化工具，使用过程中必须遵循标准化原则。包括采用公认的标准化的工具；施测方法要严格根据测验指导手册的规定执行；要有固定的施测条件、标准的指导语、统一的记分方法和常模。

（二）保密原则

关于测验的内容、答案及记分方法只有做此项工作的有关人员才能掌握，决不允许随意扩散，更不允许在出版物上公开发表。否则必然会影响测验结果的真实性。保密原则的另一个方面是受测者个人信息和测验结果应该保密，这涉及到个人的隐私权。有关工作人员应尊重受测者的权益。

（三）客观性原则

心理测验的结果只是测出来的东西,所以对结果作出评价时要遵循客观性原则。对结果的解释要符合受测者的实际情况。因此在下结论时,评价应结合受测者的生活经历、家庭、社会环境以及通过会谈、观察获得的其他资料全面考虑。

第四节 老年人常用的心理测验

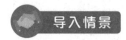

李奶奶,62 岁,某单位退休职工。性格内向、话少,不擅长与他人交往。

1 个月前,李奶奶感觉浑身不舒服,头晕、胸闷、有乏力感。医院身体检查未见明显异常。2 周前,李奶奶上述症状加重。心情更加糟糕,常独自一人发呆,暗自流泪,什么事情也不愿做,总是埋怨自己老了,不中用了,活不了几天了。白天吃不下,晚上睡不着,人眼看着就瘦了。

家人再次带她到医院进行全面的身体检查。结果显示:神经系统、血常规、心电图均正常。医生考虑为心理疾病,建议到心理科就诊。

工作任务

请选用合适的心理测验对李奶奶的心理状况进行评估。

一、神经心理测验

随着我国社会老龄化程度的加深,出现认知障碍的老年人日益增多。神经心理测验不仅能够提供关于大脑是否存在器质性病变、病变部位以及认知功能障碍的表现等信息,还辅助早期诊断、评价疾病进展、评估预后状况,在老年医学、老年保健等领域得到广泛应用。

（一）常用的神经心理测验

常用的神经心理测验可分为单项测验和成套测验两类。单项测验主要是对记忆、注意、知觉、语言等某一神经心理功能进行测查,如数字广度记忆（DST）、连线测验（TMT）、画钟测验（CDT）、语言流畅性测验（VFT）等。这类测验虽然测量目标局限,但操作简便,所需时间短,易为老年人接受。成套测验是由多个单项测验所组成,能够较全面的测量神经生理功能,但因耗时长,不易为老年人接受。成套神经心理测验常用的有 Halstead-Reitan 成套测验（HRB）、Luria-Nebraska 成套测验（LNB）等。

（二）Halstead-Reitan 神经心理成套测验

最初系 Ward.C.Halstead 设计,后与 Ralph.M.Reitan 合作并加以发展成为成人式（15 岁以上）、少年式（9~14 岁）、幼儿式（5~8 岁）三套测验,合称 Halstead-Reitan 神经心理成套测验（Halstead-Reitan neuro-psychological battery,HRB）,简称 H·R·B 或 H·R。用于测查感知觉、运动、注意力、记忆力、抽象思维能力和言语能力等多方面的心理功能。我国龚耀先教授于 1986 年对 Halstead-Reitan 神经心理成套测验的成人式进行了修订,简称 H·R·B（A）-RC。

1. H·R·B（A）-RC 的构成 由 10 个部分组成,包括 6 个分测验和 4 个检查测验。适用于 15 岁以上人群。

（1）范畴测验:要求受测者发现一系列图片（156 张）中隐含的数字规律,并在键盘上按下代表答案的数字。主要测量概念形成以及抽象和综合能力。

（2）触觉操作测验:要求受测者蒙眼后分别用利手、非利手和双手将小形板放入相应形状的槽板中,然后回忆各形板的形状和在板上的位置。主要测量触觉、运动觉、上肢协调能力、手的动作以及空间记忆能力等。

（3）音乐节律测验:由 30 对节律相同和不同的声音组成,逐对呈现,要求受测者辨别每对节律是否相同。主要测量警觉性、持久注意,分辨听知觉和不同节律顺序的能力。

（4）语音知觉测验:用磁带播放一个词音后,要求受测者从类似的 4 个词音中选出与之相符合的

113

词音。主要测量持久注意、听与视觉综合、听觉分辨的能力。

（5）手指敲击测验：要求受测者分别用左右食指敲击计算器的按键，主要测量双手的精细动作和敲击速度。

（6）连线测验：包括 A 和 B 两部分。A 部分要求受测者将一张纸上散在的 25 个阿拉伯数字（1~25）按顺序连接。B 部分除数字（1~13）外还有 A~L 共 12 个英文字母，要求被试按数字及字母的顺序交替连接数字和字母（1~A~2~B 等）。主要测量空间知觉、眼手协调和注意转换等功能。

（7）侧性优势检查：通过受测者在一些操作，如写字、投球、拿东西等过程中所惯用的手、眼、脚等，来辨别大脑半球的优势侧。

（8）握力检查：要求受测者分别用利手和非利手紧握握力器，测量握力。反映左右半球的功能和运动功能的差别。

（9）失语甄别测验：包括命名、阅读、听辨、书写、计算、临摹、指点身体部位等，对失语的性质做甄别。

（10）感知觉检查：包括单侧刺激和双侧同时刺激，共有听觉检查、视觉检查、脸手触觉辨别、辨别所触手指等 6 个方面。主要测量左右大脑半球的功能差异。

2. H·R·B（A）-RC 的结果评定及解释　结果评定采用划界分，即划分正常与异常的临界分。凡划入异常者计 1 分。由划入异常的测验数与测验总数之比，计算出损伤指数（impairment index）：损伤指数 0~0.14 为正常；0.15~0.29 为边缘状态；0.30~0.43 提示轻度脑损伤；0.44~0.57 提示中度脑损伤；0.58 以上提示重度脑损伤。

知识链接

轻度认知障碍

轻度认知障碍（mild cognitive impairment, MCI）是指记忆力或其他认知功能进行性减退，但不影响日常生活能力，并且未达到痴呆的诊断标准。临床上 MCI 的诊断包括四点：①患者或知情者报告，或者有经验的临床医师发现认知的损害。②存在一个或多个认知功能域损害的客观证据（来自认知测验）。③复杂的工具性日常能力有轻微损害，但保持独立的日常生活能力。④尚未达到痴呆的诊断。

神经心理评估是诊断 MCI 的重要手段。通过神经心理检查可以实现对患者认知功能的评价和监测，明确认知障碍的特征，分析其病因，可以预测潜在的痴呆的患者。有条件的门诊可以使用计算机化的认知功能评估。计算机认知评估是在传统神经心理学评估基础上发展起来的。与传统神经心理学测量相比，计算机认知评估减少了人为的误差，在一定程度上克服了传统心理测验的不足。

二、智力测验

智力测验（intelligence test）是一类根据有关智力概念和智力理论编制，用于评估智力功能的测验。它不仅能对人的智力水平高低作出客观评估，还可在某种程度上反映出老年人脑器质性损害和退行性病变的状况，是老年心理服务工作中不可或缺的一类评估工具。

（一）常用的智力测验

智力测验是产生最早且应用广泛一类心理测验。自 1905 年法国的比奈（Binet）和西蒙（Simon）编制了世界上第一个智力测验比奈 - 西蒙智力量表（Binet-Simon intelligence scale, B-S）以来，智力测验经过了不同时期发展，在理论和实践上都基本成熟。目前常用的智力测验有斯坦福 - 比奈智力量表、韦氏智力量表、瑞文测验。斯坦福 - 比奈智力量表是美国斯坦福大学教授推孟于 1916 年对"比奈 - 西蒙智力量表"修订而成的，并首次提出智商的概念。韦氏智力量表是由美国心理学家韦克斯勒编制，适用于学龄前儿童（2~7 岁）、学龄期儿童（6~16 岁）和成人（16 岁及以上）的一系列智力量表

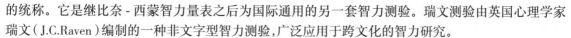

的统称。它是继比奈 - 西蒙智力量表之后为国际通用的另一套智力测验。瑞文测验由英国心理学家瑞文（J.C.Raven）编制的一种非文字型智力测验,广泛应用于跨文化的智力研究。

（二）韦氏成人智力量表

韦氏成人智力量表（Wechsler adult intelligence scale,WAIS）是韦克斯勒于1955年编制用于测量成人智力的测量工具。1981年、1997年和2008年,WAIS经过三次修订,得到进一步优化,是目前世界上应用最广的智力测验工具之一,在老年医学和老年心理保健等领域也被广泛应用。它既可以成套使用,检查老年人脑部损伤对智力的影响程度;也可以单独使用分测验,检查老年人认知的某一功能。临床上常与H·R·B联用。

这里以龚耀先教授1981年修订的韦氏成人智力量表中文版（WAIS-RC）为例予以说明。

1. WAIS-RC的构成　WAIS-RC由言语量表和操作量表两部分组成。言语量表包含知识、领悟、算术、相似性、数字广度、词汇6个分测验;操作量表包含数字符号、图画填充、木块图、图片排列、图形拼凑5个分测验。各分测验的构成及功能如下:

（1）知识:包括29个题目。主要了解受测者的知识广度,如一年中哪个季节白天最长?

（2）领悟力测验:包括14个题目。主要了解受测者的实际知识和理解判断能力,如"过河拆桥"是比喻什么?

（3）算术:包括14个题目。主要了解受测者的计算推理能力,以及计算速度和正确性,均为心算,并规定时限。如每打铅笔12支,两打半共多少支?

（4）相似性:包括13个题目。主要了解受测者的抽象概括能力,如桌子 - 椅子。

（5）数字广度:主要了解受测者的注意力与机械记忆能力,分顺背（10组数字）和倒背（9组数字）两种测试方式,其方法是施测者按每秒一个数字的速度读出一组数字,让受测者顺背和倒背。

（6）词汇:让受测者说出每个词的意义。主要了解受测者的词语知识广度、学习和理解能力,如曲折。

（7）数字符号:主要了解受测者的一般学习能力,知觉辨别和书写速度。每个数字有一个相应的符号,让受测者在90s内在90个数字下面填上代表该数字的符号,正确填写一个符号记一分,倒转符号记半分。

（8）画图填充:包括21张图片,每张图片均缺乏一个重要部分,需要受测者指出。主要了解受测者的知觉组织和推理能力。

（9）木块图案:主要了解受测者的抽象推理能力和结构分析能力。施测者呈现10张集合图案卡片,令受测者用4个或9个红白两色的立方体积木照卡片上图案的样子摆出来。

（10）图片排列:共有8套图片,每套有3~6张。如果将每套的顺序正确排列,可以说明一个故事。每套图片按规定打乱后交给受测者,让受测者将图片重新排列,排列正确即可得分。主要了解受测者对社会情境的理解能力。

（11）图形拼凑:包括4套图像组合板。每个图像被分割成若干部分,打乱后按规定交给受测者,让受测者重新拼凑以恢复原形。主要了解受测者概念思维和处理部分与整体关系的能力。

2. WAIS-RC的实施

（1）测验材料:WAIS-RC配备一套工具箱,内含有测验手册、记录表格以及测验实施所需的相关器材。

（2）适用范围:适用于16岁及以上的成人,分农村用和城市用两式。

（3）施测步骤:首先填写受测者的一般情况、测验时间、地点和施测者等信息,然后按照先言语量表、后操作量表的顺序测量。测验通常是一次完成。对于容易疲劳或动作缓慢的老年受测者也可分次完成。本测验只能做个别测验,不能用于团体测验。

3. WAIS-RC的计分

（1）原始分的获取:每个分测验中各个项目得分相加,即得到各分测验的原始分（或称粗分）。

（2）原始分的转换:查测验手册上的相应用表,将各分测验的原始分转换为平均数为10、标准差为3的量表分。将言语量表和操作量表各分测验的量表分相加,便得到言语量表分（VS）和操作量表分（PS）。再将二者相加便得到总量表分（FS）。

（3）智商结果：根据 VS、PS 和 FS，查相应用表，分别换算成言语智商（VIQ）、操作智商（PIQ）和总智商（FIQ），见表 10-2。

表 10-2 韦氏成人智力量表得分表

	言语测验						操作测验							言语	操作	总分
	知识	领悟	算术	相似	数广	词汇	合计	数符	填图	积木	图排	拼图	合计			
原始分	20	21	15	12	14	56		47	13	27	24	20		量表分	69	48	117
量表分	12	13	8	8	12	11	69	11	10	8	11	8	48	智商	108	93	102

4. 结果解释 韦克斯勒的智力等级表，见表 10-3，可以此作为评估诊断的依据。

表 10-3 智力水平的分级

智力水平	智商	百分比（理论）
极超常	130 以上	2.2
超常	120~129	1.7
中上	110~119	16.0
中等	90~109	50.0
中下	80~89	16.0
边缘	70~79	1.7
智能缺损	69 以下	2.2

（三）瑞文测验

瑞文测验又称瑞文渐进测验（Raven's progressive matrices，RPM），是由英国心理学家瑞文（J.C.Raven）于 1938 年设计的一种非文字智力测验，主要测量受测者的空间分析和逻辑推理能力。该测验以几何图形为测验形式，由 5 个单元 60 个项目组成。每个项目由一张抽象的图案或一系列无意义图形组成一个方阵，方阵内的右下角位置缺失一块，要求受测者从方阵下面的另外 6 或 8 小块备选图片中挑选正确的一块补进缺失位置，使其成为一个完整的图形，见图 10-1。

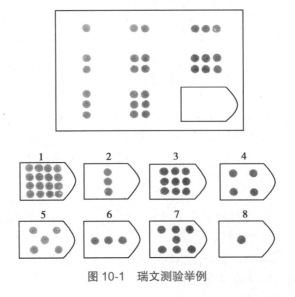

图 10-1 瑞文测验举例

瑞文测验经过 1947 年和 1956 年两次修订,现已发展成三种形式。除了上述的标准型以外,还有为幼儿及智力低下者设计的彩色型(CPM)和适用于智力超常者的高级型(APM)。

瑞文测验的优点在于测验对象不受文化、语言等条件限制,适用的年龄范围广,从 5 岁半直至老年均可使用,既可个别施测,也可团体施测。

三、心理健康评定量表

对心理健康的某些方面进行分级和量化所使用的评定量表,称之为心理健康评定量表(rating scales in mental health)。心理健康评定量表既可以作为收集资料的客观工具,也可以评定老年人心理问题及心理障碍的严重程度,还可以用来评估心理和药物干预的效果,在老年人心理评估中发挥着重要的作用。

（一）常用心理健康评定量表

心理健康评定量表形式多样。按评定者的性质分类,可分为由受测者根据自身的行为、态度和症状表现按照自己的意见作出评定的自评量表,如 90 项症状清单(SCL-90);由施测者通过对受测者的行为观察后进行量化的他评量表,如汉密顿抑郁量表(HAMD)。按量表所测查的内容分类,心理健康评定量表可分为很多的种类:心理健康综合评定量表,如 90 项症状清单(SCL-90);生活质量和幸福度量表,如生活满意度量表;应激与相关问题评定,如生活事件量表(LES);抑郁与焦虑类量表,如抑郁自评量表(SDS);精神障碍评定量表,如简明精神病评定量表(BPRS);家庭功能与家庭关系评定量表,如家庭环境量表中文版(FES-CV)等。

（二）90 项症状清单

90 项症状清单(symptom check list-90,SCL-90),又称症状自评量表(self-reporting inventory),由 L.R.Derogatis 等人 1975 年编制。20 世纪 80 年代被引入我国。SCL-90 具有容量大、反映症状丰富,能准确暴露受测者的自觉症状等优点,是目前最常用的自评量表之一,广泛应用于心理卫生领域。现多使用计算机来实施。

1. SCL-90 的构成　共有 90 个项目(表 10-4),包含 10 个因子。从感觉、思维、情感、意识、行为、人际关系、生活习惯及饮食睡眠等方面反映受测者的心理健康方面症状和严重程度。10 个因子分别为:

（1）躯体化:包括 12 个项目。主要反映主观的身体不适感,包括呼吸、消化、心血管等系统的不适及头痛、肌肉酸等躯体表现。

（2）强迫症状:包括 10 个项目。主要反映强迫的观念、冲动和行为,以及一些一般的感知障碍的行为表现。

（3）人际关系敏感:包括 9 个项目。指人际交往障碍,如不自在感、自卑感。

（4）忧郁:包括 13 个项目。反映人的悲观失望、兴趣索然、忧郁苦闷等情绪和情感。

表 10-4　90 项症状清单(SCL-90)项目举例

项目	选项				
1. 头痛	没有	很轻	中等	偏重	严重
2. 神经过敏,心中不踏实	没有	很轻	中等	偏重	严重
3. 头脑中有不必要的想法或字句盘旋	没有	很轻	中等	偏重	严重
4. 头昏或昏倒	没有	很轻	中等	偏重	严重
5. 对异性的兴趣减退	没有	很轻	中等	偏重	严重
6. 对旁人责备求全	没有	很轻	中等	偏重	严重
7. 感到别人能控制你的思想	没有	很轻	中等	偏重	严重
8. 责怪别人制造麻烦	没有	很轻	中等	偏重	严重
9. 忘记性大	没有	很轻	中等	偏重	严重

（5）焦虑：包括 10 个项目。反映烦躁、紧张不安及神经过敏等一些与焦虑有关的症状和体征。

（6）敌对：包括 6 个项目。主要反映思想、情感和行为的敌意表现，如厌烦、摔物、争论等。

（7）恐怖：包括 7 个项目。主要反映了对空旷场地、公共场所、与人接触、外出旅行等的恐怖感觉。

（8）偏执：包括 6 个项目。主要反映投射性思维、猜疑、敌对、关系妄想等。

（9）精神病性：包括 10 个项目。主要反映幻听、思维播散、思维插入等精神症状。

（10）附加项：包括 7 个项目。主要反映睡眠和饮食情况。

2. SCL-90 的实施　由受测者自己独立填写。评定前施测人员应交代清楚评分方法和要求。对于文化程度低或有视觉障碍的老年人，可由施测者逐项念给其听。用中性、不带任何暗示和偏向的方式，把问题本身的意思告诉老年人。

（1）评定时间范围为"现在"或是"最近一周"，一次评定一般需 20min。

（2）项目采用 5 级（1~5）评分法：1 表示没有（自觉无该症状）；2 表示很轻（自觉有该症状，但对自己没有实际影响或影响轻微）；3 表示中等（自觉有该症状，并对自己有一定的影响）；4 表示偏重（自觉有该症状，并对自己有相当程度的影响）；5 表示严重（自觉该症状的频率和程度都相当严重，对自己有严重影响）。施测者说明每个等级的具体定义后，由受测者自己体会，并根据自身症状表现作出选择。

（3）测验完成后当场收回：回收前应由受测者或施测者进行检查，凡有漏评或重复评定，应提醒受测者重新评定，以免影响分析的准确性。

3. SCL-90 的计分　SCL-90 所有项目采用正向计分。统计指标包括总分、总均分、因子分和阳性项目数等。其中，总分和因子分是最常用的统计指标。

（1）总分：90 个项目所得分相加即为总分。

（2）总均分：也称总症状指数。以总分除以 90，即得总均分。

（3）因子分：即该因子各项总分除以该因子的项目数。如计算"躯体化"因子的总均分，即用躯体化因子包含的 12 个项目得分相加，然后除以 12。

（4）阳性项目数：项目得分≥2 分的项目的数量。表示受测者在多少个项目上呈现"有症状"。

4. SCL-90 的结果解释　当总分在 160 分以上，或者任一因子分 >2，或者阳性项目数 >43 时，可考虑筛选阳性。

（三）抑郁量表

1. 老年抑郁量表（geriatric depression scale，GDS）　是由美国心理学家 Brinkt 和 Yesavage 于 1982 年编制，是专门用于识别老年抑郁症状的评估工具。评分方法简单，有轻度认知障碍的老年人也可以准确地完成。

（1）GDS 的构成：该量表共有 30 个项目，涵盖了情绪低落、活动减少、容易激惹、退缩痛苦的想法，对过去、现在和未来消极评价等抑郁的核心症状（表 10-5）。1986 年 Sheikh 和 Yesavage 在 30 个项目的标准版本基础上设计出包含 15 个项目的简版老年抑郁量表（GDS-15），更为简短和易于操作。

表 10-5　老年抑郁量表（GDS）项目举例

项　　目	回答
1. 你对生活基本满意吗？	是　否
2. 你是否已放弃了许多爱好与兴趣？	是　否
3. 你是否觉得生活空虚？	是　否
4. 你是否感到厌倦？	是　否
5. 你觉得未来有希望吗？	是　否
6. 你是否因为脑子里一些想法摆脱不掉而烦恼？	是　否
7. 你是否大部分时间精力充沛？	是　否

（2）GDS 的实施：GDS 为自评量表，由受测者根据自身症状作出"是"或"否"的选择，也可由施测者用口述的方式进行检查。面对有认知障碍的老年人，施测者可能需要重复某些问题以获得确切的回答。评定时间范围为最近一周。

（3）GDS 的计分：30 个项目中有 20 个项目用正序计分（回答"是"表示抑郁存在），10 个项目用反序计分（回答"否"表示抑郁存在）。每项表示抑郁存在计 1 分，满分 30 分。

（4）GDS 的结果解释：一般来讲，0~10 分可视为正常范围，即无抑郁症状；11~20 分显示轻度抑郁；21~30 分则为中重度抑郁。

2. 汉密顿抑郁量表（Hamilton depression scale，HAMD） 由 Hamilton M 于 1960 年编制，适用于具有抑郁症状的成年人，是临床上评定抑郁状态时应用最普遍的量表。

（1）HAMD 的构成：该量表现有 17 个项目、21 个项目和 24 个项目三种版本，涉及抑郁情绪、有罪感、自杀、睡眠情况、工作和兴趣、阻滞、激越、精神性焦虑、躯体性焦虑等症状（表 10-6）。

表 10-6 汉密顿抑郁量表（HAMD）项目举例

评定项目	评定内容
1. 抑郁情绪	①只在问到时才诉述 ②在访谈中自发地表达 ③不用言语也可以从表情、姿势、声音或欲哭中流露出这种情绪 ④患者的自发言语和非语言表达（表情、动作）几乎完全表现为这种情绪
2. 有罪感	①责备自己，感到自己已连累他人 ②认为自己犯了罪，或反复思考以往的过失和错误 ③认为目前的疾病，是对自己错误的惩罚，或有罪恶妄想 ④罪恶妄想伴有指责或威胁性幻觉
3. 自杀	①觉得活着没有意义 ②希望自己已经死去，或常想到与死有关的事 ③消极观念（自杀念头）

（2）HAMD 的实施：HAMD 为他评量表，由经过培训的两名评定者对被评定者进行联合检查。一般采用交谈与观察方式，待检查结束后，两名评定者分别独立评分。做一次评定需 15~20min。这主要取决于被评定者病情的严重程度及其合作情况；如被评定者严重迟缓，则所需时间将更长。

（3）HAMD 的计分：大部分项目采用 0~4 分的 5 级评分法，0 无；1 轻度；2 中度；3 重度；4 极重度。少数项目采用 0~2 分的 3 级评分法，0 无；1 轻~中度；2 重度。一般以被评者的 HAMD 总分反映其抑郁严重程度。

（4）HAMD 的结果解释：总分越高，抑郁越重。24 项版本总分超过 35 分，可能为严重抑郁；超过 20 分，可能是轻度或中度抑郁；小于 8 分，无抑郁症状。17 项版本中，严重、轻中度与无抑郁症状分别为 24 分、17 分和 7 分。

（四）焦虑量表

1. 焦虑自评量表（self-rating anxiety scale，SAS） 由 Zung 于 1971 年编制而成，用于焦虑症状的筛查以及严重程度评定，适用于有焦虑症状的成人。

（1）SAS 的构成：该量表包含 20 个项目，涉及焦虑、害怕、惊恐、发疯感、不幸预感、手足颤抖、躯体疼痛、乏力、心悸、头晕昏厥感、呼吸困难、手足刺痛、胃痛和消化不良等症状（表 10-7）。

（2）SAS 的实施：SAS 为自评量表，由受测者自行填写。一般在 10min 内完成。对于文化程度低或视听障碍的老年人，可使用施测者口述、老年人自行作出评定的方式进行。评定时间范围为最近一周。

（3）SAS 的计分：SAS 采用 4 级评分，主要评定症状出现的频度。其中"1"表示没有或很少时间有;"2"表示有时有;"3"表示大部分时间有;"4"表示绝大部分或全部时间都有。20 个项目中有 15 项是用负性词陈述的,按上述 1~4 顺序评分。其余 5 项,是用正性词陈述的,按 4~1 顺序反向计分。SAS 的主要统计指标为总分。将 20 个项目的各个得分相加,即得原始分。用原始分乘以 1.25 以后取整数部分,就得到标准分。

表 10-7　焦虑自评量表(SAS)项目举例

项　目	1	2	3	4
1. 我觉得比平常容易紧张或着急	1	2	3	4
2. 我无缘无故地感到害怕	1	2	3	4
3. 我容易心里烦乱或觉得惊恐	1	2	3	4
4. 我觉得我可能将要发疯	1	2	3	4
5. 我觉得一切都很好,也不会发生什么不幸	1	2	3	4
6. 我手脚发抖打颤	1	2	3	4
7. 我因为头痛、颈痛和背痛而苦恼	1	2	3	4

(4)SAS 的结果解释:SAS 以标准分 50 分作为焦虑症状分界值。其中 50 分以下无焦虑,50~59 分为轻微至轻度焦虑,60~69 分为中度焦虑,70 分及以上为重度焦虑。

2. 汉密顿焦虑量表(Hamilton anxiety scale, HAMA)　由 Hamilton M 于 1959 年编制,主要用于评定神经症及其他患者的焦虑症状的严重程度,但不适用于评估各种精神病发作时的焦虑状态。

(1)HAMA 的构成:该量表包括 14 个项目,涉及焦虑心境、紧张、害怕、失眠、认知功能、抑郁心境、躯体性焦虑、感觉系统、心血管系统、呼吸系统、胃肠消化道、生殖泌尿系统等方面的症状(表 10-8)。

表 10-8　汉密顿焦虑量表(HAMA)项目举例

评定项目	评定内容	分数				
		无	轻	中	重	极重
1. 焦虑心境	担心、担忧,感到有最坏的事将要发生,容易激惹	0	1	2	3	4
2. 紧张	紧张感、易疲劳、不能放松,情绪反应,易哭、颤抖、感到不安	0	1	2	3	4
3. 害怕	害怕黑暗、陌生人、一人独处、动物、乘车或旅行及人多的场合	0	1	2	3	4
4. 失眠	难以入睡、易醒、睡得不深、多梦、夜惊、醒后感疲倦	0	1	2	3	4

(2)HAMA 的实施:HAMA 为他评量表,由经过培训的两名评定者对被评定者进行联合检查。一般采用交谈与观察方式,除了第 14 项需结合观察外,所有项目都根据被评定者的口头叙述进行评分。待检查结束后,两名评定者分别独立评分。作一次评定需 10~15min。

(3)HAMA 的计分:HAMA 所有项目采用 0~4 分的 5 级评分法,0 无症状;1 轻度;2 中度;3 重度;4 极重度。一般以被评者的 HAMA 总分反映其焦虑的严重程度。

(4)HAMA 的结果解释:总分超过 29 分,可能为严重焦虑;超过 21 分,肯定有明显焦虑;超过 14 分,肯定有焦虑;超过 7 分,可能有焦虑;小于 7 分,无焦虑症状。HAMA 14 项版本分界值为 14 分。

四、人格测验

老年人人格特征是影响其心身健康的重要因素。对老年人的人格进行评估,即对其人格特征进行全面系统的描述,并作出定量的描述与划分,既可以对老年人的行为作出预测,又可以为其临床症状寻找致病因。

（一）常用的人格测验

现有的人格测验种类繁多,分类方法也各不相同。通常可分为三个大类:问卷类、投射测验类、其他类(如评定量表等)。问卷类主要指自陈式人格问卷或人格调查表,又称结构化人格测验。它由涉及个人特质、思想、情感、行为的多个项目组成,以是非题或选择题的样式呈现,要求受测者根据自己的经验、态度作出选择。此类测验结构明确,施测方便、记分规则简单、结果易解释,施测人员不经严格训练也可使用,是人格测量中应用最广的一类测验。常用的自陈式人格问卷有艾森克人格问卷(EPQ)、卡特尔16种人格因素问卷(16PF)、明尼苏达多相人格问卷(MMPI)、加利福尼亚心理调查表(CPI)等。投射测验是指那些相对缺乏结构性任务的测验。它的测验材料没有明确的结构和固定意义,对受测者反应的限定较少。通常是呈现给受测者一个模糊而相对无结构的刺激情境,让受测者表达内心的需求及许多特殊的知觉和对该情境所作的解释。受测者不知测验的目的,因此不易伪装。投射测验可用来评估较深层次的动力型人格结构。最经典的投射测验包括洛夏墨迹测验(图10-2)和主题统觉测验。

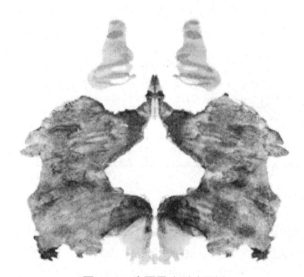

图 10-2　洛夏墨迹测验图例

（二）卡特尔16种人格因素问卷

卡特尔16种人格因素问卷(Cattell 16 personality factor questionnaire,16PF)是美国心理学家卡特尔教授根据其人格特质理论,采用因素分析的方法编制而成。几经修订,已成为世界公认的最具权威的人格测量工具。既可作为了解心理障碍的个性原因及心身疾病诊断的重要手段,也可用于人才选拔。适用于年龄满16岁、初中以上文化程度的人群。

1. 16PF 的构成　16PF英文版有A、B、C、D、E五种版本。我国学者刘永和、梅吉瑞将A、B版本合并,制定了中文修订本,包含187个项目,16个因素。1988年,华东师范大学戴忠恒和祝蓓里修订完成了我国常模的制定工作。

2. 16PF 的实施　16PF属于团体测验,也可个别施测。受测者填写一般性信息后完成读指导语,然后依据自身直觉性的反应依次作答。每个项目选择一个答案,尽量不选择中性答案,不可漏选。测验没有时间限制。

3. 16PF 的计分　16PF每个项目有a、b、c三个选项,根据受测者对每一项目的回答分别系0、1、2分或2、1、0分。16PF的结果采用标准分(Z分)。参考受测者文化程度及职业种类,将受测者各因素的原始分对照常模表分别转化成标准分数。

4. 测验结果的解释　通常认为<4分(1~3分)为低分,>7分(8~10分)为高分,高低分结果均有相应的人格特征说明。根据受测者在各因素上的得分,对照表10-9中所列16PF高分者和低分者的特征,即可了解受测者的人格特征。每种因素反映的是某一方面的人格特征,综合起来就能全面评价整体人格。

表 10-9 16PF 因素、名称、特征简介

因素	名称	低分特征	高分特征
A	乐群性	缄默,孤独,冷淡	外向,热情,乐群
S	聪慧性	思想迟钝,学识浅,抽象思考力弱	聪明,富有才识,善于抽象思维
C	稳定性	情绪激动,易烦恼	情绪稳定而成熟,能面对现实
E	恃强性	谦逊,顺从,通融,恭顺	好强,固执,独立,积极
F	兴奋性	严肃,审慎,冷静,寡言	轻松兴奋,随遇而安
G	有恒性	苟且敷衍,缺乏奉公守法的精神	有恒负责,做事尽职
H	敢为性	畏怯退缩,缺乏自信心	冒险敢为,少有顾虑
I	敏感性	理智的,着重现实,自食其力	敏感,感情用事
L	怀疑性	信赖随和,易与人相处	怀疑,刚愎,固执己见
M	幻想性	现实,合乎成规,力求妥善合理	幻想的,狂放,任性
N	世故性	坦白,直率,天真	精明强干,世故
O	忧虑性	安详,沉着,通常有自信心	忧虑抑郁,烦恼自扰
Q1	实验性	保守的,尊重传统观念与行为标准	自由的,批评激进,不拘泥于成规
Q2	独立性	依赖,随群附和	自立自强,当机立断
Q3	自律性	矛盾冲突,不顾大体	知己知彼,自律谨严
Q4	紧张性	心平气和,闲散宁静	紧张困扰,激动挣扎

(三)明尼苏达多相人格问卷

明尼苏达多相人格问卷(Minnesota multiphasic personality inventory, MMPI)由明尼苏达大学教授哈特卫(Hathaway)和心理治疗家麦金利(Mckinley)共同编制,于 1943 年发表。最初的目的是根据精神病学的经验效标对个体进行诊断,后发展为人格测验。1989 年,美国 MMPI 标准委员会对其进行了重大修订,MMPI-2 诞生。1991 年 10 月至 1992 年底,我国完成了 MMPI-2 的引进、修订及常模的制定工作。MMPI 不仅可以提供临床医学上的诊断,也可以用于正常人的人格评定,是人格量表发展史上一个重要的里程碑。已经被翻译成 100 多种文字,在医学、心理学等领域广泛应用。

1. MMPI 的构成 MMPI 包含 566 个项目,实际上为 550 个,其中 16 个为重复项目(用于检测受测者反应的一致性,看答题是否认真)。由 10 个临床量表和 4 个效度量表组成。适用于年满 16 岁,具有小学以上文化水平,没有影响测试结果的生理缺陷的人群。MMPI-2 提供了青少年和成人常模,可用于 13 岁以上青少年和成人。包括 567 个项目,其中 394 个项目与 MMPI 相同,没有重复的项目。此外,MMPI-2 较之 MMPI 增加了 3 个效度量表。

现以 MMPI 为例对各分量表进行详细说明。MMPI 的 10 个临床量表是:

(1)疑病量表(Hs):测量疑病倾向及对身体健康的不正常关心。

(2)抑郁量表(D):测量情绪低落、焦虑问题。

(3)癔病量表(Hy):测量对心身症状的关注和敏感、以自我为中心等特点。

(4)精神病态性偏倚量表(Pd):测量社会行为偏离特点。

(5)男子气 - 女子气量表(Mf):测量男子女性化、女子男性化倾向。

(6)妄想狂量表(Pa):测量是否具有病理性思维。

(7)精神衰弱量表(Pt):测量神经衰弱、强迫、恐怖或焦虑等神经症。

(8)精神分裂症量表(Sc):测量思维异常和古怪行为等精神分裂症的一些临床症状。

(9)轻躁狂症量表(Ma):测量情绪紧张、过度兴奋、夸大、易激惹等轻度躁狂症的症状。

(10)社会内向量表(Si):测量社会化倾向。

MMPI 的 4 个效度量表是:

（1）Q量表：不能回答的题目数。

（2）L量表：说谎分数。

（3）F量表：诈病量表。

（4）K量表：校正分量表。

2. MMPI的施测　MMPI由于项目较多,现多使用计算机来实施。受测者根据计算机屏幕的提示对每一题按键作答。既可个别施测,也可用于团体测查。

3. MMPI的计分　MMPI的常模采用T分数,计算机将原始分转换成T分,并用T分制作剖面图。

4. MMPI的结果解释　结果的解释主要是考虑各分量表的高分特点。分量表的T分在70分以上(美国常模)或60分以上(中国常模),便可视为可能有病理性异常表现或某种心理偏离现象。此外,更复杂的解释还有剖面图分析、两点编码。MMPI结果解释一种专业性很强的工作,必须经过专门训练和具有一定经验的心理学家和精神科医生来进行。

5. 注意事项

（1）施测开始时,对测试内容无需做过多解释,只需告诉受测者回答没有好坏之分,不要有顾虑。遇到项目不能回答时,可以空下来。但应尽量回答,不要空得太多,否则测试无效。

（2）描述的时间跨度不要太长：回答问题以目前情况为准,如果以前有某种情况而现在已没有,则以目前为准。

（3）注意观察受测者的情绪：如因焦虑或抑郁等不能一次完成任务,可以将测验分成几次完成。

（4）正确使用量表名称。在使用临床量表时最好用英文缩写字母或数字符号,而不要直接使用中文全译名称,以避免误解。如我们称"Pt量表"或"量表7"而不说"精神衰弱量表"。

（王晓琳）

思考题

1. 如何看待心理评估对于老年人的重要意义?

2. 心理评估者应具备哪些基本素质?

3. 如何正确地看待心理测验的结果?

第十一章 老年人咨询技术

第十一章
数字内容

学习目标

1. 掌握老年人会谈的基本技术；心理咨询的常用技术。
2. 熟悉老年人会谈和心理咨询的基本理论。
3. 了解老年人会谈的注意事项。
4. 具有正确运用老年人会谈的基本技术完成会谈；区分会谈与心理咨询的界限，适时转介的能力。
5. 具有尊老爱好助老的社会责任感、较强的观察力和共情能力。

中国已步入老龄化社会，并且发展较迅速。老年人除了在形体上逐渐变化，心理上也悄悄地改变着。了解老年人的心理特点，一旦心理活动出现偏差甚至障碍，如何全面客观的收集信息、分析诊断、有效指导，帮助老年人调节适应，增强心理健康的信心，丰富晚年生活，已经成为当前一项十分重要且紧迫的任务。

第一节 概　述

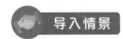 导入情景

71岁的张奶奶是一位退休小学教师，曾常年担任班主任工作。因工作需要，曾考取了助理心理咨询师的职业资格证书。近年来张奶奶一直关注老年人心理健康，并试图在社区开通"老年心理热线"，但数月内接到的咨询电话寥寥无几，还都是鸡毛蒜皮的琐事，就停办了。张奶奶希望能够给社区的老年人"上上课"，让大家接受心理咨询。

工作任务

1. 区分心理健康教育与心理咨询的异同。
2. 说明心理咨询的流程及注意事项。

衰老是人生的必经之路，心理活动的衰退更是日积月累的过程。很多对长寿老人的调查都表明，长寿老人大多具有超越一般老年人的心理优势，他们的生活满意度和幸福指数都比一般老年人高，"心灵抗老"正成为大众追求长寿的热议话题。如何了解人们在老化过程中表现出的情绪、行为、性

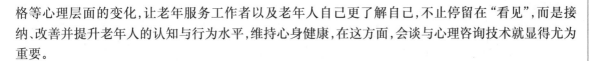

格等心理层面的变化,让老年服务工作者以及老年人自己更了解自己,不止停留在"看见",而是接纳、改善并提升老年人的认知与行为水平,维持心身健康,在这方面,会谈与心理咨询技术就显得尤为重要。

一、老年人会谈和老年人心理咨询的区别与联系

老年人会谈和老年人心理咨询,目的都是根据心理学的相关原理,采用特定的程序,帮助老年人消除烦恼促进其心理健康。其中,老年人会谈往往是就特定问题展开的谈话、采访,主要在于收集信息,一般不涉及解决问题,形式多种多样、对会谈者和场地等要求也较低,更容易掌握和实施。

相比之下,老年人心理咨询主要针对老年人出现的心理问题进行工作,帮助其认清现状,积极改变,适应环境,发掘潜能,实现自我。因为涉及问题更为严重、复杂,对从业者要求更高,除了具备心理学相关资质和经验,还需要良好的心理素质、专业的对待老年来访者的态度和能力等,对初学者来说难度较大,但心理咨询具体技术的学习和掌握是老年人服务工作必不可少的技能。

二、老年人心理健康教育、会谈、心理咨询、心理治疗的关系

老年人心理健康教育、会谈、心理咨询、心理治疗都是基于心理学、教育学的相关原理和方法开展工作,不同的是心理健康教育是根据个体或脆弱群体的生理心理特点,对老年人采取有目的、有计划的教育活动,以提升其心理健康水平;会谈着重在于收集资料,了解老年人群的某一具体现象,不涉及行为矫正、问题解决;心理咨询则要求更高,用专业的心理学知识和经验帮助老年人解开心理困惑,促进亚健康老年人恢复良好的心理健康状况;心理治疗则在心理咨询的基础上,要求有医学背景,并能进行专业的干预和治疗,包括药物治疗等(表11-1)。

表 11-1 心理健康教育、会谈、心理咨询、心理治疗的关系比较

名称	心理健康教育	会谈	心理咨询	心理治疗
工作人员	医学、护理学、心理学、教育学、社会工作等专业人士	老年服务工作相关人员	心理咨询师	心理治疗师(医学专业)
工作对象	着眼预防,针对正常老年人	能正常交流的老年人	心理亚健康的老年人	确诊心理疾病的老年人
工作任务	促进老年人心理素质提升	收集资料了解情况	矫正心理偏差改善不良体验	心理干预与治疗
工作方式	个体或群体,一般群体居多	个体或小组,一对一为主	个体、小组、团体多种形式	一对一为主
人际模式	指导与被指导	平等、尊重	咨询师与来访者的合作关系	治疗与被治疗

第二节 老年人会谈的基本技术

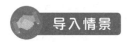

小王曾接到过一项会谈任务,受访者中有一位是德高望重的老作家、老编辑、老艺术家,76岁的董先生。小王主动与董先生取得了联系,董先生很快就听出小王是外省的,语气略微迟疑,似有顾虑。后来,小王才得知董先生是担心语言不通。当时,小王顿了顿,马上说:"董老,咱们是做编辑的同行,

在我接触的同行中,您是最有胆识的一位,敢于和政要通信,您真的很了不起。"气氛一下子变得轻松起来,对方很快畅所欲言,公式化的提问变成了聊天,谈的也都是有用之物。席间,董先生还主动给小王提供了好多珍贵的照片与资料。

工作任务

1. 说出小王化解会谈尴尬局面所用的技巧。

2. 说出与老年人会谈的注意事项。

中国老龄化进程的加速给老年服务工作带来了一系列新挑战,整个社会对老年人心理变化的认知尚处于模糊区域。发展老龄事业,仅仅依靠责任感、使命感、奉献精神是不够的,必须始终坚持科学化、人性化地实施老年关爱。通过观察接触、走访会谈、调查研究等方式,深入探索老年人心理衰退现象,认识老年人心理变化特点,把握老龄化规律,为顺应积极老龄化助力。

一、概念

会谈,也叫访谈、晤谈,是直接面对面的谈话,根据一定的目的进行,以交流情况、表达意见、沟通情感、相互商量、解决问题,简单地说,就是"有目的的相互会话",是老年人服务工作的重要方法。通过与老年人会谈,了解其心理信息,同时观察其在会谈时的行为反应,以补充和验证所获得的资料,进行分析研究。可以应用于临床老年人患者,也可以用于健康老年人的研究。例如,为了解老年人离退休前的心理反应,可以在离退休前与其交谈,了解老年人的期待水平和应对方式等。

按照组织方式,会谈可分为结构式会谈和非结构式会谈。结构式会谈是用同样的语句和顺序向每个受访者询问同样的问题,访问者用统一的方法处理受访者的回答;往往在标准化的限定场景中进行,由访问者观察受访者的反应,按事先制订的标准分别给这些反应打分;所得资料便于统计分析,便于交流和比较,访问者的主观影响较小,所得资料较客观。非结构式会谈是指双方以自然的方式进行交谈,没有固定的问题和程序,访问者可以依据调查目的和受访者的回答情况灵活地提问;由于访问者不受拘束,受访者不存戒心,因此较易获得客观的资料;其局限性是有时不易把握重点和方向,花费时间多,易受访问者主观因素,如兴趣、态度、偏见等的影响,所得资料不便做量化的分析和交叉对比。

按照谈话目的,会谈可分为摄入式会谈、鉴别式会谈、咨询式会谈、治疗式会谈和危机干预式会谈,其中最常用也最易掌握的是摄入式会谈。摄入式会谈主要用于背景资料的采集,了解健康状况、工作经历等方面信息,经典且较为全面的是桑德伯格17条提纲,即针对一般人群的谈话提纲;鉴别式会谈主要进行评估和诊断,通过交谈和观察确定使用哪些测验和鉴别测验;咨询式会谈涉及的往往是健康人群的某些困惑,如职业选择、人员任用、家庭关系、婚恋问题等,由心理咨询师完成;治疗式会谈是针对心理疾患和精神障碍所进行的会谈,主要是对疾病进行救治,由心理治疗师完成;危机干预式会谈是当来访者或当事人突发意外时,医生和心理学家给予的紧急援助会谈。

 知识链接

桑德伯格17条提纲

1. 身份资料(姓名、地址、电话等)。

2. 来会谈的原因和对会谈的期望。

3. 现在及近期的状况(包括近期生活变化)。

4. 对家庭的看法(包括自身在家庭中所起的作用)。

5. 早年回忆(包括能记清的最早发生的事件)。

6. 出生和成长(与同龄人相比)。

7. 健康及身体状况。

8. 教育和培训。

9. 工作记录。

10. 娱乐（包括感兴趣和使你愉快的事）。

11. 性欲的发展（包括第一次意识到的情景）。

12. 婚姻及家庭资料。

13. 社会基础（社会交往）。

14. 自我描述（优缺点）。

15. 生活的转折点和选择。

16. 对未来的看法。

17. 受访者附加的任何材料。

二、老年人会谈的具体实施

（一）确定会谈内容及范围

会谈之前，首先要确定会谈的内容和范围，才能把握会谈方向，有计划、有步骤地进行。老年人会谈内容所依据的参照点有以下几个：结合社会关注热点，如从"乐退族""年轮学堂"等热议话题中确定会谈内容；日常与身边老年人的接触、攀谈、了解中，总结提炼出会谈话题；国家养老相关方针政策、上级部门下达的工作任务中，找到契合的会谈思路；查阅文献、研究报告，从专业的老年服务工作者的论文论著中，较容易确立较为前沿且有现实意义的话题。

会谈的内容与范围确定后，在会谈开始，就需要说明来意。一方面，可以消除老年人的不安情绪，使后续的谈话容易进行；另一方面，通过简要介绍，使老年人对会谈及会谈员有初步了解，也可打破僵局，心理上提前准备，这样会谈才能朝着既定目标迈进。

（二）充分收集资料

会谈前尽量熟悉受访对象，便于再次确定会谈范围、具体化会谈内容、制订会谈提纲、判定预期效果，这是会谈成功的必要条件。会谈前收集资料和研究受访老年人主要有以下三个方面：

1. 受访老年人的简况　包括性别、年龄、职业、职务、家庭情况、健康状况、主要社会关系、基本的政治态度等。

2. 受访老年人的成长发展史　包括学习、工作履历；专长、主要贡献等，曾产生的影响，在同行同事中的地位，别人的看法、评价；对其有重大影响的生活事件等。

3. 受访老年人的性格爱好　包括性格特点、爱好特长、目前的心理状态、是否健谈、是否愿意接受访谈、有何忌讳等。

此外，还要分析所访问题与受访老年人的利害关系，如有需要是否愿意说出事实真相等。鉴于老年人的特殊性，收集资料时，可向其子女、邻居，曾经的同事、朋友，社区、医院、养老机构等问询，确保资料的充分性和真实性，保证访谈客观全面。

（三）会谈的具体实施

1. 会谈的基础条件

（1）选择良好的会谈环境。

（2）建立良好的护"老"关系：会谈要在言语、表情、行为举止上特别注意，使老年人感受到被关心、被尊重，这一点应贯穿会谈始终。

（3）保持良好的情绪状态：促进与老年人之间较好的情绪交流，让会谈在轻松、自在的氛围中进行。

（4）合理安排访谈时间：从受访老年人的实际情况出发，避开其休息、运动、进餐等时间，同时注意观察老年人语气、表情、姿态等的细微变化，酌情调整访谈时长。

（5）争取受访老年人家属、亲友的支持：一般情况下会谈者与受访老年人较为陌生，为防止突发状况，还需依靠其家属亲友的配合，提前铺垫，适当引导，稳定老年人情绪，给予信心和鼓励。

（6）加强宣传：在我国，心理学常识的普及工作开展得不够广泛，仍任重而道远。环境变化、形势发展、社会进步等对老年人的身体、心理又有着诸多影响，加之老年人学习状态下降，对外界反应较差，所以需要努力争取社会各方的支持，通过积极正面的宣传，帮助老年人认识到心理健康的重要性，愿意配合，接受会谈。而对于会谈员来说，则需要不断提升自我，熟练运用正确的观念和专业的方法开导老年人，帮助老年人，提高服务水准。

2. 会谈的基本要求

（1）会谈的基本态度：礼貌是会谈的基本前提，是尊重老年人的体现，也是会谈员自身修养的展示。

会谈起始要先有一个合适的称谓，同时未开口人先笑，然后再切入正题。不同老年人用不同开场语，以温暖、亲近的姿态出现在老年人面前，如"老奶奶，您近来身体好些了吗？""刘奶奶，天气转凉了，您增添了衣服吗？""李老师，今天菜还合您胃口吗？"等。

赞美是在礼貌基础上的提升，好听的话会使老年人产生信赖和愉悦感，愿意主动敞开心扉，并接受相应的开导与帮助。如"张局，您这两天气色好极了！""奶奶，您的毛衣真漂亮！""徐工，这本书很有品位，很畅销呢。"也可用老年人的爱好、配饰、用具等作为引题。

总之，开头说话要灵活、自然，气氛要轻松、随和，然后在不知不觉中转移到想要了解的内容或所要渗透的观点，这样的会谈放松、不刻意、效率较高。

（2）会谈的具体原则

1）针对性：视不同对象，采取不同方式，选择话题、调整顺序进行有目的、有计划的会谈。

2）指导性：会谈内容可具有教育、帮助作用，如安心养老、遵守院规、预防保健等，帮助老年人改变认识，纠正不良行为。

3）科学性：在介绍保健知识及对老年人关心的问题做解释时，要严谨，有科学依据。

4）通俗性：讲话要通俗易懂，深入浅出，切忌频繁使用专业术语和网络用语。

5）艺术性：语言要风趣、幽默、生动、有感染力，这样能使老年人放松、唤起表达欲望，也可以使老年人情绪向好，谈话顺畅。

3. 会谈的具体技巧

（1）眼神正视对方：目光柔和，但不可一直盯着对方的眼睛，以免引起老年人的恐慌与不安。可以选择两眼到嘴之间的区域，适时调整，这种注视会让老年人感到被关注，同时又比较自在、放松。

（2）表情自然：根据会谈的进度、内容及老年人的反应，不断变换表情。

（3）坐姿、站姿稳重：一般采取坐姿会谈，会谈时应遵循相应社交礼仪，保持端庄大方，如果老年人提及重要事件，身体可适当前倾，表达关注和理解。

（4）用语有修养：忌用口头语，不用生硬、强词夺理的语句，更应避免教育者的口吻。但适当的方言、俚语，可以立刻化解尴尬，拉近距离。

（5）善于倾听：倾听，不是漫不经心地随便听听，而是全神贯注、倾心地听。倾听，不单是听，还要注意思考，要及时而迅速地判断老年人所谈内容是否合乎常理，合乎逻辑。老年人说话时尽量不插嘴，不要过早下结论，老年人吐露越多，越容易说出问题的核心，这样有利于快速发现问题，深入了解其心理状态。用心倾听，也能让老年人感到被尊重、理解。倾听要点：深刻的同情心、科学的好奇心。

（6）善于提问：提问是主导会谈方向及进度最关键的环节，一个好问题的标准是不易被曲解、能激发受访者的灵感、有强烈的表达欲望。所以，要学会提问，一般情况下，应使用开放式提问，信息量更大，不建议使用封闭式提问。但是特殊情况下，也可使用半开放式提问（限制性开放式提问）。

（7）善于引导：有些老年人滔滔不绝，在一个问题上赘述或逗留太久，应把握时机，温和地转移话题，既避免了会谈员的心不在焉，也能推动会谈进度。切忌生硬打断或直接表示不满，使谈话陷入僵局。

（8）善于察言观色：会谈员要有意识地观察老年人的情绪变化，注意老年人的神态、表情、语速、语气、声调等，以探索老年人心理动态并适时调整话题。但又不能太刻意，以免被老年人察觉，而产生被嫌弃、不自在的感觉,从而导致紧张与掩饰。

（9）结束时的技巧:一般应在话题告一段落时,说些安慰鼓励的话,然后结束会谈并表示感谢,不可突然终止或无缘无故离开老年人,导致老年人感到不安,产生疑虑,增加其心理负担,影响下次会谈。

（四）会谈结束后的事项

1. 整理记录　包括日期、主要内容、老年人的反应、初步结果等。

2. 保护隐私　会谈中若涉及隐私要绝对保密,如不注意保密,有意或无意的扩散,会加重老年人的心理负担,对会谈员也会产生不信任感,也不利于今后会谈工作的开展。更不能当作与他人闲谈的笑料,以免老年人发生误会,甚至萌生被愚弄的念头。

3. 兑现承诺　会谈中允诺老年人的要求及事情,应尽快帮助落实解决。

4. 总结反馈　针对会谈中出现的问题,有目的、分步骤进行解决,并对效果进行跟踪、监测,比如:是否偏离会谈主题? 会谈时长是否合适? 老年人语气变化、语量增减、情绪起伏是什么原因造成的? 老年人对此次会谈的感受等等。认真总结反思,为以后深入会谈做准备,也有助于自身服务能力的提升。

总之,对于了解老年人心理状况最有效且易行的办法就是会谈。通过会谈能发现老年人心里存在的疑问,实时掌握其心理变化并及时反馈,使老年人生活过得更顺心、更愉悦。

三、老年人会谈的注意事项

（一）善于把会谈变成"聊天"

在会谈开始,有的老年人会表现出拘谨或有顾虑,有的欲言又止,这就需要会谈者"明察秋毫",说让老年人觉得顺耳的话,做让老年人觉得顺心的事,及时将谈话气氛变得轻松,使会谈能够顺利进行下去,比如用一些具有年代感的词语,拉近距离;或者从老年人独特的习惯、爱好入手,用欣赏的眼光真诚的赞美,激发老年人的谈话热情。

（二）给予恰当信息的方法

老年人一般都有不同程度的视觉、听觉功能下降,会谈员要兼具爱心、细心、耐心,语气温和,音量稍大,必要时多次重复使其听清;由于记忆力、注意力、判断力的降低,或者体力难以持久,一次性较大的信息量对老年人也是不合适的,应尽量浓缩,或者把信息化繁为简逐步深入,同时也应考虑会谈时间,一般一次会谈不超过 1h。

（三）非语言手段的运用

与老年人会谈,不能只依靠语言来传达信息,还应辅以非语言手段。通过对视、轻柔地握手等体态语言来辅助会谈,这样的接触看起来简单,但有助于减轻会谈时的不安情绪。还应该认识到,老年人也会通过非语言的表现手段来传达信息,如面部表情、手势、声调、沉默、叹息等,这些非语言的信号同样是老年人身体、心理反应的重要标志,也需要充分关注。

（四）老年人所具有的领域性

领域性和行为范围,本来是动物行为学的基本概念。人类也通过各种各样的方法知觉其生活的空间,并赋予心理的意义。老年人由于运动和知觉功能的降低,会发生种种限制,如果围绕自身周围的领域、事物发生变化,就会感到极大的不适。这一点,从入住养老院前后、家居陈设更换、社交圈改变等方面易引起焦虑和不安的事实,也可以推断出来。因而尽管是会谈,也需要考虑老年人的领域性,对老年人固执、刻板的行为要给予理解,尽量在老年人熟悉的区域、环境中进行会谈,既有利于缓解不安又方便畅所欲言。

第三节　老年人心理咨询技术与要求

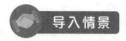 **导入情景**

　　郭阿姨,62岁,中专文化,与丈夫育有一儿一女。子女经常回家探望父母,非常孝顺。郭阿姨虽已到了退休的年龄,但考虑工作需要,同意了单位返聘的请求。郭阿姨平日里快人快语,热心肠,与同事相处融洽,丈夫性格内向,话不多,但也和睦,这一切都让周围人羡慕不已。可天有不测风云,因为心梗发作,丈夫的生命就定格在了某天凌晨。亲身经历这一切的郭阿姨一开始不能接受,后来自责不已。随着时间的推移,郭阿姨对丈夫的思念与日俱增,经常将自己关在家中以泪洗面,爱说爱笑的她变得沉默寡言。工作也无法继续,更不愿与子女同住。之后的大半年时间里,郭阿姨数次单独出游,甚至决定不再回来,还动过自杀的念头,幸亏发现及时,未造成严重后果。

　　工作任务

　　1. 正确接待老年初访者。

　　2. 运用结构化技术向老年来访者说明心理咨询过程。

　　当今社会,心理咨询应用非常广泛,在促进老年人心理健康,提高生活质量方面发挥着越来越重要的作用,并且发展相当迅速。

一、概念

　　心理咨询(psychological counseling)是指在良好的咨访关系的基础上,由专业人员运用心理学的知识、理论和技术,与来访者共同工作,帮助其解决心理问题,促使其人格向着协调健康方向发展的过程。一般借助语言、文字、绘画、音乐等媒介,给来访者以帮助、启发、暗示和教育。它是心理学的一个分支,国外称之为咨询心理学(counselingpsychology),已有近百年历史。美国心理学家黎士曼(David Riesman)称:"咨询就是通过人际关系而达到的一种帮助过程、教育过程和增长过程。"

二、心理咨询的模式

(一)根据咨询的内容分类

　　根据咨询的内容,心理咨询可以分为问题型咨询和发展型咨询。

　　1. 问题型咨询　也叫障碍咨询,是指对非精神病性心理障碍、心理生理障碍者的咨询,以及某些精神疾病患者早期的诊断、咨询或康复期的心理指导。重点是去除或控制症状、预防复发。从事这类咨询的人员需要受过专业的精神医学和心理学训练,咨询的地点一般为专门的心理卫生机构、综合性医院开设的心理咨询门诊、社区心理卫生机构以及专业人员开设的咨询中心等。

　　2. 发展型咨询　帮助来访者更好地认识自我和社会,充分开发潜能,增强适应能力,提高生活质量,促进个体的全面发展。咨询的内容十分广泛,人生各阶段出现的各种心理困扰都属于咨询的范畴,如学业、工作、恋爱、婚姻、家庭生活、职业规划等。从事这类咨询的人员除了有坚实的心理学基础外,还要具有哲学、社会学、教育学、文化人类学等方面的广博知识。

(二)根据来访者的人数分类

　　根据来访者的人数,心理咨询可以分为个体咨询和团体咨询。

　　1. 个体咨询　指单独咨询,它是心理咨询最常见的形式。优点是针对性强、保密性好,咨询效果明显,但咨询成本较高,需要双方投入较多的时间与精力。

　　2. 团体咨询　亦称集体咨询、小组咨询。指根据咨询师所提出的问题,按性质将他们分成若干小组,每组6~12人为宜,咨询师同时对多个来访者进行咨询。它是一种方便且高效的咨询形式,突出的优点是咨询成本低、来访者顾虑小、同质性强、朋辈效应明显,对某些心理问题或心理障碍的效果甚至优于个体咨询,如戒烟团体、灾后干预团体。

（三）根据咨询的方式分类

根据咨询的方式,心理咨询可以分为门诊咨询、电话咨询、信件咨询、网络咨询、出诊咨询。

1. 门诊咨询　经典高效的心理咨询都是通过门诊咨询实现的,它可以让咨访双方都得到最真切的接触,心理咨询师更容易观察和深入来访者的内心世界,因而可给出更准确的诊断和更有效的帮助。同时,这种形式还具有使用各种心理测验工具的便利,其室内环境更有利于保障来访者的权利和隐私。门诊咨询的背后一般都建有由心理咨询师、心理治疗师、精神科医师和其他学科医师共同组成的专家团队联盟,便于多角度、客观高效地研究处理各种心理问题。

2. 电话咨询　电话咨询是来访者通过打电话的方式接受心理劝慰、帮助和疏导的一种咨询形式,包括短期的灾后救援热线和日常的心理咨询热线。目前,我国已开通了不少电话咨询的专用线路,用于心理危机干预、自杀的防治、青少年心理援助等,800-810-0277 就是首条全国老年人心理危机免费救助热线。

3. 信件咨询　现阶段信件咨询主要是邮件咨询,优点是不受地域限制,有困扰者能随时通过邮件"来访";咨询机构在答疑解惑时也可有较大的回旋余地和考虑时间;对于那些不善口头表达或较为拘谨的来访者来说,通信咨询的优点更明显。

4. 网络咨询　网络咨询吸收了电话咨询、信件咨询的优点,最大的特色就是即时互动、身临其境,主要方式是论坛咨询、语音咨询和视频咨询。网络咨询可以更好地照顾到来访者的感受,来访者可以根据自身的情况和需求,选择语音或视频,不用现实中面对面,便于保护隐私和无顾虑地交谈。

5. 出诊咨询　指心理咨询师到来访者觉得安全、舒适的场所如学校、家庭等,上门工作,提供心理咨询服务。牵涉到伦理和安全问题,一般不建议采取此种方式,但遇来访者不配合、不能前来或者遭遇重大灾难时,可选择出诊。

三、心理咨询的内容与阶段

心理咨询的内容十分广泛,老年人丰富多彩、纷繁复杂的心理活动决定了心理咨询内容的丰富性和复杂性,包括老年社会适应问题、老年情绪问题、老年婚恋问题、老年性心理问题等,老年阶段可能出现的各种心理困扰都属于心理咨询的范畴。

心理咨询过程包括建立关系、收集资料、分析诊断、咨询治疗以及结束咨询五个阶段,也可概括为诊断阶段(包括建立咨访关系、收集资料、分析诊断)、咨询阶段、巩固阶段三个阶段。

1. 建立关系阶段　建立良好的咨访关系是有效咨询的前提,应该贯穿于咨询过程始终。良好的咨访关系,是指咨询师与来访者之间存在的一种相互信赖、充分理解、坦诚相待的特殊人际关系。在此阶段,咨询师留给来访者的印象应是大方得体、专业中立、温暖睿智、无条件接纳等。咨询师通过耐心倾听、设身处地、换位思考的方式,理解来访者的烦恼及痛苦,及时给予鼓励和支持,使来访者愿意与咨询师接近、交谈,并倾诉心理问题。咨询师不能直接逼问,而是间接询问来访者希望得到哪方面的帮助。询问结束后,咨询师应表明态度:是否能向来访者提供帮助或何时需要转介等。

明确态度后,咨询师应简约地向来访者说明心理咨询的相关事项,确保来访者了解什么是心理咨询,心理咨询如何进行,心理咨询主要解决什么问题、不能解决什么问题、单次咨询的时间等。同时,说明来访者的权利与义务,请其确认心理咨询师的执业资格、收费标准。注意:双方不允许建立咨询以外的任何关系。

2. 收集资料阶段　咨询师要全面地收集与问题有关的各种资料。收集资料的目的是为了弄清来访者的问题背景,以便决定从何入手去深入分析。收集的资料越多,对以后的分析诊断会越有利。收集资料一般采用观察法、访谈法、调查法等。一般而言,咨询师应该着重收集下列资料:

（1）一般资料

1）来访者的人口学资料:包括姓名、性别、年龄、民族、职业、籍贯、家庭住址、婚姻状况、受教育程度、宗教信仰等。

2）来访者的家庭情况:包括家庭成员的姓名、职业、文化程度、受教育程度、宗教信仰、个性特征、健康状况等,尤其要了解家庭关系与亲子互动。

3）来访者的现实表现:包括人际关系、参加社会活动时的表现等。

4）身体健康状况:包括是否曾经或现在患有重大疾病、是否容易疲劳或生病、吃饭和睡眠情况等。

（2）个人成长资料:包括婴幼儿时期、童年期、少年期及青年期生活,个人成长中的重大变化及现在对此事的评价等。

（3）来访者的精神状态:包括是否罹患心理疾病、精神障碍,是否有家族史,是否有诊治经历等,还包括此次来访时的表现、问题发生的时间、对生活的影响以及希望得到何种帮助等。

值得注意的是,不管从哪方面入手去归纳和解释资料,都有一个先决条件,即资料的可靠性。

3. 分析诊断阶段　此阶段的主要任务是对收集和观察到的信息进行分析,找出最关键、最有意义的线索,判断来访者心理问题的原因、类型及程度,以便确定咨询目标和采取有效的咨询措施。如果来访者有精神病性的症状,要注意鉴别,适时转介。咨询师对来访者的问题进行梳理后,对其严重程度予以评估,特别是对问题原因的分析,必要时可结合心理测量等手段辅助筛查。多数时候来访者的问题和症状背后还有更深层的病因与发病机制,这时咨询师要能透过现象看本质,挖掘出核心的诱因。这一阶段要注意的事项有:

（1）确定来访者是否适合做心理咨询:对正常或有一般心理问题的来访者,咨询师可为其遇到的发展、适应、人际交往等方面的问题提供帮助,而有严重心理障碍、精神障碍的来访者应及时转介给专科医院、精神医学工作者。

（2）恰当地使用心理测验:心理测验既可以检验咨询师的初步判断是否正确,还可以为进一步的诊断分析提供帮助,十分方便。但使用心理测验时要注意根据需要正确选择必要的测验量表;操作要规范,以保证测验结果的可靠性;要能科学地解释测验结果。

4. 咨询与治疗阶段　这是咨询的核心、实质阶段,用时较长。这一阶段的主要任务是,咨询师与来访者双方在分析诊断的基础上,共同协商和制订心理咨询的目标,并选择合适的方法帮助来访者分析和解决问题,改变其不良的认知、情绪或行为。咨询师可根据自己的理论倾向,针对来访者的问题,选择适当的咨询技巧和干预技术,或探寻潜意识,或矫正行为,或改变认知,对自我概念去伪存真,也可以对几种技术进行整合。一般的咨询目标有以下几种:

（1）协助来访者认识自我,认可、接纳并重塑自我。

（2）协助来访者认清不合理的认知、情绪与行为方式,重建认知结构、改善情绪的动力模式,塑造积极的行为方式。

（3）向来访者提供必要的心理学理论、方法和技术。

（4）协助来访者调整或适应家庭、学校、社会等外部环境。

心理咨询的方法多种多样,咨询师在选择干预策略时,注意要回避与来访者的基本信念和价值观相冲突的策略。咨询方案包括咨询活动的内容、时间安排、会见次数,在各个环节上所应进行的活动及达到的目的,咨询过程中可能出现的问题及解决办法等。咨询方案的确立应是双方探讨、协商拟订的,至少要征得来访者的认可和同意。

在此过程中,心理咨询师一般采用"非指导性原则",即不给具体意见,不帮来访者做决定,这也是专业的心理咨询区别于普通会谈和心理健康教育等最重要的不同。即通过运用各种心理咨询技巧,帮助来访者澄清问题,明辨结果,自己选择合适的应对方式,走出困境,不断成长。由于心理问题的出现非一朝一夕造就,咨询应该分阶段按疗程进行,完整的个案建议每阶段6次左右为宜。另外,有些话题一次咨询不能全部涉及,心理咨询师可以酌情在两次咨询间设置家庭作业,如"认知问答""情绪绘画""询问他人"等,延伸咨询过程,强化效果。实际操作中,咨询师要始终把咨访关系的建立放在第一位、全程无条件接纳、真正的共情,才能有效地帮助来访者打开心结,尝试新的应对模式,达到预期的咨询目标。

5. 结束咨询阶段　这一阶段的主要任务是对咨询与辅导情况进行回顾,帮助来访者就其求助问题做总结归纳,如检查目标实现情况、帮助来访者识别进步、提醒需要注意的问题等,一般可以按下述三个步骤结束咨询:

（1）结论性说明：在咨询结束之前，咨询师跟来访者做一次全面的研究、探讨，综合所得材料，做结论性解释，使来访者对自己有更清晰、完整的认识。这种综合性的陈述，容易使来访者印象深刻，可以引导他今后的行为方式，帮助他不断成长。

（2）迁移和依靠自我：心理咨询结束阶段，咨询师有意识地引导来访者将咨询中重新建构的认知模式扩展到其他场景，即"举一反三"，帮助来访者真正掌握并学会知识迁移，以便日后在离开咨询师的情况下，仍能应付周围环境，自行处理遇到的难题。

（3）愉快自然地结束：咨询过程可能使来访者对咨询师产生过多心理联结、喜欢、依赖，因此，在结束咨询时要考虑采取特定的方法：

1）采取渐进式结束的方法，即逐渐减少咨询次数，平缓过渡。

2）帮助来访者确认，他已经能够依靠自己的力量解决问题，也需要用一段时间独自应付挫折挑战，接受锻炼，在生活中完成持续的成长改变，并鼓励其勇敢面对。

3）明确结束时间，但应告知来访者，如果需要可再次预约，咨询也可不定期回访、追踪。让来访者感受到咨询的结束只是一种工作方式的结束，咨询师以及咨询师的陪伴一直都在。

四、老年人心理咨询的特点

与其他年龄段相比，老年人的心理咨询具有以下特点：

（一）咨询内容的典型性

社会适应、死亡恐惧、慢性病导致的情绪失调是老年人心理咨询的典型内容，还有希望子女多探望、需要被陪伴、避免孤独等非常现实的问题。

（二）咨询过程的困难性

老年人处于人生发展阶段的末期，身体功能的衰退容易产生无力感、显得颓废；而他们又习惯回忆往事，感叹盛年不再，对未来的积极性较差；另外，老年人认知、情感、行为等方面的模式固化太久，不容易也不愿意改变，这些都无形中增加了咨询的难度。

（三）心理咨询的病耻感

目前，不少老年人由于历史原因和客观条件的限制，认为做心理咨询就是"精神不正常""精神病"，部分家属也因此觉得"丢人"；有的老年人甚至看不起比自己年龄小的咨询师，认为自己的生活阅历完全能够解决这些"小事"，将病情"捂着""瞒着"，往往贻误了最佳的心理干预时机。

（四）咨询收费的必要性

老年人认为自己是弱势群体，心理咨询形式上也是"聊天"，既然是助人做善事，就不应该收费或适当减免。需要明确的是，咨询费用的收取，首先是表明时间、知识、服务的价值；其次，来访者会为节约"成本"而主动配合，不会东拉西扯、拖延时间、无故迟到或爽约，收费服务对来访者的行为具有规范和约束的作用，可以激发来访者的自我意识和自控能力，提升心理咨询的效率。

五、心理咨询典型流派及其主要思想

（一）精神分析

精神分析又称"心理动力学说"，产生于19世纪末20世纪初，创始人是奥地利的精神病学家弗洛伊德，主要代表人物还有阿德勒（1870—1937）和荣格（1875—1961）。在心理学界，这个理论是指精神分析和无意识心理学体系，也称精神病学和深层心理学。

精神分析有三个最具代表性的观点：精神层次理论，阐述了人的精神活动会在不同的意识层次里进行，包括意识、前意识和潜意识；人格结构理论，弗洛伊德认为人格包含本我、自我、超我三个层次，分别遵循"快乐原则""现实原则""道德原则"，其中，本我是一切能量的源泉；性本能理论，弗洛伊德认为人的精神活动的能量来源是本能，包括"生本能"和"死本能"，其中，性本能是一切心理活动的内在动力。

（二）行为主义

行为主义出现在美国，20世纪初自然科学飞速发展，一些年轻的心理学家认为心理学不能研究意识，认为心理学和其他自然科学处于同样的地位，应该像其他自然科学一样研究看得见的客观东西，也就是行为。该学派的代表人物是华生（1878—1958）和斯金纳（1904—1990）。

行为学派认为，人的心理活动、精神意识是不可捉摸、不可接近的，心理学应该研究人的行为。行为是个体适应环境变化的身体反应的组合，这些反应不外是肌肉的收缩和腺体的分泌。行为心理学研究行为在于查明刺激与反应的关系，根据刺激推断反应，根据反应推断刺激，以便达到预期和控制行为的目的。

（三）认知心理学

认知心理学是20世纪五十年代中期在西方兴起的一种心理学思潮，是作为人类行为基础的心理机制，核心是输入和输出之间发生的内部心理过程。它与西方传统哲学也有一定联系，主要特点是强调知识的作用，认为知识是决定人类行为的主要因素。

认知心理学研究人的高级心理过程，主要是认知过程，如注意、知觉、想象、记忆、思维和语言等。与行为主义心理学家相反，认知心理学家研究那些不能观察的内部机制和过程，如记忆的加工、存储、提取和记忆力的改变。认知研究通常需要实验、认知神经科学、认知神经心理学和计算机模拟等多方面的证据的共同支持，而这种多方位的研究也越来越受到青睐。认知心理学家们通过研究脑本身，来揭示认知活动的本质，而非仅仅推测其过程。最常用的就是研究脑损伤患者的认知与正常人的区别来证明认知加工过程的存在及具体模式。

（四）人本主义心理学

人本主义心理学兴起于20世纪五六十年代的美国，由马斯洛创立，以罗杰斯为代表，被称为除精神分析和行为主义以外，心理学上的"第三势力"。人本主义和其他学派最大的不同是特别强调人的正面本质和价值，并强调人的成长和发展，称为自我实现。人本主义最大的贡献是看到了人的心理与人的本质的一致性，主张心理学必须从人的本性出发研究人的心理，最经典的是马斯洛的"需要层次理论"。

六、老年人心理咨询各阶段的技术及要求

（一）老年人心理咨询初访接待的技术及要求

1. 老年人心理咨询初访接待的技术 主要包括初访询问技巧、结构化技术、语言风格等。

（1）初访询问技巧：是指在初次接待时，咨询师对来访者的初次询问，在必要的情况下，咨询师应结合来访者的问题与咨询目标提出相关问题，进行问询。在这个阶段，专业而温暖的开场白对于快速建立关系，切入正题至关重要。一般情况下，咨询师先开口，做简要的自我介绍"您好，我是王××，国家二级心理咨询师，您可以叫我王老师，接下来我们将一起工作，不知如何称呼您比较合适？"表情温和略带笑容，同时稍用力握手，引导对方落座，等待答复。对方答毕，简洁询问来访者希望得到哪方面的帮助，常用的询问语如"×××，您好，有什么事情可以帮到您？""请问，您希望我帮助您解决什么问题？"等。

关于坐位，来访者可以自行选择，不同的选择往往代表不同的心理反应。咨询师与来访者的距离可保持在1.5m左右，座椅约成90°，咨询师身体稍微前倾，目光与来访者接触，注意观察来访者的面部表情、身体语言，并在需要时予以回应，这种温暖而积极的关注姿态有利于咨访关系的顺畅建立。

（2）结构化技术：是指咨询开始，咨询师对来访者说明心理咨询整个过程所涉及的各种要素，即心理咨询师对心理咨询的性质、原则、目标等所做的解释。一般来讲，包括知情同意、保密原则、理论框架、咨访关系、咨询流程、工作方式等。理论框架指心理咨询师用来解释当事人行为、引导当事人产生正面改变所依据的理论；咨访关系指心理咨询师与来访者在咨询中所扮演的角色以及对该角色的期待。

结构化技术的运用，对初次来访的老年人来说，有助于消除误解、减轻焦虑、降低无助，利于咨访关系的建立，为正式咨询做好准备。通常，运用结构化技术时，需要向来访者说明以下问题：

1）咨询时间设置：每次50min左右，初访可以适当延长时间，但不宜过长，如果遇到老年人迟迟不肯结束，咨询师可起身予以提醒，要让来访者明白咨询时间的宝贵，下次会有意识提高说话效率。咨询频率为一周一次，特殊情况一周两次，需提前预约并征得咨询师同意，原则上不能随意更

改咨询时间或间隔。这样可以让老年人在间隔期充分回顾咨询体验,完成咨询作业,践行新的应对模式。

2）咨询的保密原则:应告知来访者,咨询师不会向来访者的亲属、朋友、同事、领导以及各类媒体谈及来访者的隐私,除非征得来访者本人的同意;如果专业学习讨论,需要报告相关案例,应注意避开隐私信息;除确定的专业人员外,任何机构和个人不得查阅心理咨询档案。保密例外:如果来访者触犯法律,或有自伤、伤人行为时,咨询师有权利也有责任向有关部门提供案例信息。

3）咨访关系设定:心理咨询中,咨询师与来访者会形成一种特殊的工作关系,来访者前来求助,咨询师通过专业的心理学知识与技能,帮助来访者看清问题,协助其改变成长,最终解决心理问题。在这个过程中,二者有时像师生关系,有时像医患关系,有时像长辈与晚辈,有时又像同辈朋友,根据咨询的进展情况,会有不同变化。但咨询师不能与来访者建立除心理咨询需要的咨访关系以外的任何关系,也不能与来访者单独联系,这样做是为了咨询师能始终保持客观中立,来访者也能更快摆脱依赖心理,实现自我成长。

4）其他问题:如咨询费用、突发状况、如何续约等,咨询师可以根据实际情况给予答复。

（3）语言风格:咨询师在心理咨询过程中所呈现的语气语调、表情特点以及所表达的思想感情称为语言风格。通过训练,咨询师可以准确表达自己的思想和感情,理解自己表情所表达的准确信息,避免表情误差。

2. 老年人心理咨询初访接待的要求 老年人初访接待工作中,最重要的任务就是建立良好的咨访关系,应始终秉持"关系重于技术"的理念,不做任何破坏咨访关系的事情。

（1）咨访关系的建立:多数来访者都是第一次接触心理咨询,尤其老年来访者,会感到不知所措,因此咨询师应先开口引导会谈,化解尴尬。注意,不能直接逼问,这会给来访者留下不良的第一印象和产生不舒服的感觉,影响咨询的顺利进行。同时,不要纠缠在一个问题上持续"深挖",因为是初次来访,来访者会有种隐私被窥探的感觉,从而产生阻抗,关闭"心门"。

此外,对于老年来访者,咨询师往往需要反复向其说明心理咨询中的保密原则,以及双方的责任和义务等,注意要始终保持专业、亲和力强的形象。

（2）语言风格:包括语气语调和表情。语气语调包括陈述语气、疑问语气、反问语气、感叹语气、祈使语气、上扬语调、下沉语调等。咨询师与来访者建立信任时,应当尽量用比较缓和的语气,力求尽快使来访者放下心理防备。

（3）咨询环境的设置与要求

1）隐私要求:咨询室应相对隐蔽,并且隔音效果要好。既能充分保障来访者的隐私,也能满足其安全感的需求。

2）环境要求:咨询室应安静、整洁,外界的声音不会干扰室内会谈。空气流通好,光线充足,室温保持在20~24℃,让老年人感觉舒适。咨询室内墙壁的颜色以纯色为主,但不拘泥于白色,可分别设置淡蓝色、淡粉色背景的咨询室,以适应不同情绪状态下的来访者。

3）陈设要求:咨询室内的桌椅、沙发、绿植等摆设应简单、舒适,能让来访者感觉身心放松、愿意沟通、地位平等。设备不宜多,以免干扰来访者的注意力。

（4）化解僵局的要点:针对冷漠、戒备心较强的来访者,可以采用迂回的方式,从其日常生活、兴趣爱好或与之相关的社会热点入手,询问来访者的看法,打破僵局。值得一提的是,不少老年人开始的冷漠只是在试探咨询师是否值得信赖、是否真的能帮到自己,此时,一定不要受其冷漠表象的影响,需继续无条件积极的关注来访者。

针对回答简单者,注意在其回答中发掘问题,而不是一味转移话题,大多数人会感到自己负有为自己说过的话解释清楚的道义与责任。

当来访者挑战某一问题的必要性时,可以阐明许多人就是从这些意见中受到了启发,来访者长期拥有此类经验才没有发觉问题的意义。而对于另一些人来说,来访者的意见很有价值。当来访者的自尊心和虚荣心得到满足时,回答就会变得自然。

（二）老年人心理咨询建立关系阶段的技术与要求

1. 老年人心理咨询建立关系阶段的技术 主要包括倾听技术、复述技术、最小鼓励技术等。

（1）倾听：在咨询过程中咨询师与来访者的谈话不仅仅是听听而已,还要借助各种技巧,真正听出对方所讲的事实、所体验的情感、所持有的观念等,咨询师应是一位耐心、诚恳而又机敏的听众,能了解来访者的问题所在。通过倾听与被倾听,启发来访者思考,实际生活中有些问题正是曲解了别人的表情和话语,才引发的心理不适。借此扰动来访者的认知定式,重新审视自我,建立顺畅的人际关系。

（2）复述：重复与来访者交谈中值得探讨的重要内容和关键语句。一方面,它能给咨询师提供来访者状态的直接感受,推动咨询进程,并能检验咨询师是否理解了来访者所说的内容。只有咨询师认真倾听,复述才能准确,来访者亦能感到自己正被关注、接纳。另一方面,复述不准确时,来访者会马上纠正,给出正确的反馈,确保自己的信息被正确理解。

当咨询师计划引出另一个话题,或者是希望来访者就某一部分进一步说明时,也可以使用复述技术。使用复述技术时,复述的部分应该是当事人此时此刻的感觉和想法,而非过去的经验。

（3）最小鼓励：指把来访者的词语或简短的表达形式,重复转达给来访者,比如"嗯""多告诉我一些"或"所以"等。这些反应能鼓励来访者继续原来话题,在没有干扰或打断的情况下自然地纵深,说出更多具体的细节,这些细节往往更接近真实感受。咨询师的最小鼓励就是承接来访者的话尾,但不重复所有内容,既体现出咨询师的关注、倾听和认同,又能激发来访者的表达热情,不经意间拉近咨访关系。

2. 老年人心理咨询建立关系阶段的实施要点

（1）倾听方式：倾听有积极倾听与消极倾听。积极倾听与消极倾听的判别不在表面,而在于倾听的效果。不论是否专注地倾听,咨询师都可以作出倾听的样子。常见的消极倾听表现：判断先于倾听,只是听到自己想听的部分,用自己的故事去解读来访者;没有耐心,认为自己已经了解全部细节;分神或者分心,倾听敏感度不够,未抓住关键共情点;因倾听不充分而提出来访者已经尝试过的无效的解决方法。

（2）有效倾听：面对来访者,身体姿态开放,稍微倾向来访者,良好的目光接触,身体放松。克服自我为中心,不要总是谈论自己,来访者是当事人。克服自以为是,不要总想占主导地位或控制局面。尊重对方,不要经常打断对话,要让对方把话说完,更不要因究那些不重要或不相关的细节而打断,尤其对于敏感、自尊心强的老年人。保持中立,不要匆忙下结论、急于评价对方的观点、急切地表达建议、因意见分歧而争执。要仔细地听对方说些什么,不要把精力放在思考怎样反驳对方的观点上,尽量不要边听边琢磨来访者下面将会说什么。保持自我觉察,是不是有偏见或成见,先入为主的观念很容易影响谈话的效果和咨访关系的建立。语速适中,思维跳跃或语速过快会使来访者感到压力,也容易忽略重要的细节,不要主观臆测对方还没有说出来的意思。注意细节,不因个人好奇而深究,不做小动作,不走神,接纳来访者尤其老年人讲话的方式与特点。

（3）初学者易犯错误：初学者往往不重视倾听、不愿意倾听,容易犯以下的错误：

1）干扰、打断,急于下结论：耐心不够、缺乏经验、抓不住关键因素,对对方意图领会不准,使对方觉得不被理解,影响建立良好的咨访关系。

2）轻视对方的问题：认为这是小事,可对方深受其扰,觉得不可理解。沟通目的就是帮助其澄清问题、认识本质并找到解决办法。

3）做道德或是非对错评判：尽量不做评判,如果确需评判,可在全面了解后通过讲故事、类比、启发等方式替代性的表达。

4）滥用"技巧"：询问过多、概述过多、情感反应过多等,初学者往往重视"术"的运用而忽视"道"的重要性。

（三）老年人心理咨询分析诊断阶段的技术及要求

1. 老年人心理咨询分析诊断阶段的技术　主要包括询问技术、情感反应技术、内容反应技术、具体化技术、摘要技术、沉默技术。

（1）询问技术：可分为封闭式提问和开放式提问。封闭式提问常用于搜集和解释资料信息,常用"是不是""对不对""要不要""有没有"等词提问,而回答也是"是""否"式的简单答案。这种提问常用来澄清事实,获取重点,缩小讨论范围。开放式提问常用于讨论深入的问题或促使来访者进行自我

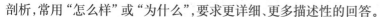

剖析,常用"怎么样"或"为什么",要求更详细、更多描述性的回答。

（2）情感反应技术：情感反应指咨询师用语言来表达来访者言谈中所透露出来的明显的或隐含的感受。目的就是引导来访者注意和探索自己的情绪情感体验,或者把这些体验和与之相伴随的情景、事实联系起来,协助来访者觉察、接纳自己的感受,达到对自己心理过程的整体性认识。此技术着重于来访者的情绪反馈,经过对来访者情绪的了解可进一步推测出来访者的想法、态度等,情感反应最有效的方式是针对来访者现在的情感而不是过去的。

（3）内容反应技术：内容反应也称释义或说明,指咨询师把来访者的主要言谈、思想,综合整理后,再反馈给来访者。内容反应能够帮助来访者有机会再次重新审视自己的陈述,剖析自己的困扰,重新组合那些零散的事件和关系,进一步深化咨询内容。

（4）具体化技术：指咨询师在倾听来访者叙述时,如果发现其所陈述的内容有含糊不清的地方,咨询师以"何人""何事""何时""何地""有何感觉""有何想法""发生什么事""如何发生"等问题,协助来访者更清楚、更具体地描述他的问题。

（5）摘要技术：指在咨询进行一段时间后,咨询师把两人谈话的要点（包括情感与想法）加以整理与归纳,以概括的形式表达出来。

（6）沉默技术：指在咨询过程中,因为某种原因,来访者或咨询师无法持续所谈的内容而沉默下来,沉默之后所谈内容往往会触及核心问题或是来访者陷入沉思并开始改变的契机。

2. 老年人心理咨询分析诊断阶段的要求

（1）内容反应技术：可以使用在咨询的任何阶段、任何时机,尤其是当咨询师想要核实他对来访者的了解是否正确时。当老年来访者叙述冗长、繁多时,咨询师可以使用内容反应技术,提纲挈领,将他所了解的重点传递给来访者,以确定自己理解的是否正是来访者所关切的。此技术可以协助咨询师将来访者的叙述分门别类,并归纳、比较,从中理出重要的咨询方向。

（2）具体化技术：可以澄清来访者所表达的模糊不清的概念、情感及遇到的问题,明了来访者的真实感受以及事实的真相,也可促进咨询师对来访者的了解,把话题引向深入。具体化实则也是鼓励来访者表达,让来访者弄清自己的所思所感,明白自己的真实处境,也有助于来访者自我认识能力的提高。

（3）摘要技术：有利于协助来访者澄清与界定问题,形成新的看法,使来访者更全面地探索自己,协助来访者了解咨询的重点,使不同咨询主题的转换更顺畅,协助来访者顺利进入下一阶段的咨询。

（4）沉默技术：可以分成积极沉默与消极沉默。积极沉默,主要是对方正在思考如何回答,如果能善加利用,可以使咨询顺利进行;消极沉默,往往是不合作、拒绝、愤怒、不友善的一种表示,如果处理不当,会破坏咨询的顺利进行。

（四）老年人心理咨询咨询阶段的技术及要求

1. 老年人心理咨询咨询阶段的技术　主要包括面质技术、解释技术、指导性建议、自我暴露技术。

（1）面质技术：指当咨询师发现来访者语言与非语言表现不一致、言行前后矛盾、逃避面对自己的感觉与想法、不知善用资源、未觉察自己的限制等情形时,指出来访者矛盾、不一致的地方,协助来访者对问题有进一步的了解。常把这种在咨询中不一致或矛盾归纳为四种：言行不一致;理想与现实不一致;前后言语不一致;咨访意见不一致。

（2）解释技术：是运用某一种理论来描述来访者的思想、情感和行为的原因、过程、实质等。解释使来访者从一个新的、更全面的角度来重新审视自己的困扰、周围情境以及自己,并借助新的观念、专业化的视角,来加深对自身行为、思想和情感的了解,产生领悟,提升认识,促进变化。解释以咨询师所持有的理论取向为基础,常用于综合分析刚刚获取的资料,并改变来访者自身的观察方式。

（3）指导性建议：是对来访者做的特殊命令或指示,当咨询师试图干预和改变来访者的某些行为时,指导是有必要的,常用于咨询时的引导。指导的内容包括提出意见、给予指示、提供反馈或再保证。指导内容是咨询师看法的要点,而不是来访者内容的复制。

（4）自我暴露技术：也称自我开放、自我揭示,是咨询师自愿地、有意地把自己的真实情况暴露给来访者,透露的情况是他人不可能从其他途径获得的。自我暴露是自愿的、有意的、真实的,往往是咨询师深度共情的表现,也是加速咨访关系建立的特殊技巧。

2. 老年人心理咨询咨询阶段的要求

（1）面质技术：可以协助来访者增强现实感，即促进对自己的感受、信念、行为及所处境况的深入了解，激励来访者放下自己有意或无意的防御心理、掩饰心理，勇敢地面对自己、面对现实，并由此产生富于建设性的活动，促进来访者实现言行统一、理想自我与现实自我的一致，使来访者明了自己所具有而又被自己掩盖的能力、优势，并加以利用。

但需要注意的是，老年来访者由于独特的心理特点，自尊心强、爱面子，应缓和地使用面质技术，以免对方无所适从，甚至产生阻抗。

（2）解释技术：能使来访者从一个崭新的、全面的视角面对困扰、周围环境及自身问题，从而更加了解自己的行为、思想和情感，产生领悟，提高认识，促进变化。

解释一般有两种：一种是来自各种不同的心理咨询与治疗的理论；另一种则是根据咨询师个人的经验、实践与观察得出的结论。在前一种解释下，咨询师可依据各种学派的理论进行解释，或者是认知学派的解释，或者是人本主义的解释等，究竟选择哪一种理论，取决于咨询师的工作取向。也有的咨询师会根据不同的问题性质，来选择易于当事人接受的理论解释。

（3）指导性建议：目前并无统一规则，不同的心理咨询和治疗学派对其理解和运用不同，也有一些咨询师不赞同使用该技巧。因此，在实践中可灵活决定是否使用，如果要使用，不能使老年人产生被教育、命令的感觉。

（4）自我暴露：是内容表达与情感表达的结合，其作用有：

1）咨询师自我暴露的内容与当事人经验相似，可增加来访者对咨询师的认同，有助于进一步沟通。

2）咨询师愿意将自己的私事表露出来，表示信任来访者，自然增加了来访者对咨询师的信任感。

3）一般而言，有困扰的来访者多倾向于封闭自己，因此咨询师的自我暴露具有示范作用，让来访者学习并有效地开放自己。

4）经过咨询师的自我暴露，来访者不只是倾诉者，同时也是一个倾听者，从咨询师的经验当中，来访者可以看到自己忽略的地方，有利于其思考和自我改变。

老年人心理咨询的不同阶段会运用到不同的技术。初诊接待时，咨询师需要给来访者留下良好的第一印象，并采用结构化技术向老年人说明心理咨询的流程、时间、保密原则等。建立咨访关系时要采取有效的倾听方式，避免急于下结论。分析诊断阶段可运用询问技术、情感反应、内容反应技术等，咨询阶段则可以使用面质、解释、具体化、指导性建议等，进一步明确咨询思路。此外，心理咨询的流派、理论、方法多种多样，老年人的心理问题也是各有不同，不能一概而论，一定要根据来访者的情况具体问题具体分析，为老年人提供切实的帮助。

（王华栋）

思考题

1. 如何认识老年人沟通与咨询的区别？
2. 如何理解老年人咨询不同阶段间的界限？
3. 如何评价老年人咨询的效果？你觉得应该怎样提升和巩固咨询的效果？

第十二章　老年人社会适应问题

第十二章
数字内容

 学习目标

1. 掌握离退休综合征、高楼综合征的心理表现;晚年生活规划方法。
2. 熟悉社会适应中老年人社会角色变化的特点。
3. 了解老年人社会适应与心理健康的关系。
4. 具有诊断老年人社会适应问题、制订干预方案、规划老年人晚年生活的能力。
5. 具有尊老、爱老的职业道德,与老年人良好沟通、合作的职业素质。

老龄化社会的快速到来,让老年服务工作面临的诸多问题一时间全被看见,其中老年人社会适应问题又是关乎老年人角色转换、情绪管理、心理健康的关键环节。

第一节　概　　述

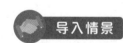 **导入情景**

某街道成立了老年志愿者协会,决定招募一批老年志愿者。公告贴出以后,教师、医生、律师、工程师、画家、瓦工、锅炉工等各个行业退休的近百名老年人前来报名。小张和其他工作人员感慨道:没想到退休后大家的热情如此之高,更没想到具备各种技术和才能的老年人这么多。小张很快意识到:参与者众多,从侧面折射出当下老年人养老生活的枯燥,也反映出老年人积极适应社会、实现自身价值的心理需求。结合"积极老龄化"理念,小张计划从社区离退休老年人的心理现状入手,制作一些宣传材料,鼓励老年居民积极扩大社会交往,避免老而无用的传统观念,合理规划老年生活,提高生活质量。

工作任务

1. 分析老年人社会适应问题的现状。
2. 列举出老年人社会适应问题的应对措施。

社会适应良好是世界卫生组织关于心理健康的标准之一。研究证明,适量的刺激对于个体的生存和发展是有益的,但过多、过强、过久的心理压力或刺激可影响人的心身健康,如导致心因性精神障碍、心身疾病、神经症以及诱发或加剧躯体疾病。人到老年进入衰退期,不良的刺激更容易带给老年人一系列的社会适应方面的困扰。关注老年人社会适应问题已成为当前促进老年社会福利改善的重要切入点,而如何提高老年人社会适应能力也得到社会各界越来越多的重视。

一、老年人社会适应与心理健康

社会适应是个体在与社会环境的交互作用中,追求与社会环境维持和谐平衡关系的过程,以及这种协调关系所呈现的状态,社会适应包括心理机制、心理结构和心理功能三个方面。对老年人来说,自身与社会环境的协调程度往往通过自我内部的生理与心理的和谐程度来判断。

适应性障碍是指易感个体遭受日常生活的不良刺激,由于适应能力差,从而导致生理、心理等方面的严重不良反应。主要表现以情绪障碍为主,伴有行为或生理功能的紊乱,影响个体的社会适应能力,使学习、工作、生活及人际交往等受到一定程度的损害。适应性障碍是老年人群中较为常见的一种心理障碍,一般是因为环境改变、职务变迁或生活中某些不愉快的事件,加上患者的不良个性,而出现的一系列心身反应或功能减退。

二、老年人社会适应的内容

老年阶段与其他年龄段相比,要面对社会角色变更、人际交往变化、生理功能衰退等诸多问题,加上现代社会的迅猛发展,社会经济、政治、文化变迁,人们的生活环境和生活方式日新月异,都对老年人的适应能力提出了更高的要求,需要老年人更多地在心理和行为上作出调整,达成与环境的和谐。从具体内容看,老年人社会适应包括四大方面:

首先是基本生活适应,面对生理变化、健康状况下降带来的日常生活问题,老年人能够完成自理,保持良好的生命状态。

其次是人际关系适应,面对社会角色、人际交往圈层变化而产生的特殊的交往问题,老年人能够与他人保持沟通、交流,并主动建立维持良性的人际关系。

然后是精神文化适应,老年人能够应对社会整体环境的改变,顺应变化中的思想、观念及各种文化现象的新旧更替。

最后是个人发展适应,除了满足基本的生理需求外,老年人还能在现实社会生活中发挥自身潜能、提升自我价值。

三、老年人社会适应的影响因素

老年社会适应问题的原因可以分为物质性和非物质性两大类。物质性因素主要是由于老年经济问题导致的贫困,居住条件、照料条件、身体自理状况、饮食起居等方面的困难;非物质性因素是指家庭关系、人际关系、性格特点、家庭变故、婚姻质量、自我接纳等方面的问题。不同性质的原因对老年人社会适应的影响方式和程度都不一样,采用的照护策略也应有所不同。具体影响因素包括:

(一)经济条件

经济基础、物质生活直接影响老年人的社会适应水平,决定着精神生活的层次。经济条件好的老年人,对生活有较高的自主支配权,往往比较乐观、自信,能主动容忍与自己观点相冲突的新事物或新观念,而经济条件差的老年人,则较多体会到生活的不尽如人意,容易精神倦怠,接受新事物也往往较为被动。老年人对物质生活的不满情绪,通常还来自于横向比较,比如,当老年人发现原先与自己工作性质、工资水平、养老金水平相同或更低的人,现已超越自己并有较大反差时,容易心理失衡,感到不公平,产生不适应。

(二)健康水平

健康水平是影响老年人社会适应的先决条件。步入老年后,随着年龄的增长,出现生理功能衰退,慢性疾病侵蚀,日常生活能力下降在所难免,但相同年龄段的老年人,身体健康状况个体间差异较大。相对而言,健康状况良好的老年人更易适应社会环境变化,而健康出现严重问题的老年人与社会环境的协调程度则相对较差。

（三）家庭状况

子女的生活和工作状况也是影响老年人社会适应的关键因素之一。子女的工作和生活状况好，老年人没有后顾之忧，心情放松，情绪积极乐观，更易适应社会。子女的事业和生活状况不如意，老年人会有较大的精神压力和经济压力，消极情感较多，进而影响其对待社会环境的态度。同时，家庭是否和睦、情感是否融洽也影响着老年人的心理健康，家庭成员相互关心照顾、家庭氛围好，即便没有足够的物质享受，老年人仍会感到比较满意。

（四）主观感受

老年人对自己生活状态的自我评价和满意程度，即主观幸福感，是老年人社会适应不可或缺的因素。老年人通常依据自己设定的标准对整体生活质量作出评价，积极交往、身心平衡的老年人对整体生活的满意程度较高。现实生活中，常常出现经济条件一般的老年人比经济条件好的老年人更为自得其乐，就是因为这类老年人幸福感较强，在生活中体验到的积极情感较多，所谓"知足常乐"。反之，则在生活中体验到较多负面情感，从而降低对生活质量的主观评价，影响生活满意度。

四、老年人社会角色的转变

社会角色在心理学中是指不同性别、年龄、身份和社会地位的一整套为大众所期望的社会行为模式，它反映个体在社会生活中和各种人际关系中所处的位置。每个不同的角色都按照其特定的地位和所处的情境，遵循社会对角色的期望而行事。

现实生活中的每个人要在人生大舞台上扮演不同的社会角色，某种意义上，老年人社会适应问题也就是社会角色适应问题。在人的社会角色之中，最主要和最常见的角色包括家庭角色、性别角色、年龄角色和职业角色等。老年人离退休后将面临着社会角色的巨大转变，如果不学会适应这些角色的变化，及时地采取措施进行自我调适，老年人的生活质量将受到影响。

社会角色的改变，不仅意味着失掉了某种权利，更为重要的是丧失了原来所担当角色的情感，丢掉了几十年来形成的行为方式。社会角色的变化，新旧角色之间会发生矛盾，要进入一个新的角色，必须要经历一个过程，甚至要经历沉重的思想斗争，重新寻找新角色的价值、意义，建立新的感情，才能适应。老年人的角色变化，主要包括：

从职业角色转入闲暇角色。老年人在退休后，在角色上的显著变化就是从职业角色转变为闲暇角色。其中，绝大部分的城市老年人在退休后，即进入闲暇角色，即使有少数仍在谋职或返聘，但其职业角色只是他们生活中极其微弱的部分，主要表现仍为闲暇角色；农村老年人由于其经济条件和劳动习惯的限制，处于职业角色和闲暇角色双层角色中，但最终仍要进入完全的闲暇角色。

从主体角色演变为依赖角色。老年人在退休前是家庭的主体角色，退休后逐渐从主体角色演变为依赖角色。年龄越大，对儿女的依赖程度越高。

从配偶角色变为单身角色。步入老年期，失去配偶的可能性日益增大，一旦配偶丧失，剩下的一方即进入单身角色。对于老年人来说，能够按新的角色来待人处世，才会心情愉快，生活充实。老年人的心理和行为都需要适应这些角色变化，才能顺利度过老年期。

五、老年人社会适应的应对措施

老年人的社会适应是动态的，受个人与环境的共同影响，当环境发生变化时会产生情绪失调与行为变化，如失眠、焦虑、抑郁、逃避现实、社会性退缩。老年人要不断调整自身以适应社会的变化，政府、社会及家庭也要不断创造条件，从物质支持、照料服务、精神文化关怀等多方入手，为老年人提供全方位的支持和帮助。综合相关的研究成果，老年人社会适应问题的应对措施包括：

（一）健全制度保障

完善养老保障制度框架设计，形成相对完备的老年社会保障、社会福利等政策体系，降低政策的随意性和不确定性，增强老年生活的安全感。出台鼓励社会团体、企业单位和个人参与养老事业的优惠政策,动员全社会关心、支持、参与养老服务,加强老年疾病预防、保健、心理干预和应急帮助等,加大对特殊困难老年家庭的扶助力度。积极组织并壮大志愿者服务队伍,促进志愿者服务常态化、制度化;加强养老服务人员培训,促进服务队伍专业化、职业化,改革养老模式,完善养老照护体系,为老年人适应社会提供政策支持和物质支撑。

（二）完善社会服务体系

根据老年人的特点和特殊需求,建立健全满足老年人需要的物质帮助和社会服务体系,为老年人提供方便、舒适的养老环境。完善社区养老和居家养老模式,使老年人在应对各种社会问题的过程中有充分的社会服务作为支持和辅助的手段。

（三）加强家庭精神慰藉

居家养老历史悠久,家庭不仅能使老年人的物质生活得到重要保障,同时对精神生活也有着不可替代的作用。我国家庭养老功能虽有弱化趋势,但我国"未富先老"的现实,使得家庭在今后长时期内仍是老年人生活的主要场所和精神的重要寄托。家庭成员可以给予老年人全方位的悉心照顾、情感关爱,消除老年人在各种适应过程中的心理和情感压力,获得精神上的满足,家庭的作用是其他个人或者机构难以替代的。

（四）提高老年人自我应对能力

首先要善于规划自己的生活,应对自己身体突发不适有思想准备,可以事先与子女、亲友、邻居、社区工作者、单位同事打招呼,以便在紧急时求得帮助。其次是应该增强心理上的自立,克服孤独感的有效途径就是寻找精神寄托,增添新的生活内容,提升生命的意义。例如及时调整心态,顺应现实。心情不好时找儿女、朋友谈谈,使不良情绪尽快转移;期望不应过高,做到知足常乐;夫妻间互相体谅、互相扶持;不过分依赖或干预子女,要大事清楚,小事"糊涂"。要扩大社交,排解寂寞,多与好友往来,重视学习,渴求新知,发挥余热,重归社会,继续为家庭和社会做贡献。

第二节　离退休综合征

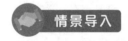
情景导入

张爷爷,62 岁,从国企负责人岗位上退下来,开始了清闲的晚年生活。平时带带孙子、买买菜、遛遛鸟,但仍不顺心,失落感压在心头。他渐渐感到空虚、烦躁,并有头痛、乏力、食欲减退、夜不能寐的症状。去医院神经科就诊,做了 CT、脑电图、心电图等检查,均未见明显异常。张爷爷的儿子特求助社区居家养老工作人员小王。

工作任务

1. 说出张爷爷可能出现的问题。
2. 正确地对张爷爷进行心理干预。

一、概念

离退休综合征是指老年人由于离退休后不能适应新的社会角色、生活环境和生活方式的变化而出现的焦虑、抑郁、悲哀、恐惧等消极情绪,或者因此产生偏离常态的行为的一种适应性的心理障碍,这种心理障碍往往还会引发其他生理疾病,影响身体健康。

离休和退休是生活中的一次重大变动,由此,当事者在生活内容、生活节奏、社会地位、人际交往等各个方面都会发生很大变化。由于适应不了环境的突然改变,而出现情绪上的消沉和偏离常态的行为,甚至引起疾病,就是所谓"离退休综合征"。

二、临床表现

（一）焦虑

主要表现为心烦意乱、坐卧不安，行为重复，小动作多，无法自控；犹豫不决，不知所措；偶尔出现强迫性定向行走，注意力不集中；容易急躁和发脾气，性格变化明显；对任何事都不满或不快，做事缺乏耐心；敏感、多疑，当听到他人议论工作时，常觉烦躁不安，猜疑是否有意刺激自己。平素颇有修养的老年人，也会一反常态不能客观地评价外界事物；严重者会出现高度紧张、恐惧感，伴失眠、多梦、心悸、出汗、阵发性全身燥热等症状。

（二）抑郁

主要表现为情绪低落、沮丧、郁闷，意志消沉、萎靡不振；有强烈的孤独感、失落感和衰老无用感，对未来生活失去信心，感到悲观失望；行为退缩，兴趣减退，不愿主动和人交往；懒于做事，严重时个人生活不能自理。

（三）躯体不适

主要表现为头晕、头痛、失眠、胸闷或胸痛、腹痛、乏力、全身不适等症状，并且现有躯体疾病无法解释这些症状。

三、影响因素

（一）离退休前缺乏足够心理准备

进入老年期，机体各器官处于衰老、退化阶段，如对离退休这一重大生活事件缺乏足够的心理准备，则会发生强烈的情绪体验，非常容易破坏人体稳定的内环境，造成内分泌功能的紊乱、中枢神经功能失调。

（二）离退休前后生活境遇反差过大

工作时紧张忙碌，离退休后无所事事，并伴随经济水平下降，社交活动减少，生活单调，这种工作、生活、环境的突然改变，会产生短暂的情绪反应。如不能适应现实生活，顺应角色改变，完成自我调适，则会出现一些偏离常态的心理和行为，甚至由此而引发其他疾病。

（三）性格缺陷或适应能力差

由于个性上的原因，有些老年人难以适应离退休所带来的生活变化。一般情况下，事业心强、争强好胜、善于争辩、严谨、固执、怪僻、急躁、刚愎自用、过于内向的人适应能力较差，容易出现心理失调。

（四）社会支持系统缺乏

普遍认为，我国传统的家族观念和家庭结构具有良好的社会支持作用，有利于促进心身健康。家庭成员、经常往来的亲戚朋友、有着良好关系的团体成员以及各种社会关系网，能对老年人提供社会支持。反之，则会因缺少精神寄托而转变为心理失衡，出现离退休综合征。

（五）价值感丧失

离开原来的工作岗位，突然感到失去了人生价值，从前呼后拥到门可罗雀，从有用转为无用，产生强烈的无助、无望和无价值感。如不能及时调整，久之也会导致心理失调。

知识链接

退休适应五阶段

美国社会学家 Atchley（1988 年）将退休视为一个过程，认为从准备退休到退休适应需经历以下五个阶段：

第一阶段：退休前期。个体意识到马上要接受退休的角色，开始注意到别人对他的看法，并幻想退休生活。

第二阶段：蜜月期。摆脱刻板的生活方式，感到重获自由的喜悦，尝试过去做想过而没有做的事。

第三阶段：醒悟期。部分个体发现不容易适应离退休后的生活转折,有些人在蜜月期结束后步调开始缓慢下来,或者退休生活不如预期理想,将会产生失望、沮丧等情绪不稳的现象。

第四阶段：重新定位期。由醒悟期中醒悟的个体,开始脱离幻想走向实际,重新寻找人生的目标和方向。

第五阶段：稳定期。知道自己的期望、能力及限制在哪里,给予适当的期望,能自我满足、自我管理,并依自己能力去做事。

四、离退休综合征的防范与心理照护

（一）离退休综合征的防范

1. 老年人方面　老年人是离退休综合征的"当事人",也是内因,能否顺利的适应离退休后的生活,很大程度上取决于老年人自己。

（1）做好离退休前的计划：老年人应敏感于社会的进步,顺应社会的需要,提前做好离退休的准备和规划。离退休生活计划一般包括经济上的收支、生活上的安排和保健方面的预算开支,以及对配偶的生活照顾等。一些研究表明,离退休前曾做过妥善计划的老年人适应能力更强,更有安全感,对退离原职更能泰然处之。在退休后6个月就能适应新的生活方式,反之则容易出现离退休综合征。

离退休是一种社会现象,也是生理规律的必然。退休不是生活的尾声,而是另一种生活的开始。新退休主义认为：退休可以降低甚至消灭长期超负荷工作造成的"亚健康状态"、调整充电以等待更好的发展机会,寻找丢失的生活乐趣,或者解决一些长期繁忙工作耽误的"个人问题"。

（2）了解角色期待,适应角色转变：角色期待是人们对某一社会角色表现出符合其身份的言行的预期和要求,角色本人应了解这种期待,及时调整自己的行为,才能和周围人保持融洽和谐的关系。老年人不但生理功能衰退,在社会、家庭中所肩负的责任也发生了变化,由"主角"逐渐转变为"配角",从领导者转变成"赋闲无用的人",从有规律的在职生活转变为悠闲的家居生活。因此,有许多离退休老年人感到不习惯或心理上无所适从,一时难以适应这种"清闲"生活,从而产生了孤独感、寂寞感,造成心理冲突或心理矛盾,导致老年期抑郁症和其他心因性疾病的发生。所以老年人应面对现实,审时度势,主动适应角色改变,调整角色行为和应对方式。

（3）主动培养兴趣爱好：在职时就注意培养兴趣爱好,如书法、绘画、阅读、文体特长、科技特长等,以便离退休后仍能在社会生活中发挥积极的作用,使自己的生活过得愉快而充实,消除失落感。

（4）妥善处理人际关系：老年人应认识到离退休后人际交往的变化是客观存在的,应逐渐努力在新的社交圈、新的内容上进行交往,以克服孤独感。增加与周围同龄人或同行的交往,安排一定的时间与之聊天、散步或进行其他活动,多参加一些有益的社会活动,多交几个知心朋友,以维持和社会的接触。人到老年,虽然退出了岗位,但仍是社会一员,仍应关心国家大事、社会发展,不要自我疏远。应量力而行,尽可能为社会、为他人做点事,如社区志愿者、社区安全员等,这样既充实了自己的生活,又克服了离退休后出现的远离熟悉群体的孤独感。此外,在家庭生活中,应尽自己所能,关心、体谅其他成员,对家庭大事要发扬民主,小事应尽量随和,以保持家庭各成员间融洽和谐的气氛,安享天伦之乐。

（5）正确对待衰老和疾病：确认对衰老迹象和症状的自我感知,要识老、服老,客观合理地安排工作、学习和生活,避免过分劳累和紧张,但又要不畏老、不服老,切忌忧心忡忡、意志消沉,甚至产生老朽感、末日感。不少70~80岁的科学家、政治家还能对社会作出积极贡献,振奋精神,继续为社会发挥余热。人到老年,各种疾病也会随之增加,对心身健康会产生影响。对待疾病的态度,一是要警惕,二是不要怀疑忧虑。在身体有变化或感到不适时,要重视,正确对待,及时检查,发现疾病及时诊治,不可讳疾忌医,耽搁延误;亦不可小题大做,消极沉沦。

（6）保持良好的情绪状态:良好的情绪是心理健康的第一免疫力,情绪应对和情绪管理的能力是心理因素中对健康影响最大、作用最强的部分,因此,培养健康的情绪,注意张弛有度,稳定心情,保持心理平衡,对老年人的心身健康起着决定性的作用。

2. 家庭方面　家庭层面对老年人的理解以及适当的心理鼓励、引导、帮助是不容忽视的,这些将有利于离退休老年人摆脱心理危机。帮助其重建离退休后的生活:建立有规律的生活习惯,科学安排家庭生活,戒烟限酒,养成良好的起居、饮食习惯。鼓励老年人发挥个人专长,继续工作,避免价值感失落。回报社会,做力所能及的事情,如帮助照顾那些因父母工作繁忙而得不到照顾的孩子、陪伴其他空巢老人等,让老年人感到老有所用、老有所乐。

3. 社会层面　离退休老年人能够顺利过渡、适应良好,是多方面共同努力,通力协作的结果。原单位应建议离退休者多提意见,常回来看看,大家仍需要他们的经验和帮助。单位还要经常联络关心离退休的老年人,发挥离退休党支部桥梁作用,有计划地组织离退休人员学习、外出参观,从而减少心理问题。社区也要及时建立离退休老年人的档案,并组织各种有益于老年人心身健康的活动。

（二）离退休综合征的心理照护

1. 心理评估　以导入情景为例,社区居家养老工作人员小王从张爷爷儿子口中了解到张爷爷的性格特点,通过入户走访,与张爷爷拉家常,建立了初步信任关系。通过积极倾听、同理、真诚等技巧建立专业关系;掌握支持性技巧、引导性技巧和影响性技巧与老年人进行会谈,了解张爷爷的真实需要。通过与张爷爷及其儿子交流,对张爷爷的基本情况有了比较深入的了解,对张爷爷的相关资料整理如下:

生理状况:头痛、乏力、食欲减退、失眠,浑身不舒服,检查没有器质性病变。

心理状况:孤单、空虚、烦躁,莫名其妙想发火。

社会关系:张爷爷平时除了带带孙子,就是养花买菜,跟社区其他人来往不多;儿子儿媳工作忙碌,很少时间陪伴老年人,吃饭也是来去匆匆。

2. 分析诊断　在资料分析的基础上,对老年人心理问题进行分类诊断,寻找心理问题的原因。张爷爷退休后出现"不顺心,失落感",感到空虚、烦躁,并有头痛、乏力、食欲减退、夜不能寐的症状,并且经过身体检查并无生理上原因,根据离退休综合征临床症状以及张爷爷的生活状况,可以诊断出张爷爷的表现是离退休综合征。

3. 方案制订　心理照护方案是实施心理照护的完整计划,是心理照护进入实施阶段必备的文件。方案的制订,必须按照问题的性质、采用的方法、咨询的期限、步骤、计划中要达到的目标等具体情况来制订。

照护方案应包括与老年人协商制订照护协议;确定使用的会谈、咨询方法,确定咨询的步骤和阶段;确定阶段性咨询预期目标及评估方法;确定最终目标及评估方法;确定预后等。本案例需要根据老年人的心理活动,制订方案,采取各种方法来满足老年人的心理需求,缓解老年人离退休后的空虚感、失落感,缓解头痛乏力的症状,增进食欲,维护老年人心身健康。

4. 方案实施　照护方案的具体实施和注意事项如下:

（1）调整心态,顺应规律:衰老是不以人的心态、意志为转移的客观规律,离退休也是不可避免的。这既是老年人应有的权利,是国家赋予老年人安度晚年的一项社会保障制度,同时也是老年人应尽的义务,是促进职工队伍迭代更新的必然步骤,老年人必须在心理上认识和接受这个事实。而且,离退休后,要消除"树老根枯""日暮途穷"的悲观思想和消极情绪,坚定美好的信念,将离退休生活视为另一种精彩人生的开始,重新安排自己的工作、学习和生活,做到老有所为、老有所学、老有所乐。

（2）发挥余热,重归社会:离退休老年人如果身体健康、精力旺盛又有一技之长,可以积极寻找机会,做一些力所能及的工作。一方面发挥余热,为社会继续做贡献,实现自我价值;另一方面使自己精神上有所寄托,使生活充实起来。当然,工作必须量力而为,不可勉强,要讲求实效,不图虚名。

（3）善于学习,渴求新知:树立终身学习的理念,"活到老,学到老",一方面,学习促进大脑的使用,使大脑越用越灵活,延缓智力的衰退;另一方面,通过学习来更新知识,避免被动淘汰。世事变迁风起云涌,要加强学习,树立新观念,跟上时代的步伐。

（4）培养爱好,寄托精神:许多老年人在退休前都有业余爱好,只是工作繁忙无暇顾及,退休后正可利用闲暇时间充分享受这一乐趣。即便先前没有特殊爱好,退休后也应该有意识地培养一些,以丰富和充实自己的生活。写字作画,既陶冶情操,也可锻炼身体;种花养鸟也是一种有益活动,鸟语花香别有一番情趣;另外,跳舞、气功、打球、下棋、垂钓等活动都能使参加者益智怡情,增进心身健康。

（5）主动社交,排遣寂寞:退休后,老年人的生活圈子缩小,但老年人不应自我封闭,不仅应该努力保持与旧友的关系,更应该积极主动地去建立新的人际网络。良好的人际关系可以开拓生活领域,排解孤独寂寞,增添生活情趣。在家庭中,与家庭成员间也要建立协调的人际关系,营造和睦的家庭气氛。

（6）生活自律,加强保健:老年人的生活起居要有规律,离退休后也可以给自己制订切实可行的作息时间表,早睡早起,按时休息,适时活动,建立并适应新的生活节奏。同时要养成良好的饮食卫生习惯,戒除不良嗜好,采取适合自己的休息、运动和娱乐的形式,建立起以保健为目的的生活方式。

（7）必要的心理、药物治疗:老年人出现身体不适、心情不佳、情绪低落时,应该主动寻求帮助,切忌讳疾忌医。对于伴有严重的焦躁不安和失眠的离退休综合征的老年人,必要时可在医生的指导下适当服用药物,以及接受心理疏导。

5. 效果评价　对心理照护工作效果进行评估有利于检查心理照护目标是否达到,是对老年人的负责,也有利于工作人员总结和反思,进一步提高心理照护水平。

在对老年人社会适应问题实施照护后,要做好评估工作和反思总结,完善工作记录以及后续跟进计划。检查心理照护目标是否达成,效果如何,可以对老年人本人进行访谈观察,获悉老年人的心理行为的改变情况,也可以通过对家人的了解来评估效果。在总结的基础上,与老年人及其家属商讨下一阶段的服务计划,以确保老年人真正适应离退休后的生活。

（王华栋）

第三节　老年人常见的社会适应问题

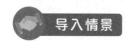

自从父亲去世后,江女士不放心70多岁的老母亲独自一人居住在平房的老屋子里,就把母亲接到了自己的家。谁知母亲住了几天就开始怨声载道:"这里左邻右舍都是年轻人,上下楼梯不方便,乘电梯又头晕,也没人聊天,一个人在家时就只能浇浇花、听听收音机,有时真觉得闷得慌。"

起初,江女士没有把母亲的抱怨放在心上。时间一长,往日脾气温和的母亲越来越暴躁,也很少外出活动了。母亲平时并没有什么头痛脑热的,纳闷的江女士找到医生朋友一打听,才知道老母亲是患了"高楼综合征"。

工作任务

1. 结合身边的事例,谈谈对"高楼综合征"的认识。

2. "高楼综合征"的防护措施有哪些?

一、高楼住宅综合征

高楼住宅综合征,即长期居住于城市的高层闭合式住宅里,很少与外界交往,也很少到户外活动,所引起一系列的生理和心理上异常反应的一组症候群,常发生于长期居住于高楼而深居简出的

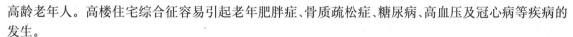

高龄老年人。高楼住宅综合征容易引起老年肥胖症、骨质疏松症、糖尿病、高血压及冠心病等疾病的发生。

（一）原因

由于高龄及疾病所致的身体活动受限，加之家庭和社会支持不够，使居住在高楼中的老年人无法下楼，导致户外活动减少，与外界的交往减少所致。

（二）主要表现

1. 身体方面　难以适应气候变化，表现为体质虚弱、面色苍白、四肢乏力、活动减少等。出现躯体化症状，如睡眠障碍、心慌气短、头痛、食欲减退、消化不良等。

2. 心理方面　常感无所事事，精神空虚。表现为情绪不稳、烦躁不安、消沉抑郁；悲观、孤僻、不愿与人交谈、难以与人相处等，严重者可因孤独、抑郁、失去生活信心而产生自杀倾向。

3. 社会方面　居住高楼环境，不愿与邻里往来，户外活动减少，人际交往减少。

（三）防护措施

1. 增加人际交往　应与邻里经常走动、聊天，以增加相互了解，增进友谊，有利于独居高楼居室的老年人调适心理；和其他老年人交朋友，一起打太极拳、做老年操，既增进友谊，又锻炼身体，消除孤寂感；根据身体状况，积极参加社区、居委会等组织的老年活动，消除因居住高楼而不利于人际交流的弊端。

2. 保持乐观情绪　面对生活中的不良情绪刺激，要创造良好心境，做到理智冷静，自我调节。

3. 经常户外活动　为居住高楼的老年人下楼活动创造条件，鼓励其到户外活动，增加活动量，并持之以恒。

4. 加强心理疏导　对已发病的老年人应及时给予心理辅导和治疗，对严重抑郁或有自杀倾向的老年人应遵医嘱用药，避免各种不良后果发生。

二、空巢综合征

近年来，人口老龄化进程的加快与家庭功能的弱化，使得空巢家庭越来越多，空巢问题也越来越受到社会的关注。随着独生子女的父母步入老年，空巢家庭将成为我国老年人家庭的主要形式，同时，年龄的增长以及身边缺少子女的照顾，由此产生的一系列问题，使空巢老年人逐渐成为社区卫生服务对象中人群数量大、服务项目多且难度较大的一个群体。

（一）健康评估

空巢老年人比一般老年人在心理上更容易产生孤独和寂寞。父母（尤其是母亲）可能会经历痛苦、悲伤、烦躁不安和抑郁的情感体验，严重者可以表现为空巢综合征，出现精神空虚、无所事事、情绪不稳、消沉抑郁、烦躁不安、孤独悲观、社会交往少，从而导致各种躯体症状或疾病，甚至会诱发老年期痴呆、老年期抑郁症等精神或心理疾病。照护者可以通过交谈、观察等方法，对空巢老年人的精神状态、心理反应进行评估，也可选择相应的心理测量工具进行评估。

（二）健康照护

1. 自身方面　协助老年人建立新型的家庭关系。让老年人减轻对子女的心理依恋，尽早将家庭关系的重心由纵向关系（父母与子女的关系）转向横向关系（夫妻关系）。其次，老年人要充实新的生活内容，尽快找到新的替代的角色。如培养兴趣爱好，建立新的人际关系，调整生活方式，参与各种社会活动和公益性劳动等。条件允许的可通过养宠物、种植蔬菜、养花草等来改善空巢老年人的孤独感，减轻对子女的心理依恋，做到空巢不空心。

2. 子女方面　子女应加强对老年人的"精神赡养"。子女应该在情感上和理智上建立体贴父母的习惯，即使"离巢"，也要增加与父母的联系和往来的次数，以避免父母家庭空巢综合征的发生，和父母住同一城镇的子女，要常回家看看。对于身在异地的子女，除了托人照顾父母，更要注重对父母的精神赡养。子女要了解空巢老年人容易产生不良情绪，应经常与父母通过电话进行感情和思想的交流。

3. 社区方面　社区工作者在开展空巢老年人日常社区服务时，可以通过与空巢老年人交流、观察、健康评估等途径收集其心理健康的相关资料，包括基本的情绪状况、环境压力、生活条件、人际关系和人格特点等,并通过鼓励空巢老年人倾诉,释放其内心的压抑与痛苦,了解空巢老年人存在的心理问题,帮助老年人重新认识和利用内在或外在的支持资源。

 知识链接

空巢老年人的怀旧治疗

怀旧治疗的概念源自老年精神医学,通过引导老年人回顾以往生活,重新体验过去的生活片段,并给予新的诠释,协助老年人了解自我,减轻失落感,增加自尊及增进社会化的治疗过程。国际护士会在护理措施分类系统中对怀旧治疗的定义:通过对过去事件、情感及想法的回顾,帮助个体增加幸福感、提高生活质量及对现有环境的适应能力。怀旧治疗作为心理干预的一种手段,国外研究者已将其运用于老年人认知、自尊、幸福感等方面的研究,并证实该疗法是一种可实行、有价值的治疗方法。通过怀旧疗法,可以有效引导空巢老年人回忆过去人生经历、艰苦奋斗的历程、养育儿女的艰辛等,诱发其觉察到自己对家人、对社会的重要性,从而激发空巢老年人的有用感,增进自我价值信心。

(三)健康促进方法及策略

1. 加强社区帮扶力度 居委会安排社区的家政服务人员,专门负责多户空巢老年人的饮食起居,协助处理一些简单的家务。老年人每天的饭菜可兼顾老年人的嗜好事先预订。患有慢性病的老年人还可以与社区家庭病床相结合,以便得到及时诊治。提高老年人对慢性疾病的认知,许多老年人生病不及时就医,认为身体出现症状是正常衰老所致,不是疾病因素,从而延误了疾病的最佳诊断和治疗时机。做好慢性病的健康教育,使老年人具备有关慢性病的常见症状及影响因素等知识,使其认识到健康的生活方式对疾病的预防及康复的重要意义。

2. 健全空巢老年人社会支持系统 以大力倡导"敬老、养老、助老"的传统美德为基础,各级应当加大对老年人生活社区的公共休闲福利设施的投入力度。以政府的名义举办社区老年人公益活动,让空巢老年人老有所乐。针对不同状况的空巢老年人开展多层次服务,如建立老年中心、老年人俱乐部,开展文化娱乐活动,加强空巢老年人们之间的沟通,扩大其社会交往范围。对于无子女的独居空巢老年人或生活困难的空巢老年人,社区工作人员首先应帮助空巢老年人享有社会保障政策;其次,通过动员相关社会关系为空巢老年人申请一定的社会福利。而对于生能力较差的高龄空巢老年人,如居家养老的方式无法满足老年人的照顾需求,可选择机构照护方式。

第四节 老年人晚年生活规划

随着科技进步与经济发展,越来越多的老年人选择继续留在工作岗位上发光发热,不过大多数老年人还是走上退休之路。无论是正在工作的老年人还是退休的老年人,在人生的夕阳阶段都应过得丰富多彩,这不仅是自身发展与健康的需要,更是国家长治久安的重要命题。

一、工作

在美国,越来越多的老年人选择延迟退休或退休后继续工作。这些 65 岁以上的老年人原本可以选择一个气候适宜的养老地安度晚年生活,但在当今美国社会却活跃着一大批生机勃勃的银发工作族。同样,随着我国经济的飞速发展,人们生活水平、健康水平大幅提高,中国人对待老年生活的态度也发生了很大变化。

当前,我国的老龄人口和老龄化的速度均居世界前列,而且由于我国处在社会主义初级阶段,且计划生育政策在推行,我国的老龄化呈现出了"未富先老"的特征。迎接老龄化挑战,实现"老有所养、老有所医、老有所学、老有所为、老有所乐"已经成为全社会的共识。特别是老年人在退休后如何做到"老有所为",实现老年人口人力资源的利用,逐渐成为社会和学术界关注的焦点问题。在进行老年人力资源的开发时,在实现"老有所为"的众多途径之中,尤以退休人员继续就业的影响最大,引起的关注也最为强烈。可以说,老年人的再就业无论对老年人自身健康长寿还是对国家的长远发展都有积极意义。

(一)老年人再就业的必要性

1. 有助于减轻社会负担和国家财政压力　人才资源的培养需要国家与社会投入非常大的人力与财力。现代人力资源管理学认为,人的职业道路要经过培育期、成长期、成熟期、鼎盛期、维持期和衰退期这几个阶段。在45~65岁这个阶段,个体进入维持期,但是个人的职业能力依然处于较高的水平。而现有的退休制度在客观上使老年人的工作生涯戛然而止,造成人才资源的极大浪费。如果在维持期和衰退期继续鼓励老年人再就业——特别是高学历和掌握特殊技能的人才——发挥自己的技能专长,那么个人的能力就会得到充分释放,这就提高了人才资源利用率,从而减轻了社会的负担,并为国家带来很大的经济利益。

2. 有助于缓解人才资源的结构性短缺　老年人力资源也是整个社会人力资源的重要组成部分。老年人力资源具有三大优势:一是知识资本;二是网络资本或者关系资本;三是老年人力资源的投入成本相较低,收效快而高,有"拿来就可用"的特点。充分发挥老年人才资源的优势,对弥补、丰富社会人才资源结构,对经济与社会发展都能起到促进作用。

3. 有助于调整老年人的各种不良心态　再就业的老年人,在充满朝气、活力和流动的社会生活中,避免了长期居家可能带来的种种不利的心理影响,发挥余热的同时也丰富了自己的生活。可以说,与非再就业老年人相比,再就业老年人的生活更为充实与快乐。退休后的老年人,借助自己的一技之长,在社会中找到自己的位置,从而继续保持与社会接触的过程。这样的接触,对于老年人的晚年生活,无论是精神生活还是物质生活,都具有重要意义。通过社会参与,老年人能够正确地进行自我认识和自我评价,同时也使社会对老年人有一个客观正确的认识和评价。继续就业首先可以作为解除烦闷的手段,其次是能给老年人提供获得成功和展露雄心的机会,使其自我价值得以实现,从而可以延缓或防止衰老。

(二)老年人再就业的影响因素

1. 身体状况　影响老年人再就业最为直接的因素就是身体状况。老年人随着年龄的增长,生存的风险系数变大,强烈的求生欲望与身心的衰老逐渐成为主要矛盾,心理上最基本的愿望是健康长寿。因此,一方面从客观上说,老年人的体力和精力决定着他能否再走上工作岗位;另一方面从主观意愿上说,对身体状况的考虑是老年人选择是否再就业的重要因素。

2. 经济状况　个人经济状况的宽裕与否同样也是老年人想不想再就业的一个重要因素。退休后经济状况很好或者比较好的老年人,其重新工作的愿望就不再那么强烈;而个人经济状况不好的老年人,希望重新工作的比例就要高得多。其中,退休金收入的高低是退休人员再就业的重要决定因素。如果退休之后的养老金收入与待遇相对优厚,老年人就不会在异常严峻的就业市场中再度劳累,除非再就业的收入比较优厚。如果其退休之后获得的养老金非常微薄,生活比较艰苦,老年人就会不计较再就业报酬的多少,以重新获得的这份工资报酬来有限度地提高自己及家人的生活质量。此外,由于退休金的增长慢于在职职工工资和物价的增长,老年人的存在为其家庭带来了一定的经济负担。老年人的再就业为家庭带来了经济上的实惠,从而改变了自己在家庭中"经济负担"的地位,消除了可能由经济问题产生的隔阂和矛盾。

3. 受教育程度　我国老年人再就业者多集中在70岁以下的低年龄段,老年人的自身素质,尤其是其受教育程度是制约老年人就业的重要因素。其中受教育程度主要影响了老年人晚年赋闲和自我充实需求的观念。老年人的再就业愿望强烈与否,除了与老年人的社会责任和义务看法相关以外,还与其退休后的赋闲观念有着直接的关系。老年人的赋闲观念包含有两个内在含义:一是对退休后在家赋闲无事的态度,二是赋闲在家不再就业是否是智力资源的浪费问题。受教育程度越高的老年人,越认为退休在家赋闲无事可做不好,并且认为赋闲在家不再就业是对其智力资源的极大浪费。

知识链接

忙碌的老年人

海伦·哈姆伦今年已经 89 岁了,但身体仍然很强健。作为联合国国际老龄联合会的一名代表,她每天都在忙碌地工作,甚至都没有时间去看望子女。在她的日程表上,白天的会议和夜间的约见都安排得很紧凑,海伦不遗余力地为老年人和女性权益而奋发工作。她被同事戏称为"周游世界的美洲灰豹",不停地奔波于马德里、墨尔本和哥本哈根之间。下个月,她还要去布拉格参加第 11 届全球老龄化会议。海伦现在还能熟练地开车,但为了保证安全,晚上就不开了,改为坐地铁上下班。作为一名退休返聘的社会工作者,海伦将自己旺盛的精力首先归功于活到 92 岁的母亲,其次就是以为他人服务为荣的观念。海伦周围的同事都是年轻人,这让她觉得自己的心态也很年轻。在稍有闲暇的晚上或周末,海伦就会去看电影、参观博物馆、听音乐会。海伦现在走起路时,步伐轻快。她给大家的建议:每天忙碌一些,但要照顾好自己。经常去看医生,遵从医嘱。她说:"我是一个非常幸运的人,我希望能活到 115 岁!"

二、休闲

(一)休闲概述

休闲是个人闲暇时间的总称,也是人们对可自由支配时间的一种科学和合理的使用。休闲活动虽然与人们所从事的日常工作毫无关系,但与劳动并不冲突,休闲活动是人们自我发展和完善的途径。休闲对于每个人来说都是必经的生活体验,但是每个人的休闲方式又大有不同。对于退休的老年人来说,休闲更是生活中的重要部分。

(二)影响老年人休闲生活的主要因素

1. 性别 家务劳动时间是影响休闲时间的一个重要因素,家务劳动时间越多,休闲时间就会越少。而家务劳动时间又与性别有着密切的关系。我国传统的社会性别分工观念认为"男主外,女主内",把家务劳动看成是女性的职责,并主要由女性来承担。在调查中,男性老年人平均每天的家务劳动时间为 134.8min,女性老年人则为 269.3min,女性老年人的家务劳动时间远远多于男性老年人。男女两性老年人在休闲活动中之所以会出现这些差异,除受到男女两性本身的性格特征影响之外,更多的是受到休闲意识、收入和文化程度等影响。受传统社会性别观念的影响,女性老年的休闲意识弱于男性老年人,她们习惯于将丈夫和孩子的需要放在第一位,而且往往总是觉得有许多忙不完的事情,难以去享受休闲。

2. 收入 收入对老年人休闲的影响体现在休闲方式的选择和休闲消费的支出上。家庭经济状况对城市老年人的休闲生活质量有着重要的影响。经济状况会影响到老年人休闲时间的拥有量。个人月收入越高,其家务劳动时间呈现出减少的趋势,而休闲时间则呈现出增加的趋势;个人月收入越低,每天家务劳动时间越长,而用于休闲的时间则相应减少。收入偏低使老年人不得不在家务劳动上多消耗时间。

休闲活动的开展也需要一定的经济基础。在外出游玩等需要一定花费的休闲活动方面,个人月收入高的老年人的休闲活动比较丰富。而低收入老年人的休闲活动则主要集中在不用多少花费的诸如看电视、散步、下棋、打牌、聊天等项目上,对一些需要有一定支出的如外出游玩,到体育场馆、娱乐场所活动等则很少参加,这是因为长期的低收入使他们为生计而操心,限制了他们的休闲支出,也在一定程度上影响了他们的休闲意识。收入稍高些的老年人就有可能选择花费较多的休闲方式。

3. 文化程度 一个人的休闲生活质量与其文化程度有着密切的关系,不同文化程度的人会形成不同的需要和满足机制,从而选择不同的休闲活动方式。文化程度越高的老年人,其休闲意识越强,对自己休闲时间的利用更有计划性、更具效率,从而其休闲质量也相对较高。教育程度的不同也会在很大程度上导致收入的不同,而且一般来说,受教育程度较高的老年人会在休闲观念上更加积极,而且也会选择更加丰富的休闲活动类型。

4. 社区环境　老年人的日常休闲活动主要是在离家较近的范围内进行，而社区就是他们的一个主要活动场所，社区环境的好坏会影响到老年人的休闲生活质量。社区环境既包括社区的自然环境，也包括社区的人文环境，两者对老年人的休闲活动都会产生一定的影响。不过目前社区用于方便老年人休闲的场所并不多见，有的也只是开设了书籍阅览、棋牌娱乐、健身运动等少数项目，没有提供更丰富的服务内容，也使一部分老年人觉得太单调而提不起兴趣。部分老年人由于身体健康状况的原因，行动不便，只能在家附近活动，而社区又没有可供活动的地方，因而就选择闲坐、闲聊，这极大地影响了他们的休闲生活质量。

（三）提高休闲生活质量的对策

1. 个人层面　从休闲的三种限制因素（个人内在心理的限制、人际限制和结构限制）来看，最关键的就在于克服个人内在心理的限制，而这实际上涉及老年人的休闲意识和休闲技能的问题。当前城市老年人休闲中的个人内在心理限制主要是由老年人休闲意识不强、休闲技能缺乏所造成的。因此，必须增强老年人个人的休闲意识，提高他们的休闲技能，鼓励他们积极参与各项适合自己的休闲活动。

目前老年人口，特别是高龄老年人，他们成长于艰难困苦的生活环境中，在当时特殊的历史条件下，休闲是一种"奢侈品"。在这样一种社会氛围下，他们的休闲意识往往比较淡薄，休闲要求不强烈，也缺乏休闲技能的积累。因此，要提高城市老年人的休闲生活质量，关键就在于老年人要树立新的休闲价值观，调整好心态，积极参与各种休闲活动。为此，可以从家庭、社区、社会等方面入手，增强他们的休闲意识，培养休闲新观念，帮助他们提高休闲技能，广泛开展休闲娱乐活动，使他们自然参与、融入其中，寻找适合自己的休闲活动。

2. 家庭层面　从家庭层面看，应尽可能减少老年人的家务劳动时间，从物质上和情感上支持老年人的休闲活动，帮助他们增强休闲意识、提高休闲技能。与其他群体相比较，城市老年人的休闲时间是比较充足的，但仍有一部分老年人的家务劳动时间过长，挤占了休闲时间，限制了他们休闲活动的开展。因此，要提高老年人的休闲生活质量，就必须减少他们的家务劳动时间，增加他们的休闲时间拥有量。此外，经济状况也会影响到老年人对休闲活动的选择，低收入状态使他们倾向于参加一些不需要什么花费的活动。因而，作为家庭中的年轻人，应给予老年人在经济上力所能及的帮助，还可以利用节假日带老年人外出旅游，或者鼓励他们参加"夕阳红"之类的旅游团体。这样，一方面可以增进年轻人与老年人之间的感情，另一方面也给老年人提供了与他人交流的平台，认识更多的朋友，丰富老年人的精神生活。

3. 社区层面　从社区层面来看，应建设相关休闲场所，组建社区休闲活动团体，丰富老年人的休闲生活。社区是城市老年人活动、交往、生活的主要场所，大部分老年人的休闲生活主要是在社区范围内进行的。有调查显示，约有 39.8% 的老年人认为社区内的活动场所不能满足他们的休闲需求。这说明，社区所能提供的休闲活动场所与老年人的休闲需求之间还有一定的距离。要把社区建设成老年人休闲的乐园，就必须加大对相关休闲活动场所的建设。在建设相关休闲活动场所时，还应多调查本社区老年人的需求，合理建设与老年人本人相符合的健身器材、娱乐设施和场地。除此之外，社区工作人员应充分挖掘和培训本社区的文化娱乐活动骨干，根据不同年龄段以及不同的兴趣爱好，组建各种老年休闲活动团体，进行有组织的休闲活动培训，带动社区中广大老年人参与到丰富多彩的休闲活动中去。

我们应积极主动关心老年人，尤其是高龄老年人，适当为他们增加一些社会活动，社区要创造条件，拓宽和完善服务方式和内容，开展多种活动，培养老年人的兴趣爱好，丰富老年人生活。社区要增设活动场所，如老年人活动中心等，为老年人提供活动、消遣和交流的场所，以延缓他们生理、心理以及社会功能的下降。营造良好的社会环境和家庭环境也是提高老年人生活质量的一个重要因素，要努力营造一种尊老、爱老的社会和家庭氛围，使老年人感受到自己被重视和尊重，从而保持良好的心态。

三、退休

（一）退休的概念

退休是指劳动者根据国家有关规定在一定年龄停止有偿劳动的一种社会制度。退休是人生中的里程碑与转折点，是人生的一个新的阶段的开始，意味着老年人从忙忙碌碌的工作生活到安逸休闲的居家生活的转变。每个人对自己的退休生活都有着不同的打算，每个人从什么时候开始规划自己的退休生活也大不相同，不过人生的退休阶段都将经历社会劳动参与减少、职业生涯终止、养老金和自我概念的转变。

（二）退休对老年人的影响

当一个人失去了扮演多年的职业角色，改变了熟悉的生活轨道，无论对退休是否有准备，在刚刚步入退休生活阶段还是难免会出现心理甚至生理上的不适应。这种社会角色的转变会带来自我认同方面的问题，造成自我同一性危机，从而对心理生理带来负面影响。

一些个体在预期或面临退休时的确会有焦虑情绪产生，不过工作角色的缺失一般不会造成自我同一性危机。这是因为大部分人都能较好地将他们在职时期的社会角色和社会关系转移。对于大多数的老年人来说，退休前后的几年时间是一个重要的过渡时期。在刚刚退休后的几年，他们内心的社会角色依然会得以延续，这样使得个体从在职到退休在心理上不会有太大落差。比如说，老教师退居二线后，他们内心依然认同自己的教师角色，依然会觉得自己是教师队伍中的一员，尽管他们已经离开原来的学校和班级。

（三）退休规划

退休绝不是一个突发事件，也不是一个突然的决定。现在，中年人甚至青年人也已开始规划自己的退休生活，首先要从经济上有一个长远规划。退休分为 6 个阶段，分别是退休前阶段、短暂和谐阶段、觉醒阶段、再定位阶段、稳定阶段、终止阶段。

在退休前阶段，个体开始对退休做长远打算，并逐步细化、推进这些计划。一旦退休之日到来，一些个体从繁忙的工作中得以解脱，他们通常会为自己安排一系列与自身兴趣相符的、有意思的休闲活动，开始进入短暂和谐阶段。在这个阶段中，退休的老年人会尝试许多之前没有时间、没有机会去做的事，大部分人会选择去游山玩水，或者出国走走。这个阶段一般不会持续太久，时间长短取决于老年人的身体状况和经济条件。在短暂和谐阶段以后，老年人开始进入觉醒阶段。这一阶段中个体往往会产生低落、无聊甚至是抑郁的情绪，心理问题大多在这一阶段产生。如果不良情绪能够及时得到排解，老年人会进入再定位阶段，即为生活寻找一个新的、基于实际的、有建构性的方向。他们开始发展出新的爱好或继续自己之前的特长，并且乐于拜访之前的老朋友和结交新的志同道合的朋友。还有些老年人志愿参与社区义务劳动，丰富充实自己生活的同时提高自身的意义与价值。一旦这些安定的、闲适的生活习惯养成，个体的退休生活便进入到一个稳定的阶段。

有一些老年人的退休生活会走入终止阶段。通常当他们退休后的社会角色无法满足自身的需求时，老年人会试图终止这种闲适生活，而选择重新从事一些劳动活动。有一位 91 岁的老年人，尽管年事已高，但他不安于无所事事的退休生活，而是选择到商业街上的一家面包店当销售员。在他 2 年的工作时间里，尽管他每周仅工作 16~20h，他还是多次获得"月销售之星"称号。对于这位老年人来说，工作为他带来快乐和成就感，使他的晚年生活再次迸发活力。

（四）退休心理问题

尽管多数老年人在走入退休生活后都能在一段时间以后适应，但是在这个过程中还是有不少老年人会遇到一些"麻烦"。有研究表示，退休与抑郁、焦虑等消极情绪的出现并无直接联系，经济收入的降低才是退休引起的最主要、最普遍的问题。人们对退休的消极反应很大程度上来源于经济状况的恶化。因此，建立健全的社会养老保障制度，保证足够的养老金，会对个体的退休体验带来很大影响。

知识链接

退休老年人心理状况自查

你是否觉得记忆力比大多数人差?

你是否情愿待在家里而不肯去做些新鲜事?

你是否大多数时间感觉精神好?

你是否觉得平常日子空虚?

你是否常有无助的感觉?

你是否以为如今活着很惬意?

你是否常感到厌恶?

你对平常日子基本上满意吗?

你是否惧怕会有可怕的事落到你头上?

你是否大多数时间感到不高兴?

你是否抛弃了许多活动和爱好?

若老年朋友们对上述症状的回答大多是肯定的,那么您就需要对您的心理状况多加警惕,或者及时向心理咨询师寻求帮助。

那么,以下 5 种方法能够使老年人更好地面对退休所带来的一系列心理问题:

1. 随角色改变、调整角色行为 一个人的主要社会角色随着年龄变化而发生改变。退休以前,个体往往在社会、家庭中扮演"主角",但一进入老年期离退休以后,不但生理功能有所减退,在社会、家庭中所肩负的责任也发生了变化,由"主角"逐渐转变为"配角",从一个家庭支柱转变成为赋闲养老的老年人,从有规律的在职生活转变为悠闲的家居生活。因此,有许多离退休老年人感到不习惯或心理上无所适从,一时难以适应这种"清闲",从而产生了孤独感、寂寞感,造成心理冲突或心理矛盾,导致老年期忧郁症和其他心因性疾病的发生。因此,老年人应主动适应角色改变、调整角色行为。

能否主动适应角色的改变,是老年人能否适应新的环境、安度晚年的关键。如果老年人不能适应,可能会因自己的行为方式与角色不相称而增添麻烦、遭受挫折、影响心身健康。除了对角色转换的适应,老年人还应该了解角色期待、调整角色行为。角色期待是在社会或群体中每个人提出符合自身身份的要求,角色本人应了解这种期待,及时调整自己的行为,才能和周围的人保持融洽的关系。

2. 正确认识、尽快适应 离退休是一种社会现象,也是生理规律的必然。如果不能很好地适应,离退休有可能造成个体不同程度的"失落感",怅然若失或烦躁不安,出现厌倦、抑郁、焦虑及生理功能失调等"退休综合征"。但如果能积极进行心理调整,主动适应离休生活,上述情况则可以避免。

在退休之前,个体应做好离退休前的思想准备。接近离退休的老年人,要适当学习有关老年心理学的知识,了解离退休后老年人的心理变化特点及适应方法,对离退休后的生活、活动时间安排要给予具体考虑,以便做好主动适应。

除心理准备外,老年人还应做好离退休前的工作准备。接近离退休的老年人要根据自己的特点和特长,主动培养自己的爱好,如书法、绘画、阅读、资料积累、文体特长、科技特长等,以便离退休后仍能在社会生活中发挥积极的作用,使自己的生活过得愉快而充实,消除失落感。

3. 妥善处理人际关系 离退休后,老年人由于生理功能的减退,活动能力的逐渐降低,与原来工作单位的联系减少,加之子女长大成人大都工作在外,因此人际交往范围骤然缩小,很容易感到孤独、抑郁,从而成为影响其心身健康的重要因素。所以,老年人应认识到离退休后人际交往的变化是客观存在的,应逐渐努力建立新的人际关系,在新的内容上进行交往,以克服孤独感。首先,增加与周围同龄人或同行的交往,安排一定的时间和周围的同龄人或同行聊天、散步或进行其他活动,多参加一些有益的社会活动,多交几个知心朋友,以维持和社会的接触。其次,人到老年,虽然退出了岗位,但仍是社会一员,仍可关心国家大事、关心集体,不要自我疏远。老年人应量力而行,尽可能为社会、为他人做点事,如做义务保健员、义务邮递员等,这样既充实了自己的生活,又克服了离退休后出现的远离熟悉群体的孤独感。

4. **增强心理承受能力**　进入老年后，个体各种生理功能都进入了衰退阶段，如形态的老化、感觉器官功能下降、神经运动功能缓慢、记忆力减退等，而对衰老症状的自我感受和认识，反过来又会影响衰老的进程。有的老年人察觉或意识到衰老，过多地关注自己的健康，就容易焦虑多疑，心情沮丧、颓废，从而加速衰老。因此，对这些必须正确认识和对待。首先，要识老、服老，合理、实事求是地安排工作、学习和生活，避免过分劳累和紧张，但又要不畏老、不服老，切忌忧心忡忡、意志消沉，甚至产生老朽感、末日感。实际上，人到老年，虽然生理功能多有减退，但就整体心理能力而言，多数老年人在完全衰老以前，不仅可以继续保持学习的能力，而且智力水平还可以因知识和经验的积累有所提高，不少 70~80 岁的科学家、政治家还能对社会作出积极贡献，所以离退休老年人应克服人为的自我颓废心理，振奋精神，继续为社会发挥余热。其次，人到老年，各种疾病，特别是老年性疾病的增加，对心身健康有一定的影响。对疾病的态度，一是要警惕，二是不要怀疑、忧虑。在身体状况有变化或感到不适时，要重视，及时检查，发现疾病及时诊治。但是，也不要稍有不适就终日忧虑，甚至怀疑自己得了不治之症，以致让疑虑、忧郁损害自己的心身健康。

5. **增强心理应对能力**　情绪是心理因素中对健康影响最大、作用最强的成分，因此，培养健康的情绪，注意情绪的紧张适度，使情绪有适当的稳定，保持心理平衡，对老年人的心身健康起着决定性的作用。

善于控制自己的情绪，保持平和淡定的心境。离退休老年人会因为生理和心理等因素而陷入失落、低迷、烦躁或忧郁等消极情绪中去。在这种情况下，老年人就应该学会适当地自我调节，使自己能够保持乐观、平和的心境，控制自己的情绪，避免因过大的情绪起伏而引起不必要的疾病。

善于处理心理矛盾，避免焦虑。离退休老年人有心理矛盾或感到忧伤、绝望时，应向家人朋友倾诉或发泄，增加"心理透明度"，这样有助于心理问题的迎刃而解，也可以减轻郁闷、压抑的心理；此外，情绪不好时，还可以采取转移注意力的方法，如从事自己最感兴趣的活动、看喜欢的书、欣赏音乐和知心朋友聊天、参加有意义的社会活动等，这样有利于消除或减轻心理压抑。

总之，充分认识和明确角色的改变，学会自我调节，合理安排自己的生活与学习，适时合理宣泄消极情绪，保持愉悦的心态，逐渐培养、建立心理适应能力和心理承受能力，以健康的心态对待，才能让自己的晚年生活幸福快乐。

（汪玉兰）

思考题

1. 如何理解老年人社会适应问题出现的原因？
2. 如何评估老年人社会适应问题的严重程度？你觉得应该怎样改善这一现象？
3. 怎样预防老年人空巢综合征？
4. 结合自身经历，谈谈身边老年人的晚年生活规划？

第十三章 老年人家庭与婚恋心理慰藉

第十三章
数字内容

学习目标

1. 掌握家庭暴力、搭伴养老等概念。
2. 熟悉老年人婚姻家庭中常见问题的心理护理技巧。
3. 了解老年人家庭婚恋中的常见问题。
4. 具有正确识别家庭、婚恋中的常见问题，并提出预防和心理干预的方案的能力。
5. 具有尊重老年人，与老年人换位思考的意识和基本素质。

随着年龄的增长，老年人的身体功能发生改变，社会角色发生转变，家庭和婚姻状况对老年人的心身健康影响日益增加。良好的家庭关系、稳定和谐的婚姻状况，是提高老年人生活质量，提升老年人健康水平的关键要素。

第一节 老年人家庭心理慰藉

导入情景

张大爷与李大娘曾经是一对恩爱夫妻，可是张大爷退休后，迷上了钓鱼，每天早出晚归，话越来越少，李大娘心中不满，曾经争吵过几次，但是没有什么用。某天，李大娘做饭时不小心烫伤了，想要张大爷帮忙，可张大爷依然像没听见一样，外出钓鱼了。从此，李大娘寒了心，两人说话越来越少，各忙各的。张大爷感到莫名其妙，倔脾气上来了，心想：你不理我，我也不理你。夫妻二人表面和和气气，实际上好几个月都说不上几句话。

工作任务

1. 确定张大爷和李大娘的问题。
2. 与夫妻二人一起制订心理护理方案。
3. 对张大爷和李大娘实施心理护理。

一、相关概念

家庭暴力是指在家庭关系中发生的一切暴力行为。《中华人民共和国反家庭暴力法》将家庭暴力界定为家庭成员之间以殴打、捆绑、残害、限制人身自由以及经常性谩骂、恐吓等方式实施的身体、精神等侵害行为。按照表现形式划分,可分为身体暴力、情感暴力、性暴力和经济控制;按照受害者类型划分,可分为亲密伴侣暴力、儿童暴力、老年人暴力。

二、家庭暴力

家庭暴力在我国乃至全世界都是一个十分严峻的问题,家庭暴力发生于有婚姻、血缘、收养关系,生活在一起的家庭成员间。家庭暴力直接作用于受害者身体,使受害者身体上或心理上感到痛苦,损害其身体健康和人格尊严。

(一)家庭暴力的类型

家庭暴力可以分为四种类型:身体暴力、性暴力、精神暴力和经济控制。

1. 身体暴力　身体暴力是加害人通过殴打、脚踢、扇耳光、捆绑受害人,使用工具攻击或限制受害人人身自由等使受害人产生恐惧的行为。

2. 性暴力　加害人强迫受害人以其感到屈辱、恐惧、抵触的方式发生性行为、性接触、残害受害人性器官等性侵犯行为。

3. 精神暴力　加害人对受害人进行精神折磨,如侮辱、谩骂、不予理睬、不给治病、不肯离婚等,使受害人产生恐惧、无价值感、屈辱等作为或不作为行为。

4. 经济控制　加害人通过对夫妻共同财产和家庭收支状况的严格控制,摧毁受害人自尊心、自信心和自我价值感,以达到控制受害人的目的。

(二)家庭暴力的特点

家庭暴力在家庭内部发生,受害者往往因为各种因素不愿意公开、司法机关介入不足、公众的漠视,导致家庭暴力比其他暴力更隐蔽、更复杂,也更持久。

1. 家庭性　家庭暴力发生在共同生活的家庭成员之间。家庭暴力事件中,施暴者和受害者之间有特定的关系和身份,男性多为施暴者,女性以受害者居多,家庭性是家庭暴力犯罪和其他暴力犯罪的基本区别。

2. 隐蔽性　家庭暴力多数发生在居住场所,暴力行为不易被其他人知晓,受害者往往抱有"家丑不可外扬"的观念,认为这是个人家庭隐私,为了避免家庭矛盾激化,影响婚姻和家庭稳定,多数受害者采取忍耐态度,不会告知其他人,更加不可能走司法程序保护自己的人身权利,而这种态度继而导致施暴者更加猖狂,变本加厉。

3. 多样性　家庭暴力既包括肉体上的伤害,也有精神上的折磨,殴打、体罚、限制人身自由、恐吓、讥讽、羞辱都属于家庭暴力,种类手段多样,并且后果严重,容易对受害人造成心身双倍的痛苦,甚至会导致恶性案件的发生,影响社会的稳定团结。

4. 持久性　由于受害者对家庭暴力无力反抗或不愿公开,导致施暴者更加为所欲为,长时间、屡次对受害者施暴。因为双方共同生活,施暴者会因不同事由,在不同的时间,反复多次甚至长期的对受害者采取多样且不定期的家庭暴力。

(三)家庭暴力的危害

家庭是社会的基本组成部分,家庭温馨和谐,社会方可安定,家庭暴力会使家庭的和谐空间受到破坏,继而出现各种问题。

1. 导致家庭破裂　家庭暴力直接对家庭成员的心身健康构成严重伤害和威胁,破坏了家庭稳定和安宁,成为夫妻感情破裂的主要原因。

2. 影响社会安定　家庭暴力也同时影响社会安定。例如,有些触目惊心的家庭恶性刑事案件,起因于丈夫对妻子实施暴力或妻子不堪忍受丈夫的暴力而极端报复。

(四)家庭暴力施暴者特点

1. 施暴者部分有年幼时被施暴或粗暴对待的经历,多数施暴者内心认为强硬蛮横的人更具有话语权和控制权。施暴者通过攻击他人,使他人服从自己,通过控制他人,证明自己的价值,证明自己的存在。

2. 施暴者内心虚弱敏感,容易神经质,一触即跳,失去控制,并随时会发起攻击。

3. 病态获利,被施暴的一方的忍让,让施暴者感受到了施暴成本低,效果好,进而变本加厉。

4. 大男子主义的文化陋习。

(五)家庭暴力受害者的特点

1. 自我认同低 长期被家暴,存在感弱,价值感低。

2. 行动力弱,犹豫不决 受害者对家暴的看法是消极的、负面的。受害者会产生习得性无助,认为这件事情无法解决。

3. 神经衰弱 长期被家暴的人是胆怯的,担惊受怕,敏感,木讷,胆小,眼神涣散,容易神经衰弱。

4. 老公强势 自己在经济、心理上的依赖性强,属于委曲求全型。

5. 对未来失望 眼神空洞,压抑,看不到未来,妄图用"熬"到死的方式结束被家暴的生活。

(六)冷暴力

对于老年夫妻而言,家庭暴力原因很多。有调查显示88%的夫妻会出现"冷暴力",双方互不理睬现象,尤其是知识分子、高收入家庭,当事人感情要求细腻,不擅长表达,沟通不足后会采取冷漠、漠视、不闻不问的方式对待另一方。部分老年人退休后,外界工作压力转移到家里,夫妻双方疏于日常沟通和情感交流,回避出现的问题,会导致双方的感情越来越冷淡,沟通越来越困难,继而恶性循环。归其原因,还是因为长期缺乏沟通造成的。

(七)家庭暴力的干预

1. 安抚受害者情绪 及时关注受害者,并应用同理、倾听等专业技巧,鼓励受害者说出心中的痛苦,注意在安抚受害者情绪的过程中,不要强迫受害者,要信任。提供安静、舒适、不被打扰的环境,有利于受害者放松,释放自身的情绪。

2. 提供心理教育、心理咨询 帮助受害者认识自我,增加受害者自我认同感,引导受害者肯定自己,重拾信心。向受害者提供相关政策及资源,鼓励受害者勇敢的用法律武器保护自己,增加其面对家庭暴力说"不"的决心,教会受害者反抗和自我保护的技巧。提供专业的心理咨询,应用放松训练、音乐治疗等,帮助受害者认清暴力产生的原因,引导其建立正确的认知观念,冷静客观的分析自己对未来的规划和内心想法,努力作出改变,追求新的幸福。

3. 提供社会支持系统 受害者常常出现封闭心态,人际关系受阻,因此应鼓励受害者参加特殊群体组成的团体,增进受害者心理重建,促进心理创伤的愈合。

4. 对施暴者进行强制心理干预 心理医生对施暴者进行强制心理干预,探索其内心矛盾的根源,引导其意识到不合理行为,协助其习得正确观念及解决问题的方法,帮助施暴者探寻释放压力、缓和冲突的良方。

5. 坦诚沟通 隐性暴力家庭,可以在心理咨询师的指导下进行坦诚沟通,把问题一一列出,探寻诱发原因,通过开放性的沟通,使双方了解彼此的真实想法,促使双方在生活中达成和谐默契。

第二节 老年人婚恋心理慰藉

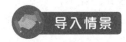

王大妈退休前是某单位的部门负责人,工作能力强,争强好胜,曾是系统内有名的能人。退休后却"屋漏偏逢连夜雨",先是因为儿子婚事母子失和,儿子摔门而去,再也没有回来。第2年开春,相亲相爱了几十年的丈夫突然病故。2年后在亲朋好友的撮合与鼓励下王大妈重组了家庭。可是,俩人仅过了一年半好日子,先生就离她而去。两次婚姻的重大打击,击垮了王大妈的身心,成日里只有一个问题盘旋在她脑海:为什么幸福总是与我无缘呢?

工作任务

1. 确定王大妈面临的问题。
2. 制订心理慰藉方案。

一、相关概念

（一）居丧

居丧是一个人丧失亲人时所处的状况。

（二）丧亲反应

丧亲反应是指由亲人离丧而引起的所有反应，正常反应被称作悲恸，异常反应包括病理性悲恸和精神障碍。

（三）居丧综合征

居丧综合征是由于伴侣离世而表现出的一种社会功能降低的现象。最常见的表现是出现多种心理障碍，如沉默寡言、神情淡漠、注意力不集中、对周围事物不感兴趣等。多数人在一段时间后心理障碍逐渐消失、好转，但也有少数人在较长的一段时间内仍饮食无味、夜不能眠、面黄肌瘦、呆木迟钝，迅速变得苍老，甚至产生厌世心理而自杀。另一危害表现在躯体方面，可导致高血压、冠心病、糖尿病、溃疡病等多种"心身疾病"或加重病情，并因免疫功能低下而发生感染性疾病，甚至发生癌症。

（四）搭伴养老

搭伴养老又称同居式养老。此"同居"并非情侣意义上的"同居"，是指有共同生活意向的老年人住在一起互相照料的养老模式。搭伴养老，使得具有某些群体特质的空巢老人更容易在养老这件事上达成共识。

（五）黄昏恋

黄昏恋一般是指那些丧偶的老年人再次结婚或是寻找属于自己爱情的行为。黄昏恋一般有两种情况：一种是在青春时代未解决好个人问题，到老年遇到合适的才谈恋爱；另一种是老年丧偶或离婚后再成家进行的恋爱。

（六）离异

离异是指夫妻双方通过协议或诉讼的方式解除婚姻关系，终止夫妻间权利和义务的法律行为。按照《中华人民共和国婚姻法》规定，如感情确已破裂，调解无效，应准予离婚。夫妻"感情确已破裂"是判决离婚的法定条件。解除婚姻关系指通过法律手续解除夫妻关系。

（七）再婚

再婚是指再次结婚。

二、居丧老年人的心理变化及慰藉方法

（一）居丧老年人的心理困扰

有位心理学家曾对5 000多人做了生活事件与疾病关系的调查，结果发现丧偶后患病的可能性最大。尤其是老年人，生活惰性大，更不易适应丧偶所引起的生活巨变，相继产生的抑郁情绪和孤独凄凉感难以排解，常使健康状况急剧恶化，甚至使死神提前降临。

丧偶对老年人是一个巨大的心理创伤，尤其是丧妻对男性老年人打击更大。有些人在老伴去世后，身体功能和精神状态迅速衰退，甚至一蹶不振。据有关资料报道，近期内失去配偶的老年人心理失衡而导致死亡的人数是一般老年人死亡人数的7倍。心理学家认为，丧偶是老年人面临的最严重的生活事件之一，怎样尽快摆脱和缩短沮丧期，是丧偶老年人和家属子女必须解决好的问题。

丧偶固然是重大的不幸，但是如果不能妥善对待，也许会把自己的身体搞垮，甚至殃及子孙。因此，应该学会从这种痛苦深渊中走出来，尽快在心理上适应这一不幸事件，顺利地、较正常地生活。

（二）丧偶老年人的心理变化阶段

心理学家对丧偶后老年人心理活动的一般规律进行了研究，认为丧偶后的心理活动大致经历了以下几个阶段：

1. 震惊、麻木　所有的心理活动集中指向死者,产生自责的心理。许多人往往痛不欲生,整天哭泣,甚至拒绝将死者火化或下葬。在丧偶最初的日子里,老年人还处于震惊之中,他们此时常常并无强烈的情绪反应,反而显得有些麻木不仁,浑浑噩噩,对一切都好像不在乎,无所谓,对任何事情也不感兴趣。

2. 思念、痛心疾首　经历了最初的麻木感后,丧偶的老年人会转而全身心地思念死去的老伴,痛不欲生,整个身心都被绝望感所控制,悲观、沉闷,对任何人、任何事都没有兴趣,心如死灰,度日如年,整天都沉浸在回忆之中。

3. 愤怒、戒备心增强　对死者和其他人发怒或带有敌意。有些丧偶的老年人会对着照片中的他(她)生闷气,甚至产生自责,又迁怒于其他人,无缘无故地与别人争吵。为了发泄对死去老伴极度思念的情绪,有些老年人常常会采取迁怒于他人的方式。例如,怨恨参与救治老伴的医护人员没有尽心尽力、埋怨子女没有及时帮老伴转入更好的医院或采取更好的治疗方法、责怪亲友之前对老伴不够好等。总之,这一阶段丧偶老年人会对周围很多相关的人存在愤怒、敌视心理,对他人的劝解与接近持戒备心理。

4. 混乱无序、绝望阶段　虽然经历了丧偶的最初日子,悲痛的情绪也得到了一定的发泄,但这时丧偶老年人的生活仍然混乱无序。许多丧偶老年人在老伴死去一年后,都难以抚平创伤,迟迟不能恢复正常的生活。在某些人或事的启发诱导下,开始试着从绝望中复苏,开始重新安排生活。开始寻求亲友的支持和帮助,把心中的感受诉说出来。从表面上看,情绪似乎基本上恢复了常态,但在内心深处,悲哀的心情依然存在,只是能够主动压抑或转移悲哀了。

5. 宽慰自我,重建生活　从绝望情绪中解脱出来,开始新的生活。丧偶的老年人常常把情感转移到其他人或事上去,主动地压抑悲痛的情绪。

这五个阶段的长短因人而异,心理障碍主要发生在前四个阶段。每个阶段的时间是可以通过心理调节来缩短的,作为丧偶老年人的家人,应尽快帮助老年人进入第五阶段。

此外,心理学对大脑的研究显示,人在情绪波动的时候,交感神经随之兴奋,紧接着会引起瞳孔放大、心跳加速以致血压升高;若情绪过于悲痛压抑则会使机体的自主神经功能紊乱,长此以往会造成内分泌紊乱,还会诱发心血管病,以及消化、代谢的失调和免疫功能低下等疾病。老年人在丧偶之后所产生的一系列感情失控问题都会诱发或导致这些疾病的恶化,心情抑郁严重的还可能会引发阿尔茨海默病或是帕金森病。所以不管是子女、家人还是社会,都应当竭尽所能帮助老年人缩短从痛苦初期到结束所用的时间,帮助他们渡过丧偶的难关。

 知识链接

鳏寡效应

夫妻中的一方在配偶去世后3年内离世的现象,称为"鳏寡效应(widowed effect)"。

苏格兰圣安德鲁斯大学研究人员1991年至2005年随访大约5.8万对夫妻。这15年间,8.5%的男性和16.5%的女性丧偶。调查结果显示,40%男性和26%女性在配偶去世后3年内辞世。

这项研究首次涉及多种死因,包括癌症、其他疾病、酗酒、吸烟、事故、他杀和自杀。虽然不少鳏夫和寡妇由于上述诸多原因去世,但研究人员仍然找到"足够证据"证明,这些人更多是因为丧偶而去世。

(三)心理评估

通过观察与会谈可初步了解老年人的认知水平与精神状况,也可用测试表做定量评估。

(四)心理慰藉方法

1. 评估老年人的悲伤程度　通过量表对老年人进行评估,并尽可能给予持续关注。

2. 鼓励老年人倾诉和宣泄悲伤情绪　给予劝慰和开导,帮助老年人摆脱悲伤。对大多数人而言,与可信赖的朋友谈话是发泄情绪和治疗创伤的有效办法,即使不愿意向他人倾诉自己的痛苦,也能在与朋友的相处中得到慰藉。鼓励表达负性情绪,但不强迫表达。老年丧偶者谴责比较多的是自己没有实现老伴临死前的某些愿望,这些自责会对老年人身心有较大影响。

3. 陪伴老年人 鼓励子女后辈主动给予老年人更多的陪伴和关怀,多使用"爸爸""妈妈""爷爷""奶奶"等称呼,这样老年人会逐渐意识到尽管配偶已离去,但是仍有其他家人支持、关照自己,从而形成新的依恋关系。子女充分利用隔代辈分的影响力,通过祖孙间的交流冲淡悲伤。关注老年人的躯体情况,防范既往有严重躯体疾病的老年人由于过度悲伤而出现意外。听取老年人的意见,妥善处理死者的物品、遗物。

4. 鼓励老年人学会换个角度想问题 指导老年人学会自我安慰,让老年人意识到生老病死是不以人的意志为转移的。

5. 帮助老年人寻找新的生活乐趣 一味地告诉老年人"不要难过""生活是美好的""你要坚强""人要往前看"等这类空洞的语言,只会让老年人觉得缺少理解,产生厌烦或排斥心理。应根据老年人的具体情况,帮助她找到属于自己的生活内容。例如,老年人喜欢绘画,可鼓励其上老年大学;老年人精力和体力尚好,可鼓励其参加社区活动;老年人有专业技术,可鼓励其投身于志愿者队伍,帮助那些需要帮助的人,从中获得价值感。

6. 转移注意力 老伴去世后,可以暂时到子女家中住一段时间,还可以把房间重新布置一下,将老伴生前的物品收藏起来。如果不能离家,可以尝试把注意力转移到未来的生活上去,例如隔代教育。

7. 适当用药 在丧亲的急性期,若老年人丧偶的反应过于强烈,可能考虑适当用药。一些老年人抑郁情绪过于强烈、丧偶体验过重或总沉浸于丧失的痛苦中,甚至有明显的无助、无望、厌世感等,若这种状况持续 2 个月以上,也许是较重的居丧反应或是丧偶后的抑郁障碍,这种情况需到专科医院就诊。

8. 鼓励再婚 对于丧偶时间较长的老年人,如果家人支持、老年人不反对,可以鼓励老年人再婚。配偶在老年人的生活中发挥着不可替代的作用,是老年人精神慰藉的主要来源。老年人的居住安排、生活质量、健康状况等都受配偶的影响,丧偶时间的长短以及丧偶后是否再婚直接关系到老年人的状况和需求。再婚有利于提高老年人生活质量。

案例分析

"老伴儿这一走,我真的不知道自己每天该做些什么了!"69 岁的张奶奶说。不大的屋子里,张奶奶老伴儿的照片随处可见。张奶奶的女儿说,父亲于 2000 年患上脑梗死,行动不便,这十几年里,照顾父亲几乎成了母亲每天生活的全部内容。虽然父亲行动不便,但精神状态一直很好,乐观、开朗、积极向上。今年 5 月,78 岁的老父亲去世了。由于担心母亲一个人在家太孤单就把母亲接到了自己家,可没想到她执意要回去。她说,那栋老房子虽小,但有她和父亲的回忆,心里舍不得。母亲的精神状态和以前不一样了。父亲去世前,母亲会和邻居们在楼下嬉笑聊天,一坐就是一下午;如今,她不仅话少了,甚至都不愿下楼。由于精神状态不好,身体也每况愈下。如今,老年人每天最常做的事儿就是在屋里发呆,想给她再找个老伴,又遭到母亲的拒绝,真是不知道怎么办才好。

案例中张奶奶的变化是由于丧偶造成的。老伴的离世是每位老年人都会面临的问题,如何做好丧偶老年人的心理护理,帮助老年人尽快走出悲痛,重拾生活的希望,尤为重要。

请问:

1. 丧偶后,张奶奶出现了哪些变化?

2. 如何帮助张奶奶尽快走出失去老伴的悲痛阴影?

3. 如何对待老年人的再婚问题?

【方法指导】

对案例中张奶奶进行全面的心理评估,确定她的心理问题,作出心理护理计划,对张奶奶进行心理护理。

【实践操作】

针对实际案例中张奶奶的情况,可以做如下护理:

1. 心理评估

(1)基本信息

服务对象:张奶奶。性别:女。年龄:69 岁。

家庭结构:老伴今年 5 月去世;育有一女,但跟女儿分开住。

生活经历:老伴 2000 年患上脑梗死,行动不便,十几年里,照顾老伴几乎成了张奶奶每天生活的全部内容。他们的精神状态一直很好,乐观、开朗、积极向上。

此外,张奶奶的文化程度、职业情况等信息也需要做进一步了解。

(2)患者的生理和心理状态

生理自理程度:生活能自理,能单独生活,但身体每况愈下。

心理情绪反应:话少了,精神状态不好,老发呆,固执(坚持自己一个人住在老房子里;拒绝女儿再给找个老伴的建议),空虚感强烈(老伴走了,不知道自己该干些什么)。

2. 心理诊断　张奶奶在老伴离世前后,精神状态发生很大改变,老伴在世时,张奶奶乐观开朗,喜欢跟邻居嬉笑聊天,但老伴去世后,张奶奶话少了,精神状态和身体状况都大不如从前。由此可以看出,老伴的离世给张奶奶的心理带来了很大冲击,表现为无所事事的空虚感、失落感,深陷于对老伴的怀念不能自拔而产生的情绪低落甚至是忧郁。针对张奶奶的这些表现,对张奶奶进行心理护理是当务之急,否则,很有可能发展成为抑郁症。

3. 心理护理计划　应用抑郁自评量表对张奶奶的心理状况进行测评,根据测评结果制订护理措施;此外,与张奶奶的女儿共同商议,并制订护理措施。

4. 心理护理措施

(1)鼓励表达感觉:鼓励张奶奶痛哭、诉说和回忆,或者用写日记的形式寄托自己的哀思。引导张奶奶把悲哀宣泄出来。

(2)阻断老年人睹物思情:建议张奶奶把去世的老伴的遗物暂时收藏起来,这样可以减轻精神上的痛苦。同时建议其多参与外界活动,培养一些业余爱好,或者做一些有利于他人的力所能及的事,转移注意力,缓解抑郁、焦虑的情绪。

(3)预防患者出现伤害自己的行为:及时了解张奶奶的思想动态,谨慎地安排周围环境,使用不具备自伤可能的工具;同时,加强观察及巡视,最好建议其女儿或其他家人能够陪伴在侧。

(4)心理支持:一方面要对张奶奶体贴照顾,另一方面帮助张奶奶重新与子女、亲友建立和谐的依恋关系,使其感受到虽然失去了一个亲人,但家庭成员间的温暖与关怀依旧存在。

三、离异老年人的心理变化及慰藉方法

(一)老年人婚姻家庭的意义

老年人的婚姻与青年人不同,一方面受传统的旧思想、旧习俗的影响,另一方面又受自然条件、生理因素的影响,具有独特的婚姻形态。老年人的家庭特征也与其他年龄人员的家庭有本质的区别,老年人的家庭已进入生命周期的最后阶段,预示着一代人家庭生活的结束,老年人家庭的规模也随着老年人的衰老以及家庭地位的调整而发生变化。

老年人的生活想要充实,经济必须有保障,身体健康或无重大疾病,有若干知心朋友,与家庭人际关系协调和睦等。此外,还必须有一个美满的婚姻。老年人婚姻状况影响老年人晚年生活质量。

1. 有利于老年人情绪上得到满足　老年人的婚姻美满,除了性欲上的满足以外,更重要的是老年

夫妇之间情感融洽,亲密无间,相互关心和爱护,相互鼓励和帮助,共同分享欢乐与痛苦,这样的婚姻关系,老年人即使退出社会生活的主流,也可以在家庭中感受温馨,消除孤独感,增添自信心。幸福愉快的家庭生活有助于延年益寿。

2. 有利于老年人的健康　据国外老年人问题专家的研究,单身老年人在结婚交友前,有 36% 的男女老年人希望早日了此残生;而找到对象和结婚之后,这一比率几乎降到了零。不少老年人都感觉"返老还童"了,"皮肤光洁"了,"不再受病魔折磨"了,"生活更有活力"了。可见老年人婚姻美满确实是提高老年人生存质量的"灵丹妙药"。

(二)老年夫妻关系的适应问题

人们常说:"少年夫妻老来伴",老年人从缔结婚姻组成家庭到生儿育女,风雨同舟数十年,由于长期共同生活,朝夕相处形成了"相互依存、相依为命"的心理。这种积极健康的夫妇生活对老年人家庭的巩固和生活的幸福,有着相当重要的作用。但是,还有极少数老年夫妇的婚姻关系比较差。人到老年,朝夕相处的是自己的配偶,如果夫妻长期不和,经常争吵,对双方心情和健康的影响很大。有些老年夫妻经常会出现矛盾,如何解决,应引起广泛的关注。

1. 老年夫妻出现冲突的原因

(1)子女教育观:老年夫妻在价值观、知识水平和经历等方面存在差异,对子女的穿着打扮、工作安排、恋爱婚姻等问题可能会持不同的意见或想法,如果夫妻双方互不相让,可能就会引起冲突。

(2)兴趣爱好:夫妻双方的兴趣爱好在一定程度上会对老年夫妻关系造成影响,感情好的老年夫妻往往兴趣爱好趋向于相同,而关系不好的老年夫妻则很少有共同的兴趣爱好。

(3)性格特点:调查显示,即使是共同生活了几十年的老年夫妻,双方性格很一致的也较少。性格的一致性与老年关系成高相关性,关系融洽的老年夫妻双方在性格上更多地呈现一致性。

(4)性生活:不同性别的老年人性欲望、性能力退化的早晚、程度不同。一般而言,在年龄相仿的情况下,男性老年人比女性老年人性欲更强烈一些。男性老年人觉得自己的要求并不过分,而女性却觉得对方"老不正经"。性生理和性观念的差别会给老年夫妻生活带来阴影,导致夫妻关系不和谐。

(5)家庭经济支配权:我国目前的老年夫妻中家庭经济支配权一般有以下几种类型:一人独断、一人主管一人参谋、共同管理、各管各的。研究表明,家庭经济支配权的类型与老年夫妻关系之间也存在着高相关性。老年夫妻关系好的,更多的是共同管理的家庭经济支配型,一人独断的形式极少见。传统的老年夫妻观念中,受男尊女卑思想的影响,男性是一家之主,在经济管理上也是个人说了算,长此以往,容易导致配偶的不满,从而影响夫妻关系。

(6)家务劳动:一个家庭总有许多家务需要夫妻双方共同完成,但也有为数不少的家庭是一个人包揽或一人为主、一人帮忙。家务劳动的分担形式影响着老年夫妻的关系,夫妻双方共同承担家务劳动有利于老年夫妻关系的融洽。

2. 解决老年夫妻冲突的方法

(1)共同参与:老年夫妻一起相处的时间较多,如果没有共同参与的事情充实夫妻双方共同的生活,往往容易引起夫妻争吵、关系不睦。因此,老年夫妻退休后,应尽量培养共同的兴趣爱好,家庭权利和义务也应共同商量、共同分担,这样才能增进老年夫妻的关系。

(2)互相谅解:随着年纪的增长,老年人各方面都不可能像年轻时敏锐、精力旺盛。特别是进入老年期以后,男性变得容易失眠、健忘、发火,而女性变得爱急躁、情绪不稳定、焦虑不安、忧郁、疑虑重重等。这就需要双方互相体贴、互相谅解。

(3)保持和谐的性生活:研究指出老年人仍应保持性生活,这样有利于老年人心身健康和夫妻感情的融洽。对于老年人来说,随着年纪的增长,体力和精力都有所下降,夫妻间的性生活也会出现一些变化。这就更需要夫妻双方的互相体贴,不要因为一时的不适应而责怪对方。

(4)坚持克服自身缺点:有相当一部分老年人,脾气越来越怪,听不进别人的话,大有"不撞南墙不回头"的劲头。这样的老年人往往闹得夫妻关系不和,甚至还会因此"分锅吃饭"。每对老年夫妻都应珍视自己从年轻时培养起来的爱情。如性子急的人要注意克服自己的毛病,想要发火时,想想自己的固执暴躁可能给对方带来的伤害,想想夫妻恩爱时的情景,想想对方往日对自己的关心和体贴。

老年人容易出现固执,有时甚至是毫无道理的固执。有的老年人形成了多年的习惯,如梳子、眼镜等生活物品的放置都有固定位置,一旦有人动过,没有放回原来的地方,就会很不高兴,甚至唠叨起来没完没了,往往使对方很不耐烦。老年人也不妨改变一下自己的生活方式,这样一来可以增加新鲜感,二来也可避免老两口之间的不快。

（5）坚持参加集体活动:有的老年人由于身体不太好,不愿意到外面去,整天待在家里,时间长了,难免要发生口角。实际上,老两口到外面走一走,活动活动,呼吸一下新鲜空气,不仅对身体有利,还可以解除心头的郁闷,使心情豁然开朗,也可以减少老两口出现冲突的机会。

（三）如何适应离异后的心理变化

1. 老年人离异后的心理变化特点

从心理学角度看,离婚老人的心理变化要经过纠纷、戒备、裂痕、破裂四个阶段。

（1）纠纷:结婚后,夫妻经过炽热期,便进入矛盾期。如果矛盾未能及时解决,便演变成纠纷,甚至引起争执。一般说,纠纷在低文化层次和胆汁质、多血质的当事者中多表现于外显行为,如口角、殴斗、毁物等;经过调解可暂时解决,但过后又常重演。在高文化层次和黏液质、抑郁质的当事者中多表现于情感内郁,外表不争不吵,但内心彼此冷淡,心存嫌隙,调解不易见效。

（2）戒备:纠纷的积累,会使夫妻从隔阂走向戒备,俗称“同床异梦”。戒备的形式因人而异,有的多在财产、收支上互相隐瞒,有的则常瞒着对方与异性来往。为了防备对方抓住把柄和了解到事实真相,双方在经济、社交关系等方面戒备,甚至连个人的事业问题、前途问题等也守口如瓶,层层设防。

（3）裂痕:秘密披露将造成更严重的纠纷,进而加重戒备,最终形成恶性循环,出现裂痕。夫妻双方在情绪上强烈不满,在行为上相互背离,有居住条件者大多会分居。

（4）破裂:夫妻双方之间的裂痕越来越大,无法弥缝,感情将彻底破裂。感情破裂的夫妻,其抉择的模式大致有三:一是分道扬镳,通过法律手续离婚;二是考虑种种原因,不便离异,凑合生活,忍辱负重,夫妻关系名存实亡;三是感情破裂,无法逆转,只是为了折磨对方,拒不离婚。

2. 老年人离异的身心危害　对所有当事人来说,离婚都是一次不小的人生打击,必然会在一定范围内产生心灵震动。特别是老年人,和自己一起生活了几十年的老伴离婚之后,会有很强的失落感,以及生活上的不适。对于比较看重传统观念的老年人来说,离婚还会导致自卑感,如果长久在自卑的重压下生活,会感到万念俱灰,一蹶不振,常常有意或无意地将心里的痛苦埋得更深。他们不愿意,也难以做到与正常人进行心灵沟通,因思维定式、生活行为的惯性而难以摆脱不良情绪。这种精神上和感情上的自我封闭,心理健康的危害极大,会使人丧失生活乐趣,产生逃避现实和厌世的情绪。

3. 老年人离异的原因　婚姻研究者认为,老年人之所以出现黄昏离异现象,主要有四方面的原因。首先,老年人退休后,可能一时无法适应生活的改变,容易发脾气,夫妻之间产生摩擦,难以解决;其次,有些夫妻感情原本就不好,年轻时为了孩子,即使有矛盾也不轻易分手,孩子长大后觉得离婚没有了压力;再次,现代老年人的身体更加健康,有一定的经济基础,更想尝试新的生活;最后,老年夫妻容易出现性生活方面的障碍,如果一方的需求无法满足,也容易出现矛盾。

（四）离异老年人慰藉方法

婚姻学家给出建议,老年夫妻要坚持性生活,这样有利于促进双方感情亲密。夫妻间加强沟通和理解,少争执,多妥协,培养新的兴趣爱好,找到新的精神寄托。如果真的已经感情破裂,也不要过于勉强,毕竟每个人都有追求幸福的权利。对于离异的老年人,要鼓励其积极调整心态。不适应离婚后的生活是正常的,离婚后马上就能进入一个好的状态,有些不现实,而且一旦达不到就会有更多的失望。在适应期,自我调整心态很重要。老年人应积极规划离婚后的新生活,在调整心态的同时调节生活。度过情绪波动期后,可以考虑增加社会交往,比如参加户外活动,在放松心情的同时,或许还能找到一些志同道合的朋友,一起分享活动带来的乐趣。老年人还可以给自己找一些愉快事情,年轻时想做,但由于家庭限制而一直未能完成的事,设立新的生活目标。

四、再婚老年人的心理困扰及慰藉方法

（一）老年人再婚的适应问题

如何对待再婚问题,是老年人自身、家人及整个社会都应关注的话题。

1. 老年人再婚困难的原因　近几年来,我国丧偶老年人的再婚率虽然有所提高,但与欧美国家比

起来,差距还是很大。究其原因,主要有以下几个方面:

（1）老年人自身观念:有的老年人头脑中存有陈腐的伦理道德观念,认为自己这么大年纪了,再寻找配偶脸上不光彩,怕邻居和过去的同事议论。尤其是女性老年人,怕别人说自己"老不正经""老来俏"。有的老年人怕再婚带来新的家庭矛盾,增添新的麻烦,所以宁可忍受孤独,也不再寻找配偶。个别老年人患得患失,论地位、讲条件,过分计较利害,左顾右盼,始终迈不开再婚的步子。还有的老年人由于与原来的配偶感情很深,认为如果再找一个对不起过世的老伴。

（2）子女反对:这是老年人再婚的主要障碍之一。某单位对86名再婚老人的调查中发现,遭到子女不同程度反对者竟达91%。子女反对自己的父亲或母亲再婚,原因有多个方面。有的怕遗产落入他人之手,担心得不到自己应该继承的遗产;有的怕别人议论自己对长辈不孝,迫使长辈再婚;有的不愿与继父或继母相处,更不愿意将来伺候继父或继母;还有的认为长辈再婚是给自己丢了面子。

（3）世俗和舆论的反对:在世俗有些人的眼里,"从一而终"的思想仍然是衡量人的感情的标尺。他们的指指点点也会给想要再婚的老年人造成了一定的心理压力。

尽管老年人再婚受到心理因素、子女态度、舆论环境、道德规范等因素的制约,但随着改革开放的深入,人的思想不断得到解放,老年人再婚的比例也再不断增长,这是社会进步的一种表现。

2. 对老年人再婚问题的心理调节

（1）鼓励老年人敢于冲破封建世俗偏见,理直气壮地表达自己的心愿:老年再婚本是无可非议的事情,但还是有一定阻力。这些阻力有一部分来自老年人自身。许多老年人虽有再婚愿望,但担心人们轻蔑讽刺、嘲笑,尤其是老年妇女,更易压抑自己的感情。随着社会的发展,人们思想观念的更新,老年人再婚问题已越来越为社会所重视。舆论的宣传、法律的保护,为老年人再婚创造了条件。

（2）正确处理好与子女的关系:有些老年人存在思想顾虑,担心再婚引起与子女的感情隔阂或伤害了他人的感情。虽然有了老伴,感情上有所依靠,但在日常生活中还需要子女的照顾,特别是身体有病甚至失去自理能力以后,更需要有人照料,自己的子女不情愿,对方的子女也难以指望,反而落得无人管。所以老年人在考虑再婚和建立新家庭以后,要处理好与子女的关系。

（3）必须以正确的婚姻观作为基础:那些只图有人照顾或只注重地位财产等不正确的择偶动机,都不恰当。另外,老年人再婚前要有充分的心理准备,除准备好应付一些阻力外,更重要的是要从思想上准备好改变自己多年来的生活模式,与新的伴侣在共同生活中,互相适应,建立起新的生活模式,共度晚年。

（4）处理好财产问题:我国法律规定,家庭全部财产为夫妻共同所有。配偶去世后,子女要求继承应得的财产是合法的。即使财产不多,老年人想把它作为今后生活的保障,也应向子女讲明,取得子女的谅解,避免过世后双方子女可能产生的财产纠纷。

（5）重视家庭关系的"磨合"期:再婚后的磨合期也称为"婚后危险期"。要特别重视家庭关系的磨合、调适,尽快达到和谐。老年夫妻双方应平等相待,民主协商,切不可主观武断,更不可有大男子主义,要合理分担家务,决不能坚持原来的生活模式,不肯作出改变。在生活习惯上,双方应注意相互适应,既要尊重对方,又要设法接受对方的缺点,共同进步。

（6）相互尊重对方的感情,允许对方有自己的秘密空间:允许对方怀念已故老伴,并从各方面给予更多的抚慰,帮助对方从伤感中解脱出来,这样做有利于增进双方的感情。

3. 老年人再婚的好处　有利于减轻子女的精神负担;有利于抚育下一代;有利于减轻国家对孤老者的负担;有利于减少和防止嫌弃、虐待、遗弃老年人行为的发生,使老年人的精神得到安慰,心理健康发展。

（二）老年人再婚注意事项

1. 再婚切忌"短平快"　如果双方没有达成共识和理解,并建立一定的感情基础,就匆忙结合,将会陷入进退两难的境地。再婚对老年人的体力、精力都是一个严峻考验。所以应做到以下几点:一要加强婚前了解,了解对方的脾气、性格、爱好、文化素养、经济状况以及家庭成员组成,尤其是双方子女对老年人再婚的态度。二要明确权利和义务,将双方未成年子女的抚养责任和双方子女对两位再婚老年人应尽的赡养义务明确下来。三是考虑财产问题对婚姻生活的影响,应在婚前进行公证,以免婚后发生争执。

（1）深入了解双方状况：再婚者除财产、儿女等问题之外，应了解彼此健康情况。有些老年人对对方的健康状况并不是很了解，婚后容易出现健康问题。例如，一方患有传染病，但是故意隐瞒，老年人之间一旦亲密接触，就有可能因相互传染而患病。

（2）未婚同居当慎重：老年人再婚的稳定率很低。在某一线城市，老年人再婚后的离婚率高达70%。一些老年人认为，不领证"比较自由"，万一双方"没感觉了"，分手会比较简单。未婚同居不被法律所认可，在同居期间，如果当事双方的权利受到侵害，是无法得到法律保障的。

（3）自尊是再婚的基础：老年人再婚，因感情基础欠缺，容易怀旧、彼此猜疑。另外，由于经济因素，"你有钱就和你过，没有钱就'拜拜'"的现象很普遍，很少能同甘共苦。老年人再婚时要考虑对方的经济条件，但是不可以因为条件而放弃自尊，要想使晚年真正幸福，就要打好再婚的感情基础。老年人再婚后还应有意识地发现和欣赏对方。

（4）与儿女坦诚沟通：老年人再婚，应与儿女坦诚相见，把自己真实的想法告诉子女，与他们达成共识。

（5）不让"对比"影响再婚：丧偶的老年人再次恋爱时，总是不自觉地拿眼前的对象与过去的老伴相比。可以采用下列方法避免"对比"：一是直面生活，双方在有矛盾时应就事论事，不广泛联想过去的事和物；二是改变思维模式，学会用新人的优点和旧人的缺点相比较；三是注意不去触动各自心理上的敏感点，例如，双方条件的优劣问题、彼此间的信任问题，特别是老年人竭力回避或厌恶的事情。

2. 老年人再婚心理困扰的表现

（1）再婚心理盲目性：再婚者想找个老伴，搭伴过日子，缺乏对婚姻审慎的思考，往往在凑合心理下，心理准备不足、对彼此了解不深，就再次进入婚姻。

（2）婚后补偿心理，对再婚期望过高：再婚者深层次上往往并不满足于凑合，反而对再婚怀有较高的期望值，希望能够通过再婚弥补心理失落。这种期望值一旦高于实际值，就会感到失望。

（3）怀旧心理，延长了与新伴侣的感情磨合期：再婚后会不由自主地对照现任老伴和前任，对前任的优点会无意识地放大，留恋过去生活里已经磨合好的习惯，这些都会降低对再婚生活的满意度。

（4）心理自我防卫失当，影响彼此心理相容：由于老年人再婚受到子女、风俗习惯等多因素影响，潜意识中会不自觉地启动自我防卫机制，存有戒备心理，难以全身心投入新生活。

3. 老年人再婚的动机　老年人选择再婚的心理动机主要是追求感情慰藉，满足精神需求。丧偶老年人中，很多男性老年人在丧偶之后若遇到合适人选，会迅速选择再婚，而女性老年人则需要很长的时间过渡，短则一两年长则十几年。原因之一是男女老年人在心态上的区别，即男性思想开放，易于接受新鲜事物，而女性则受传统观念的影响思想较保守等。从老年人的健康状况来说，身体健康的丧偶老年人再婚率要高于身体较差的老年人。从择偶条件来说，身体健康的老年人更有优势一些，因为丧偶老年人再婚虽然主要是为了互相照顾，搭伴养老，但是多数人可能不愿意再找体弱多病的伴侣，这样不仅不能很好地照顾自己，还会给自己增加更多的负担。身体情况较差的丧偶老年人可能也不愿意让人认为自己是累赘和负担，因此在丧偶再婚的道路上就会望而却步。此外，经济状况好的老年人丧偶再婚相对较容易。

4. 老年人再婚后离婚的原因　老年人再婚后又离婚的原因很多。如果是因为离婚而使家庭解体的，原先的夫妻关系已经破裂，或许不存在对前任过多的思念之情，再婚生活磨合期较短。但大多数老年人再婚是因为丧偶，再婚后由于怀旧心理，往往会自觉或不自觉地将现在的婚姻与前次婚姻进行比较。如果过于恋旧，尤其是在与对方产生矛盾冲突时，不能抑制这种情感的流露，往往就会使矛盾升级，稍不留意，就会使第二次婚姻走到尽头。

孤身老人再婚是为了找个志同道合、性情相投的老伴，安度幸福晚年。首先，老年再婚必须坚持正确的婚恋观，出于真正的感情结合才能够善始善终。为自己找个"高级保姆"或者"找个人伺候"，眼睛只盯着对方的地位、财产和优势的物质条件，都是不正确的动机。男女结合在人格上是平等的，夫妻间也不存在依附关系。其次，再婚老人应多看现在老伴的长处，不要在双方一旦产生矛盾或感情受到伤害时，就把现在老伴的缺点同前老伴的优点相比，或者把现在家庭中的不足与过去家庭中的美满相比。在新的家庭中创造幸福和谐的气氛，只有双方一起努力，才能不断缩短心理距离。

（三）老年人再婚心理慰藉方法

1. 矫正再婚心理动机　老年人再婚，一般主要出于爱的需要、安全的需要和生理上的需要。然而，由于老年人的经历和生活环境等与初婚不同，他们的心理较复杂，因而产生再婚心理动机也千差万别。有的为了摆脱生活的不便，有的出于经济拮据与生活的压力，有的想通过再婚得到遗产，改善住房条件，解决户口进城或为了子女就业等。由这些不纯动机所形成的再婚夫妇，没有稳定的婚姻基础，因此，必须及时进行矫正。婚姻的幸福，需要有爱情做保证。只有从爱的需要出发而产生的再婚动机，才能得到幸福。

2. 正确对待心理重演　所谓"心理重演"，是指老年再婚后的生活境遇与前次婚姻过程恰好吻合，而引起一种心理反应。一般说来，老年人再婚，双方大都有前次婚姻经验。再婚后的日常生活容易引起心理重演。如果双方有些温存、亲昵的表示，可能引起对前配偶的思念，破坏双方的亲密气氛；如果与对方发生矛盾冲突，情况又与前次婚姻相似，心灵上会遭到恶性刺激，从而影响再婚夫妇和睦相处。正确对待心理重演的方法：当遇到温存、亲昵的心理重演时，应更加信任和热爱现任配偶，为获得第二次爱情而感到幸福，并把自己的爱毫无保留地给对方。

3. 共同克服回归心理　老年人喜欢沉浸于过去的回忆之中，在心理学上，称为回归心理。老年再婚后，往往不自觉地把前后两个家庭加以比较。尤其在日常生活中，双方遇到不顺心的事或发生矛盾时，就会去追忆过去爱情的甜美，产生再婚后悔和怨恨情绪，这就在感情上拉开了再婚夫妻的心理距离，影响夫妇和睦相处。要克服这种心理，关键在于双方都应认识到：过去的已经永远过去了，面对新的家庭，只有互相理解、互相尊重和信任，才能创造美满幸福的新家庭。

4. 适应对方心理特征　老年人有比较稳定的性格、兴趣和爱好。进入更年期后，老年人的生理及心理特征都有不同的变化。这就要求老年人再婚后，尽快了解体察对方的心理特点，正确对待不同个性、性格和习惯，注意互相尊重、互相谅解。身体较好的一方要耐心安慰、体谅、理解和容忍对方，不要由着自己的性子做事，避免感情上的冲突。

5. 同等对待前婚子女　再婚夫妇应克服"排他"心理，把双方子女都看成自己的孩子，尽到父母的职责，在衣食起居等一些生活小事上要一视同仁。

（王芳华）

思考题

1. 老年人应如何摆脱家庭暴力？
2. 你认为在对居丧老年人进行护理时，应如何体现人文关怀精神？
3. 你认为老年人是否应该再婚？

第十四章　死亡教育

第十四章
数字内容

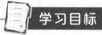

1. 掌握死亡教育、老年人自杀、尊严死、生前预嘱的概念；老年人对待死亡的心理类型；老年人自杀的三级预防。

2. 熟悉死亡教育的意义和影响因素；自杀的种类；尊严死与安乐死的区别。

3. 了解死亡教育发展历史及影响因素。

4. 具有运用老年人自杀三级预防措施对老年人进行指导的能力。

5. 具有尊老爱好助老的社会责任感。

每年 10 月的第一个周六为"世界临终关怀与舒缓治疗日"，通过这种方式，可以提高人们对临终关怀重要性的认识，提高其家庭对医疗、社会、日常生活、精神方面需求的理解和认识，保障生命最后阶段的生活质量，缓解老年医疗护理的迫切需要。

人类文明发展至今，部分人仍无法正视死亡。众所周知，生老病死是人生的自然发展过程，人们总是试图通过各种各样的方式来缓解个体对死亡的恐惧。死亡教育是一种被证实很好的方法，可以帮助人们正确认识和理解生与死的问题，提高人们应对死亡发生的能力，使其能够自信坦然面对并且接受死亡。这种认知对推动临终关怀事业的发展具有非常重要的现实意义。

第一节　死亡教育概述

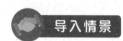

李奶奶，78 岁，经常与几位老友在小区聊天散步，谈谈家长里短。这天下楼，看到老友们还都没下来，一问才知道，刘奶奶清晨因头痛不适被送往医院，抢救无效已离开了人世，李奶奶瞬间觉得心情特别低落，茶饭不思，无法从老友死亡的阴影中走出。虽然自己年龄大了，觉得死亡不可避免，但好友突然离世，还是让她短时间内无法适应。她觉得自己离死亡这么近，自己也是快死的人了，对什么事情都提不起兴趣，整日唉声叹气，生活在不安之中。

工作任务

1. 请分析本情景中李奶奶的心理特征。

2. 请说出缓解李奶奶的焦虑心理的方法。

一、死亡教育的概念及意义

（一）死亡教育概念

《医学伦理学辞典》对死亡教育（death education）进行了明确定义：死亡教育是针对如何认识和对待死亡而开展的教育，其主旨在于使人们正确地认识和对待死亡。

死亡教育既是一门课程，也是一种体验，是最复杂的学科。其涉及的研究范围极其广泛，包括政治、法律、道德、宗教、哲学、心理学、医学、伦理学、文学艺术等，增进人们对死亡的认识，进而深入了解生命，使其具有健康积极的生命观，从而拥有更积极、更有意义的人生。

（二）死亡教育的意义

死亡教育名为谈死，实为谈生。不仅让人们懂得如何活得健康、活得有价值、活得无痛苦，而且还要死得有尊严。既强化人们的权利意识，又有利于促进医学科学的发展，通过死亡教育，使人们认识到死亡是不可抗拒的自然规律。目前，我国人口老龄化问题已引起社会广泛关注。工作丧失、生理功能减退和社会关系的变化均使老年人承受着沉重的心理负担，部分老年人感受不到生活的意义。死亡教育教会他们学会调适不健康、趋向死亡的心理，重新认识生命的意义，使其从容面对死亡。死亡教育也是破除迷信、提高素养的教育，是社会精神文明发展的需要，也是人生观教育的组成部分。面对生死问题逐渐增多的社会现状，死亡教育对死亡及濒死的正确解读、充分认识生命的本质是十分必要的。

二、死亡教育的目的及作用

（一）死亡教育的目的

1. 引导人们对生死进行思考　理解死亡为生命的一部分，是不可抗拒的自然规律，从而树立科学、合理、健康的死亡观。

2. 使人们正确地认识死亡的各种表象、情境和反应　消除人们对死亡的恐惧、焦虑等心理现象，教育人们坦然面对死亡。

3. 使人们思索各种死亡问题　学习和探讨死亡的心理过程以及死亡对人们的心理影响，为处理与自己不同关系人的死亡做好心理上的准备。

4. 懂得尊重、维护和不伤害他人的生命　了解死亡的原因、预防与延缓死亡的措施。

5. 勇敢地正视生老病死的问题　加深人们对死亡的深刻认识，使更多的人认识到人生包括优生、优活、优死三大阶段，并将这种认识转化为珍惜生命、快乐地度过一生。

（二）死亡教育的作用

1. 帮助人们正确面对死亡　死亡教育可以帮助老年人树立新的生死观，对人生的价值及意义作深刻的体验。消除老年人对死亡的恐惧心理，唤起人们去直面死亡，获得面对死亡的正确观念，因而去珍惜生命。根据个体情况可以使用有效的解决问题的技术与策略，来处理内在的冲突和对死亡的恐惧。

2. 死亡教育可以让老年人正确认识和理解死亡　因死亡代表一个人生命的结束，是机体生命活动和新陈代谢的永久终止。通过对死亡的思考，可以帮助人们正确评价自己的生活，继而鼓励人们提升自己的生活状态。可缓解临终患者恐惧、焦虑的心理。针对患者的心理特点，致力于提高其对生命质量和生命价值的认识。通过死亡教育，使患者可以真实表达内心感受，得到家属的支持，认识到自己的价值意义，保持平衡的状态及健全的人格。死亡文明有三个基本要求，即文明终（临终抢救要科学、适度）、文明死（从容、尊严地优死）和文明葬（丧葬的文明化改革）。文明死是死亡文明中的中心部分，存在着一定的盲目和愚昧，只有进行普遍、健康的生死观和死亡文明教育，才能促进社会崇尚科学文明死亡的良好风尚。

3. 死亡教育不仅让人懂得如何活得健康、活得有价值、活得无痛苦，而且还要死得有尊严　它既强化人们的权利意识，又有利于促进医学科学的发展。通过死亡教育，使人们认识到死亡是不可抗拒的自然规律。

4. 帮助患者安然接受死亡现实　当患者经过医生诊断为不可治愈时，对患者进行死亡教育及临终关怀护理,使患者对死亡有正确的认识。理解生与死是人类自然生命里的必然组成部分,是自然规律。能直言不讳、坦然地谈论有关死亡的问题,有利于患者积极配合治疗,还便于老年人为自己的后事做妥善安排。帮助老年人公开地为自己死后做准备,如立遗嘱、希望选择的丧葬仪式、遗体处理等。自始至终保持患者的尊严,从而提高生命最后阶段的质量。

5. 预防不合理性自杀　由于社会发展、生活压力、情感困惑、疾病折磨等造成一些人不能很好地调节心理状态,会采取极端的手段结束生命。临终患者不堪忍受病痛折磨,如他们以死亡解除痛苦的要求得不到医生及亲属的同意,部分患者可能会采取服毒、自缢、坠楼、割腕等方式结束生命,令人心痛不已,死亡教育可以使人树立科学文明死亡观念,可以预防不合理性自杀。建立自身的责任感和义务感,正确对待荣辱得失,珍惜生命,从而避免自杀行为所致的不良后果和影响。

6. 死亡教育可以安慰死者亲属　由于亲人离世,死者亲属会难以接受死亡的事实。有些人悲痛欲绝,精神上的痛苦更为强烈,并且持续时间很长。良好的死亡教育可使患者死亡后亲属的心理得以平衡,给家属以慰藉、关怀,疏导悲痛过程,减轻由于亲友死亡引起的一系列问题。

7. 死亡教育可提高从事临终关怀服务人员的素质　临终关怀工作者通过接受死亡教育,提高个体对死亡科学认知的同时,还对临终者及其家属身心整体照护能力有所提高。针对死亡不同阶段的心理特点,帮助临终者有尊严地、安宁地死去,同时也可帮助丧亲者度过最困难的哀伤阶段。

三、死亡教育的发展历程

(一)国外死亡教育的发展

死亡教育兴起于西方国家,是伴随着死亡学的研究而出现的,是一个借鉴、转换和继承、创新的过程,主要探讨与死亡相关的行为、思想感受及现象。1903年俄国诺贝尔生理学或医学奖获得者梅契尼可夫提出将死亡学作为一门学科。第二次世界大战后,"存在主义"哲学从欧美兴起,引发了人们探究自杀的兴趣,随后产生了全球性自杀防止运动,死亡学得以推广,并以学术研究的形态逐渐成形。20世纪50年代,西方一批有识之士通过撰文、著说的形式推行了一次觉醒运动,其中最突出的主题为死亡焦虑。1959年,Herman Feifel 出版了《死亡的意义》一书,被誉为死亡教育发展历史上的重要事件。1963年,Robert Fulton 在明尼苏达大学开设了第一门正规的死亡教育课程。1977年,美国《死亡教育》杂志创刊,Leviton 在首期刊文将死亡教育定义为"向社会大众传达适当的死亡相关知识,并因此造成人们在态度和行为上有所转变的一种持续的过程"。必须用发展的和系统的方式深入研究,而不仅仅限于一门课,这个观点逐渐被人们认同。有专家认为,死亡教育兴起于美国,与他们文化价值中的价值取向有很大关系,如他们崇尚年轻、成就、健康、个人主义及自我控制等价值,这些观点使人们处理死亡问题遭遇瓶颈,尤其医疗科技在20世纪中叶突破性发展时,人们产生了死亡焦虑,使死亡教育进一步发展。

(二)我国死亡教育的发展

我国死亡教育起步较晚,死亡学研究始于20世纪80年代医学伦理学领域对安乐死、临终关怀等议题的探讨,近几年得到许多专家及学者的重视,并致力于此项研究工作。1996年天津医学院(现天津医科大学)临终关怀研究中心主办了以死亡教育为主题的全国性学术会议,此后死亡学、死亡教育相关的著作、译作相继出版。我国内地高等院校首次系统讲授并研究死亡问题首推1991年武汉大学段德智教授开设的"死亡哲学"课程,但目前死亡教育在各级各类教育机构仍处于较严重的匮乏状态,虽开设了死亡教育课程,但教学内容和教学形式比较单一,并且没有成熟的课程标准,范围局限在高校,社会化发展远远不够。因此,应动员较多社会力量支持、参与死亡教育,促进我国死亡教育的发展,并最终服务于大众。

我国香港、台湾地区同样起步较晚,但发展相对迅速,20世纪末,台湾地区引入死亡教育,并命名为"生命教育"。中学普遍开设正规的"生命教育"课,编制了生命教育教材。20世纪80年代初,香港地区开展死亡教育和哀伤辅导,随后,各大学都将相关内容纳入通识课中。

四、临终阶段的心理评估

（一）死亡应对阶段

心理学家布勒·罗斯博士认为，人接受死亡会经历以下五个阶段：

1. 否认期　当老年人得知自己患有不治之症时，首先会表现出震惊与否认，认为这不可能发生在他的身上，不承认自己患了绝症或是病情恶化，认为可能是误诊。

2. 愤怒期　当老年人对病情的否定无法继续保持下去，会出现愤怒、怨恨和嫉妒。会觉得命运对自己不公平，失去了生活下去的信心，会迁怒于医护人员和其亲属，认为家属对其照顾不周，对医护人员的治疗和护理百般挑剔，借此发泄心中的愤怒。

3. 协议期　患者开始接受已患绝症的事实，为了延长生命，千方百计寻求治疗方法，或者是希望免受死亡的痛苦与不适。

4. 忧郁期　患者身体更加虚弱，病情进一步恶化，会表现出情绪低落、抑郁，对周围事物反应迟钝，语言减少，不感兴趣。

5. 接受期　意识到死亡即将来临，患者开始接受即将面临死亡的事实，情感减退，恢复平静，喜欢独处，坦然面对。

（二）濒死体验阶段

心理社会学家肯尼斯·赖因格将临床死亡后经过救生法抢救又死而复生的人叙述的奇特的濒死经验归纳为五个阶段：

1. 安详和轻松　有这种体验的人占一半以上，其中大多数人有较强的适应力，觉得自己在随风飘荡，当飘到一片黑暗中时，心里感到极度的平静、安详和轻松。

2. 意识逸出体外　有这种意识的人约占三分之一，他们大多数觉得自己的意识游离到了天花板上或半空中，许多人还觉得自己的身体形象脱离了自己的躯体，可以与己无关似的看医生们在自己的躯体周围忙碌着，并且这种自身形象有时还会返回躯体。

3. 通过黑洞　持这种说法的人占四分之一，他们觉得自己被一股旋风吸到了一个巨大的黑洞口，并且在黑洞中急速地向前冲去，感觉自己的身体被牵拉、挤压，这时他们的心情更加平静。

4. 与亲朋好友欢聚　黑洞尽头隐隐约约闪烁着一束光线，当他们接近这束光线时，觉得它给予自己一种纯洁的感情。亲朋好友们都在洞口迎接自己，他们有的是活人，有的早已去世，唯一相同的是他们全都形象高大，绚丽多彩，光环萦绕。这时，自己一生中的重大经历在眼前一幕一幕地飞逝而过，其中大多数是令人愉快的重要事件。

5. 与宇宙达到天人合一　持这种说法的人占十分之一，最终，觉得自己犹同那束光线融为一体，刹那间觉得自己已同宇宙融合在一起，同时得到了一种最完美的感情。

濒死体验出现的原因尚未查清，有学者拟从可预期死亡入手，继续研究濒死体验，并将成果用于精神疾病的治疗。也有学者认为，"濒死体验"的五个阶段纯粹是无稽之谈，无非是因为窒息而导致的死亡幻觉，是由于感觉缺失而造成的。

五、老年人对待死亡的相关问题

（一）老年人对待死亡的心理类型

老年人对待死亡的态度受诸多因素影响，如文化程度、社会地位、宗教信仰、心理成熟程度、年龄、性格、身体状况、经济情况、主要接触人物的态度等。老年人对待死亡的心理类型主要有以下几种表现：

1. 理智型　此种类型老年人当意识到死亡即将来临时，能从容地面对死亡，并在临终前安排好自己的工作、家庭事务及后事。这类老年人一般文化程度及心理成熟程度相对均较高，能够比较镇定自若地对待死亡，能意识到死亡对配偶、儿女和朋友是最大的生活事件，因此总是尽量避免因自己的死亡给亲友们带来太多的痛苦和影响。他们往往会在精神尚好时，就已经认真地写好了遗嘱，交代死后的财产分配、遗体处理或器官捐献等事宜。

2. 积极应对型　此类老年人有强烈的生存意识，能从人的自然属性来认识死亡，也能意识到意志

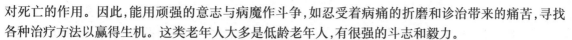

对死亡的作用。因此,能用顽强的意志与病魔作斗争,如忍受着病痛的折磨和诊治带来的痛苦,寻找各种治疗方法以赢得生机。这类老年人大多是低龄老年人,有很强的斗志和毅力。

3. 接受型 这类老年人分为两种情况。

(1)被动接受型:无可奈何地接受死亡的事实,如在农村,有些老年人到了60岁,子女就开始为其准备后事,做寿衣、做棺材、修坟墓等。对此,老年人常私下议论说:"儿女们已开始准备送我们下世了",但也只能沉默,无可奈何地接受。

(2)主动接受型:这类老年人认为死亡很正常,多数是属于信仰某一种宗教的,认为死亡只是到天国或者是到另一个世界去,因此自己要亲自过问后事准备,甚至做棺木的寿材都要亲自看着去买,坟地也要自己亲自看着修,担心别人做不好。

4. 恐惧型 这类老年人极端害怕死亡,十分留恋人生。一般都有较好的社会地位、经济条件和良好的家庭关系,希望能在老年享受天伦之乐,看到儿女成家立业、兴旺发达。表现为往往会不惜代价,冥思苦想,寻找起死回生的药方,全神贯注于自身机体的功能上,如喜欢服用一些滋补、保健药品,千方百计延长生命。

5. 解脱型 此类老年人大多有着极大的生理、心理问题,可能与家境贫穷、饥寒交迫、衣食无着,同时缺乏子女的关爱,或者身患绝症、病魔缠身极度痛苦等有关。他们对生活已毫无兴趣及希望,感觉活着是一种无法忍受的痛苦,因而希望早些了结人生。

6. 无所谓型 有的老年人不理会死亡,对死亡持无所谓的态度。

综上所述,在实践操作中,既要关注老年人的病理生理变化,维护与促进其身体健康,也要了解老年人面对死亡的常见心理,关注老年人的精神和灵性需求,还要尊重老年人的人格与权利,维护其生命尊严,同时也在老年保健事业中创造自己生命的价值。

(二)做好老年人的死亡教育

死亡教育是实施临终关怀的先决条件,也是最难精通的学科,是有关死亡知识的社会化、大众化的过程。在我国,现代的临终关怀教育是从20世纪80年代初开始的,当时医学伦理学界学者在开展安乐死和死亡伦理等研究的时候,揭开了当代中国临终关怀教育的序幕。仅仅"活到老,学到老"还不够,即使是临终阶段,仍要不断地进行学习。在死亡教育中,老年人与其亲属是比较特殊的对象。如何面对死亡,科学和人道地对待死亡,特别是对于绝症者或临终者的照顾,仍在探索之中。

1. 引导老年人正确认识和面对死亡 死亡是人及生物生命的停止,是人生旅途中不可避免、不可逆转的生物学现象。凡有生命者都会经过孕育期,然后出生、成长,再进入衰老期,最后死亡。疾病是人类的敌人,它危及人的健康和生存。和疾病作斗争,某种意义上是和死亡作斗争。传统意义上的死亡是呼吸、心跳停止,生命迹象消失。但进入重症监护病房者可借助胸外按压、气管插管或切开、体外循环等抢救措施维持心跳和呼吸,使死亡过程极大延长,濒死者深感痛苦。老年保健工作者对临终患者应以"患者为中心",而不是以"疾病为中心",以支持患者、控制症状、姑息治疗与全面照护为主,让其知晓积极的心理活动有利于提高人的免疫功能,良好的情绪、乐观的态度和充足的信心是战胜疾病的良药。

2. 心理上对死亡做好充分准备 人生自古谁无死,要做到安定地对待死亡,从心理上接受和战胜死亡并不容易。老年保健工作者要对开展老年人"学习和练习死亡"教育,通过"准备死亡、面对死亡、接受死亡"三个过程,积极地提高生命质量,或者向家人提出自己的想法和要求,完成自己的心愿,发挥自己最后的余热,维护生命的尊严。

认识和尊重临终的生命价值,对于临终老年人非常重要,也是死亡教育的真谛所在。镇定地对待死亡,从心理上接受死亡、战胜死亡不容易。运用生死学的知识,帮助老年人解决对死亡的焦虑、恐惧和各种思想负担,使其能坦然面对可能的死亡,同时帮助其家属有准备地接受丧亲之痛。

3. 帮助老年人发现生命中有价值的散光点 要善于发现老年人生活中的事业、亲情、友情、爱情、人情的闪光点,有系统地协助老年人以一种崭新的观点回忆其一生经历的痛苦与快乐,寻找生命回顾中诸种经历的意义,如工作的辉煌与艰辛、创造过的精神财富和物质财富,亲情、友情的美好片段,生活的柳暗花明、最愉悦和最波折的经历,探讨人生价值的另一种诠释,体验生命的丰富意义。对老年人的善心善为进行称赞,让老年人知晓已品尝了人生百味,告知老年人若能在死亡来临之际,没有遗憾,平静地向亲朋好友告别,向人世间的种种烦恼告别,毫无恐惧,心安理得,并为自己即将永久地安息和为别的生命的诞生做基础而欣喜,这就达到了生死两相安的最佳境界。

4. 做好跨文化的死亡教育　宗教信仰者在面临死亡时,内心能够拥有较多安全感、毅力和稳定性。他们对待生命和死亡更为达观,可以平静而较少害怕死亡的来临。对有宗教信仰者可允许临终者接受法师、牧师指导,使之感到温暖和安全。

因此,要根据老年人的年龄、性格、职业、家庭背景等开展死亡教育。

第二节　老年人自杀干预

苏格拉底说:"人类普遍地对一件事情无知,而这是一件最必要知道的事情。那就是怎样正确地生活,怎样去照顾自己的灵魂,并且使它尽可能地完善,还有,人们对这种无知普遍地是视而不见的。"可见苏格拉底非常重视安身立命。死亡教育的主题即是,活在当下,如何安身立命?

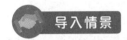

李奶奶,82岁。肝癌晚期卧病在床,她曾请求医务人员及家人不要再对她进行救治,因为她时时刻刻都在承受疾病的困扰,知晓自身所患疾病用药物或手术方法已经不可能治愈,对她进行抢救和用药只会让她承受更大的痛苦,医务人员和她的家人没有也不可能答应她的要求。她觉得自己反正治不好了,孩子们也不富裕,为了治病已经借债很多,实在不想再为家里增添负担了,所以一直想采取自杀的方式结束自己的生命,减轻家里的负担,解除疾病的困扰。

工作任务

1. 请描述老年人自杀的定义及原因。

2. 针对此情景中的问题,请对李奶奶进行心理疏导。

一、老年人自杀概述

(一)老年人自杀的定义

自杀行为分狭义和广义两种:狭义的自杀行为是指有意识、自愿地直接结束自己生命的行为;广义的自杀行为是指包括故意自伤行为和吸毒、酗酒等自我毁灭的"慢性自杀"行为。通常人们所说的自杀行为意指前者,即直接结束自己的生命。老年人自杀是老年人基于自己的思想和情感而有意识地、自愿地采用某种方式结束自己生命的行为。

(二)自杀的分类

自杀行为分为四个程度。

1. 自杀意念　有明确的自杀意愿,但是没有采取任何自杀计划和自杀行动。

2. 自杀计划　个体为实施自杀行为考虑或制订了具体计划,如思考自杀时间、地点、方式、安排后事、生前遗嘱等,但没有付诸于行动。

3. 自杀未遂　采取了导致自我死亡的措施,但并未导致死亡。

4. 自杀死亡　采取了导致自我死亡的措施,导致死亡。

(三)老年人常见的自杀手段

农村老年人通常以服毒、自缢、自溺等方式为主,城市老年人自杀方式主要是服毒、自缢、跳楼为主,因老年人自杀行动目的性明确,所采用的方法具有强致命性,因此要特别注重防范。

(四)老年人自杀的主要原因

老年人自杀的原因主要有以下几种:

1. 经济和日常生活的纠纷　　这是导致老年人自杀的重要原因。主要基于老年人经济困难、生活没有保证,并由此而导致的各类家庭矛盾、纠纷,易使老年人产生心理障碍而导致厌世情绪的产生,从而导致老年人自杀。

2. 婚姻不幸或家庭虐待　　表现为生活满意度下降,有的子女及后代在精神或肉体上折磨老年人,使老年人不堪忍受虐待而自杀。

3. 病痛折磨　　部分老年人长期身患重慢性病,如心肌梗死、脑血管病、恶性肿瘤等,无治愈希望,为了摆脱痛苦,往往容易产生自杀念头。

4. 精神空虚、生活无味　　有的老年人由于长期生活艰辛、精神痛苦,随着年龄增长感情越脆弱、抑郁,越感生活乏味,因而自杀。

（五）老年人自杀的影响因素

1. 慢性病数量　　慢性病数量是影响老年人产生自杀意念的重要因素,并且都是通过抑郁产生作用,抑郁程度与自杀成功与否相关。因此老年人应积极进行有效的心理干预,预防及减轻抑郁情绪和心理混乱,这对提高慢性病的治疗将会产生积极的作用,同时也会预防和减少老年人的自杀。

2. 经济因素　　经济支持较少加上慢性病的折磨,易使老年人产生厌世情绪,因此应密切关注经济状况差的人群,为其提供经济保护。

3. 生活满意度　　生活满意是老年人心理健康的保护性因素。因此非常有必要全面了解老年人生活前景,以促进他们的精神健康。提高老年人的生活满意度不仅可以降低其自杀意念的发生而且还可以减少老年人抑郁症状的产生。

4. 性别因素　　女性比男性更容易产生自杀意念。女性易感性较强,情绪波动大,更易产生焦虑和抑郁,长期进而诱发自杀意念和自杀行为的产生。因此在预防自杀的工作中要有性别的差异和针对性,对于女性患者要给予更多的关注。

5. 教育因素　　受教育程度越高自杀意念和自杀率越少,因为相对健康行为较好,懂得如何培养健康的心理状态。因此在做老年人自杀预防工作时要特别关注那些受教育程度低的老年人,针对这类人群加强自杀健康教育活动,为老年人建设良好的心理环境。

6. 社会支持因素　　社会支持与生活压力密切相关,社会支持对于老年人的晚年生活非常重要,对于这个阶段可能会经历的退休、丧偶、失去亲密朋友等一些生活巨变带来的压力,来自家庭和朋友的社会支持显得十分重要。因此应该采取干预措施提高老年人的社会支持度,可以通过以社区为基础开展一些项目,如老年人活动中心、志愿者活动等。提高老年人的社会支持,减少心理疾病的产生,减少自杀的发生。

（六）老年人自杀的三级预防

由于老年人的自杀行为由多种因素决定,完成自杀行为很少仅存在一个诱因。因此对其预防也应采取多方面的措施,而且这些策略和方法,应针对老年人自杀风险的特点,与青少年自杀预防措施有所不同。

与青少年自杀者相比,老年人少有自杀未遂的历史。老年人的自杀行动缺少冲动性,所采用的方法更倾向于致命性,自杀意念更隐蔽,不肯轻易暴露,从而获救机会较少。因此,针对老年人自杀企图的预防,所涉及的人群范围应当较年轻人群体小,但需要高度负责地监测和跟踪,预防和干预措施应侧重于识别和管理有自杀意念的个体。

1. 一级预防　　一级预防的对象是尚未表现出自杀倾向的老年人,又称病因预防,防止自杀倾向的产生。目的是减少将来可能产生的自杀倾向。因此,应积极针对危险因素开展预防活动。一级预防是消除老年人自杀的根本途径,对整个人群进行健康干预。具体措施如下:

（1）建立健全保障体系:对于和老年人接触较多的人员,如老年护理院、社区医疗中心及街道居委会的工作人员等,应加强培训及管理,培训的内容必须包括自杀教育及老年护理的相关知识。对于慢性病患者或其他重大疾病患者及时进行筛查,对于心理疾病由心理医生及时进行疏导治疗。加大老年人群的福利,保障老年人的合法权益。组织有意义的文体活动丰富老年人的业余生活,同时对于空巢老人可建立暂时的服务中心,保障老年人群的心身健康,减少危险因素的发生。

（2）加强环境及物品管理:老年人服毒及自缢发生率较高,应加强对农药和其他毒物的管理,减少分布面,另外在发生频次较高的春、夏季节及农忙时还要注意老年人的行为和心理状态,切实防止老年人自杀事件的发生。

（3）加强宣传及监测：对于老年人,应引导积极解决问题的方法,而不是逃避;加强宣传心理疏导及陪伴和关怀的重要性,获得大众对自杀行为调查的支持;建立健全对自杀行为的监测系统,获取有效数据有利于老年人自杀预防工作的开展。

在一级预防中,保护性因素发挥着极为重要的作用。在宏观保护因素方面,老年人的经济状况变化常常与自杀相关。社会保障政策的实施、老年人经济负担的减轻,可以显著降低老年人的自杀发生率。广泛性的一级预防需要社会改变或人群的行为模式转变,这涉及的干预规模较大、耗时较长。因此,人们在改变一些间接因素,如实施针对退休人员的社会经济保障计划,系统监测老年人躯体健康（尤其是高龄人群）,以及强化社会支持网络等。

2. 二级预防　又称为"三早"预防,即早期发现、早期识别、早期干预,在老年人自杀的二级预防方面,基本出发点是识别和处理影响自杀的因素,但针对老年人的自杀预防应当采用有区别的方式。

老年人可能不会与他人交流自己的自杀计划,或刻意加以掩饰,或只通过暗喻等方式表露出来。处于自杀危险中的老年人判断力受损,无法寻求适当的帮助。在寻求危机干预热线或危机处理机构帮助的个体中,很少一部分是老年人,主要原因是这些服务对老年人特点的针对性不强,花费较大。

（1）加强情感交流：老年人普遍较为孤独和缺少社会支持,这导致他们较少有机会表达自己或交流自杀问题。因此,针对性预防策略之一,就是鼓励和促进他们交流自己的情感和想法,缓解老年人的精神压力,有助于有效预防高危老年人群自杀行为的发生。

对年轻人非常有用的电话咨询等交流形式,对老年人不一定适合。一些国家设立社区中心,能够为需要帮助的老年人或者知情者提供24h危机干预服务,以及转诊、信息等服务,持续对独居或能限制待在家中的老年人提供居家访问和电话访问等服务。

（2）提供信息支持：有的国家通过与业务上需要经常接触老年人（尤其是独居老年人）的商业或其他团体合作,对经常接触老年人的职员进行特殊培训,使他们能识别老年人自杀危机的有关征象和症状,并且介绍这些老年人去相关专业机构接受干预,防止自杀问题的发生。

3. 三级预防　又称"临床预防",是指对曾经有自杀未遂史的个体进行预防,防止自杀行为再次发生。自杀未遂的老年人通常因多种原因选择自杀行为,医务工作者帮助老年人提高识别自我自杀观念的能力非常重要,还要帮助这些老年人到相应的机构接受服务。因此在进行干预前,先筛查出此类人群个体的危险因素,针对危险因素进行心理治疗或心理疏导,必要时辅以药物治疗。预防老年人自杀的一个目标就是鼓励老年人使用精神卫生服务,在社区中开展这种专业干预可以有效降低自杀死亡率。同时相关服务人员要给予其必要的社会服务及支持,帮助老年人重构对生活的信心,预防自杀行为的再次发生。

同时对处理老年人自杀相关问题的专业人员也要进行培训,使其关注老年人自杀行为,帮助老年人改变一些错误认识,提供有关自杀风险因素的科学信息,提高识别自杀观念有关征象的能力,宣传并传授有关各种自毁行为的干预知识等。加强对此类问题的监督和管理。

二、尊严死

（一）相关定义

1. 尊严（dignity）　是一个人不论生命质量如何都应在医疗干预中享有的那种超越一切价值的、不可冒犯、不可亵渎、不可侵越、不可剥夺的精神特质和人格权利。

2. 尊严死（death with dignity）　是自然死的一种手段,是指患者在死亡时没有痛苦,其临终意愿受到了尊重,自觉接纳死亡。即预立生前预嘱,让患者在生命临终时可以提前作出自己的选择。即不再做延续性医疗措施。

（二）尊严死与安乐死的区别

尊严死是一种在患者弥留之际,不做过分的治疗,而是用安宁缓和的方式给患者以临终关怀,最大程度地减轻他们的痛苦,让他们自然而有尊严地离开这个世界。

相对"安乐死"来说,"尊严死"仅指放弃治疗、任由患者自然死亡的"被动安乐死",而不包括注射药物帮助患者死亡的"主动安乐死"。"尊严死"强调患者在经历极度病痛的折磨之前能够保持自己的尊严而"体面"地死去。

在表现形式上，"尊严死"仅允许医生为绝症患者提供死亡的"手段"，而安乐死是通过注射药物等措施帮助患者安详地结束生命，是积极的、主动的，带有胁从性质的"助死"，目的是为了结束进入临终状态患者的痛苦。而尊严死是一种自然死亡状态，是指对没有任何恢复希望的临终患者或植物人停止使用呼吸机和心肺复苏等治疗手段。目的是减轻肉体痛苦使其处于安详状态的一种"等死"状态，尊严死是消极的、被动的。此外，安乐死的死期很明确，而尊严死的死期认定并不确定。

自然死可以尊重植物人患者的意愿或观念，停止延命治疗，任由患者死亡。对于一些自我意识丧失而无治愈希望的患者，可由亲属凭他们的生前预嘱向医院、法院等提出停止治疗的要求因而死亡。这样的死使患者摆脱了凄惨状态，亲属也摆脱了沉重的精神负担，人们认为这样的死是高尚而尊严的，生前预嘱在我国尚不具有法律效力。尊严死的观念涉及到伦理道德、文化传统等一系列问题，引起了广泛的重视和讨论。

知识链接

尊严死的起源

美国引起尊严死的争议源于卡伦·柯因兰（Karen Quinlan）事件。一位 20 岁的女孩参加朋友的生日聚会，喝鸡尾酒后昏迷不醒，一直没有恢复。其父母希望医院不再做延续治疗，医院和法院都不同意。最后，卡伦的父母作证她生前就有这个想法，方才同意。卡伦案件后，美国学者认为，医疗技术进步所带来的令患者陷于人格崩溃般的苦难，虽生命有所延长，但会给患者带来痛苦。因此，尊严死被定义为罹患不治之症、且属末期的情况，为避免患者的人格崩溃而终止使用生命维持装置。

（三）意义

1. 尊严死是遵从自然规律、体现生命和谐的主张　通过本人事先签署的"生前预嘱"，在生命末期按照尽量自然的方式，有尊严地离世，不仅是对生命的最大尊重，也能让医务人员和家属在处理这类问题时，产生心理上的崇高感和强烈的道德伦理要求。

2. 尊严死是建立在个人"知情同意权"基础上，是缓和医患矛盾的良药　对生命本身而言，死亡是所有生命的归宿，在生命尽头选择不使用生命支持系统以保持尊严，也是一种基本权利。

三、生前预嘱

（一）定义及发展

1. 定义　生前预嘱（living will）是指人们在健康或意识清楚时签署的，说明在不可治愈的伤病末期或临终时要或不要哪种医疗护理的指示文件。

2. 生前预嘱的历史与发展　1976 年 8 月，美国加州首先通过了"自然死亡法案"，允许患者依照自己意愿不使用生命支持系统自然死亡。此后 20 年间，"生前预嘱"和"自然死亡法"扩展迅速。

荷兰在 2002 年通过了安乐死立法，有关法律允许医生在特定情况下对末期患者施行无痛苦的致死术后不受法律的追究，即由医生对末期患者施行主动的致死行为。但是，对于不使用生命支持系统，如心肺复苏术、人工呼吸机等人工设备，则被认为是一种更接近自然状态的死亡。大多数国家的法律对这种"自然死亡"不仅不明令禁止，一些国家或地区甚至还通过立法来确认和规范这一权益。

一个走到生命尽头的人，不能安详离去，反而要忍受心脏按压、气管插管、电除颤等急救措施。即使急救成功，往往也不能真正摆脱死亡，很大可能只是依赖生命支持系统维持毫无质量的植物状态。生前预嘱在许多国家和地区正在帮助人们摆脱这种困境。签署"生前预嘱"，掌握自己的生命归途。

（二）生前预嘱的执行方法

根据医生判断，该患者确实已处于不可治愈的疾病末期，生命支持系统的唯一作用只是延缓死亡过程,医生就可以通过授权不使用或者停止使用生命支持系统。同时规定,"生前预嘱"必须至少有两位成人签署见证,这两个人不能是患者的亲属和配偶,也不能是患者的遗产继承人或直接负担患者医疗费用的人。

"生前预嘱"通常应拷贝一份存放在病历中,成为患者的医疗资料。这样,医生根据患者的"生前预嘱"不使用或停止使用生命支持系统,对患者的死亡就不再负有任何法律责任。患者授权医生不使用或停止使用生命支持系统而死亡,也不再被看作是自杀,并且不影响其家属领取保险赔偿。

世界卫生组织也在当年提出3条"缓和医疗原则":重视生命并认为死亡是一种正常过程;既不加速,也不延后死亡;提供解除痛苦和不适症的办法。"这表明,不涉及积极致死行为又给病重和临终者带来最大限度舒适的救治原则,正在世界范围内成为潮流。"

(苑秋兰)

思考题

1. 作为一名老年保健工作者,应如何对社区老年人开展死亡教育?
2. 请结合实际谈谈如何预防老年人自杀?

实训指导

实训指导一　呼吸功能锻炼及血压的测量

实训1　呼吸功能锻炼

【实训目的】

1. 掌握呼吸锻炼的技术。

2. 熟悉呼吸锻炼的意义。

【实训准备】

1. 物品准备　病床、靠背椅。

2. 老年人准备　明白呼吸功能锻炼的意义,愿意配合。

3. 环境准备　模拟老年人居室。

【实训时间】

1学时。

【实训方法与结果】

（一）实训方法

1. 观看呼吸功能锻炼的视频资料。

2. 老师讲解呼吸功能锻炼的意义及原理。

3. 老师指导一个同学进行呼吸功能锻炼,其余同学围观学习。

4. 同学两个为一组,进行呼吸功能锻炼。

5. 老师巡视并指导。

（二）实训结果

完成实验报告,写出呼吸功能训练的方法及操作步骤。

实训2　血压的测量

【实训目的】

1. 掌握血压测量的技术。

2. 熟悉血压的分级。

【实训准备】

1. 物品准备　病床、水银柱式血压计或电子血压计。

2. 老年人准备　明白血压测量的意义,愿意配合。

3. 环境准备　模拟老年人居室。

【实训时间】

1 学时。

【实训方法与结果】

（一）实训方法

1. 老师讲解血压测量的意义及注意事项。

2. 老师示范血压测量的方法。

3. 同学两个为一组,进行血压测量。

4. 老师巡视并指导。

（二）实训结果

完成实验报告,写出测血压方法的操作步骤。

（叶毅敏）

实训指导二　老年人智能状态筛查

【实训目的】

学会操作量表,对老年人或老年患者进行初步筛查。

【实训准备】

1. 操作者准备　具备一定的心理学知识,并经过专门的心理测量培训,并且具有健康的人格,熟悉量表的内容、适用范围及功能。

2. 受试者准备　意识清楚且情绪稳定,并做好生理方面的准备,如进餐、饮水、如厕等。

3. 用物准备　量表、笔、纸等。

4. 环境准备　安静的房间、诊室等。

【实训过程】

实训 1　简易智能状态检查

姓名:　　　性别:男　女　　年龄:　岁　　学历:　　　日期:　年　月　日

1. 时间定向力:

今年是哪一年□　　　现在是什么季节□

现在是几月□　　　今天是几号□　　　今天是星期几□

2. 地点定向力:

咱们现在是在哪个城市□　　　您住在什么区□　　　您住在什么街道□

这儿是什么地方□　　　第几层楼□

3. 即刻回忆:我告诉您三样东西,我说完后,您跟我重复一遍。然后请您记住这三样东西,过一会还要问您这三样东西是什么。

下面请您听好"皮球"(停一秒钟)、"国旗"(停一秒钟)、"树木"(停一秒钟)

患者复述　　皮球□　　　国旗□　　　树木□

4. 注意力与计算力:下面请您用 100 减 7,所得的得数再减 7,直到我说停为止

100−7=□　　　93−7=□　　　86−7=□

79−7=□　　　72−7=□

5. 现在请您说出刚才我让您记住的三样东西(每个正确加 1 分)

皮球□　　　国旗□　　　树木□

6. 命名:(出示手表)请问这叫什么□　　　　　　(出示铅笔)请问这叫什么□

7. 语言重复:现在我说一句话,请您清楚地跟我重复一遍"四十四只石狮子"(咬字要清楚)

四十四只石狮子□

8. 理解力:下面让您看一句话,请您照着这句话说的去做

请 闭 上 您 的 眼 睛□

9. 阅读:下面请您仔细听好,按照我说的去做"请您用右手拿着这张纸,用双手把它对折,然后放到您的大腿上"

用右手拿纸□　　　　用双手对折□　　　　放到左腿上□

10. 写:请您写一句完整的话。句子必须有主语,动词,有意义

_____□

11. 画画:请您照着下面的图形画　　　　　□

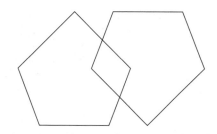

得分:_____

[操作指导及评分]

总分范围为 30 分。

国际标准:24 分为分界值,18~24 分为轻度痴呆,16~17 分为中度痴呆,≤15 分为重度痴呆。

我国发现正常与不正常的分界值与受教育程度有关,划分痴呆的标准:文盲(未受教育)≤17 分;小学程度(受教育年限≤6 年)≤20 分;中学(包括中专)程度≤22 分;大学(包括大专)程度≤23 分。

条目说明:

(1)条目 1 说明:日期和星期差一天可算正确。

(2)条目 3 说明:即刻回忆只许主试者讲 1 遍:不要求受试者按物品次序回答。为答第 5 题"回忆"做准备,可让受试者重复学习最多 5 次。

(3)条目 4 说明:不能用笔算。若 1 项算错,则扣该项的分。若后一项正确则得该项的分。如 100-7=93(正确,得分),93-7=88(应为 86,不正确,不得分)。但如从 88-7=81(正确,得分)。

(4)条目 7 说明:只许说一遍,只有正确、咬字清楚才记 1 分。

(5)条目 8 说明:操作要求次序正确。

(6)条目 10 说明:句子必须有主语、谓语,并且有意义。

(7)条目 11 说明:只有绘出两个五边形的图案,交叉处形成 1 个小四边形,才算对,计 1 分。

实训2 蒙特利尔认知评估

Montreal Cognitive Assessment (MoCA) Beijing Version
蒙 特 利 尔 认 知 评 估 北 京 版

出生日期：
教育水平：　　　　　　　姓名：
性　　别：　　　　　　　检查日期：

视空间与执行功能	复制立方体	画钟表（11点过10分）（3分）	得分

戊 结束　甲
5
乙　2
1 开始
丁　4　3
丙

[ ]　[ ]　[ ]轮廓　[ ]数字　[ ]指针　___/5

命名			

[ ]　[ ]　[ ]　___/3

记忆	读出下列词语，而后由患者重复上述过程重复2次 5min后回忆		面孔	天鹅绒	教堂	菊花	红色	不计分
		第一次						
		第二次						

注意	读出下列数字，请患者重复（每秒1个）	顺背 [ ] 21854 倒背 [ ] 742	___/2

读出下列数字，每当数字1出现时，患者必须用手敲打一下桌面，错误数大于或等于2个不给分
[ ] 5 2 1 3 9 4 1 1 8 0 6 2 1 5 1 9 4 5 1 1 1 4 1 9 0 5 1 1 2　___/1

100连续减7　[ ] 93　[ ] 86　[ ] 79　[ ] 72　[ ] 65
4~5个正确给3分，2~3个正确给2分，1个正确给1分，全都错误为0分　___/3

语言	重复：我只知道今天张亮是来帮过忙的人 [ ] 狗在房间的时候，猫总是躲在沙发下面 [ ]	___/2
	流畅性：在1min内尽可能地说出动物的名字 [ ] _____（N≥11名称）	___/1

抽象	词语相似性：如香蕉–橘子=水果 [ ]火车–自行车 [ ]手表–尺子	___/2

延迟回忆	回忆时不能提示	面孔 [ ]	天鹅绒 [ ]	教堂 [ ]	菊花 [ ]	红色 [ ]	仅根据非提示回忆计分	___/5
选　项	分类提示							
	多选提示							

定向	[ ]日期　[ ]月份　[ ]年代　[ ]星期几　[ ]地点　[ ]城市	___/6

【MoCA 量表评分指导】

1. 交替连接指导语　"我们有时会用'123……'或者汉语的'甲乙丙……'来表示顺序。请您按照数字到汉字并逐渐升高的画一条连线。从这里开始（指向数字1），从1连向甲，再连向2，并一直连下去，到这里结束（指向汉字戊）"。评分：当患者完全按照"1–甲–2–乙–3–丙–4–丁–5–戊"的顺序进行连线并且没有任何交叉线时给1分。当患者出现任何错误而没有立刻自我纠正时，给0分。

2. 视结构技能（立方体）指导语（检者指着立方体）　"请您照着这幅图在下面的空白处再画一遍，并尽可能精确"。评分完全符合下列标准时，给1分：图形为三维结构所有的线都存在无多余的相对的边基本平行，长度基本一致（长方体或棱柱体也算正确）上述标准中，只要违反其中任何一条，即为0分。

3. 视结构技能（钟表）指导语　"请您在此处画一个钟表，填上所有的数字并指示出11点10分"。评分：符合下列三个标准时，分别给1分：

轮廓（1分）：表面必须是圆，允许有轻微的缺损（如圆没有闭合）。

数字（1分）：所有的数字必须完整且无多余的数字；数字顺序必须正确且在所属的象限内；可以是罗马数字；数字可以放在圆圈外。

指针（1分）：必须有两个指针且一起向正确的时间；时针必须明显短于分针；指针的中心交点必须在表内且接近于钟表的中心。上述各项目的标准中，如果反其中任何一条，则该项不给分。

4. 命名　自左向右指着图片问患者，"请您告诉我这个动物的名字"。

评分：每答对个给1分。正确回答：狮子；犀牛；骆驼或单峰骆驼。

5. 记忆指导语　检查者以每秒钟1个词的速度读出5个词，并向患者说明："这一个记忆力测验。在下面的时间里我会给您读几个词，您要注意听，一定要记住。当我读完后，把您记住的词告诉我。回答时想到哪个就说哪个，不必按照我读的顺序"。把患者回答正确的词在第一试的空栏中标出。当患者回答出所有的词，或再也回忆不起来时，把这5个词再读一遍，并向患者说明："我把这些词再读一遍，努力去记并把您记住的词告诉我，包括您在第一次已经说过的词"。把患者回答正确的在第二试的空栏中标出。第二试结束后，告诉患者一会儿还要让他回忆这些词："在检查结束后，我会让您把这些词再回忆一次"。

评分：这两次回忆不记分。

6. 注意力

（1）数字顺背广度指导语："下面我说一些数字，您仔细听，当我说完时您就跟着照样背出来"。按照每秒钟1个数字的速度读出这5个数字。

数字倒背广度指导语："下面我再说一些数字，您仔细听，但是当我说完时您必须原数倒着背出来"。按照每秒钟1个数字的速度读出这5个数字。

评分：复数准确，每一个数列分别给1分（注：倒背的正确回答是2-4-7）。

（2）警觉性指导语：检查者以每秒钟1个的速度读出数字串，并向患者说明："下面我要出读出一系列数字，请注意听。当我到1的时候，您就拍一下手。当我读其他的数字时不要拍手"。

评分：如果完全正确或只有一次错误则给1分，否则不给分（错误时是指当读1的时候没有拍手，或者读其他数字时拍手）。

（3）连续减7：指导语，"现在请您做一道计算题，从100中减去一个7，而后从得数中再减去一个7，一直往下减，直到我让您停下为止"。如果需要，可以再向患者讲一遍。

评分：本条目总共3分。全部错误记0分，一个正确给1分，两到三个正确给2分，四到五个正确3分。从100开始计算正确的减数，每一个减数都单独评定，也就是说，如果患者减错了一次，而从这一个减数开始后续的减7都正确，则后续的正确减数要给分。例如，如果患者的回是93-85-78-71-64，85是错的，而其他的结果都正确，因此3分。

7. 句子复述指导语　"现在我要对您说一句话，我说完后请您把我说的话尽可能原原本本地重复出来（暂停一会儿）：我只知道今天张亮是来帮过忙的人"。患者回答完毕后，"现在我再说另一句话，我说完后请您也把它尽可能原原本本地重复出来(暂停一会儿):狗在房间的时候,猫总是躲在沙发下面"。

评分:复述正确,每句话分别给1分。复述必须准确。注意复述时出现的省略(如省略了"只""总是")以及替换/增加(如"我只知道今天张亮……"说成"我只知道张亮今天"或房间"说成房子"等)。

8. 词语流畅性指导语 "请您尽可快、尽可能多地说出您所知道的动物的名称。时间是1min,请您想一想,准备好了吗? 开始。"1min后停止。

评分:如果受试者1min内说出的动物名称≥11个则记1分。同时在检查表的背面或两边记下患者的回答内容。龙、凤凰、麒麟等神化动物也算正确。

9. 抽象指导语 让患者解释每一对词语在什么方面相类似,或者说它们有什么共性。指导语:"请您说说橘子和香蕉在什么方面相类似? "。如果患者回答的是一种具体特征(如都有皮或都能吃等),那么只能再提示一次:"请再换一种说法,他们在什么方面相类似? "。如果患者仍未给出准确回答(水果),则说:"您说的没错,也可以说他们都是水果。"但不要给出其他任何解释或说明。在练习结束后,说:"您再说说火车和自行车在什么方面相类似? ",当患者回答完毕后,再进行下一组词:"您再说说手表和尺子在什么方面相类似? "不要给出其他任何说明或启发。

评分:只对后两组词的回答进行评分。回答正确,每组词分别给1分。只有下列的回答被视为正确:

火车和自行车:运输工具;交通工具;旅行用的;手表和尺子:测量仪器,测量用的。

下列回答不能给分:火车和自行车:都有轮子;手表和尺子:都有数字。

10. 延迟回忆指导语 "刚才我您读了几个词过您记住,请您再尽量回忆一下,告诉我这些词都有什么? "对未经提示而回忆正确的词,在下面的空栏中打钩(√)做标记。

评分:在未经提示下自由回忆正确的词,每词给1分。

可选项目:在延迟自由回忆之后,对于未能回忆起来的词,通过语义分类线索鼓励患者尽可能地回忆。经分类提示或多选提示回忆正确者,在相应的空栏中打钩(√)做标记。先进行分类提示,如果仍不能回忆起来再进行多选提示。例如,"下列词语中哪一个是刚才记过的:鼻子、面孔、手掌? "各词的分类提示和/或多选提示如下:

分类提示多选提示面孔:身体的一部分,鼻子、面孔、手掌。天鹅绒:一种纺织品,棉布、的确良、天鹅绒。教堂:一座建筑,教堂、学校、医院。菊花:一种花,玫瑰、菊花、牡丹。红色:一种颜色,红色、蓝色、绿色。

评分:线索回忆不记分。线索回忆只用于临床目的,为检查者分析患者的记忆障碍类型提供进一步的信息。对于提取障碍导致的记忆缺陷,线索可提高回忆成绩;如果是编码障碍,则线索无助于提高回忆成绩。

11. 定向指导语 "告诉我今天是什么日期"。如果患者回答不完整,则可以分别提示患者:"告诉我现在是哪年,哪月,今天确切日期,星期几"。然后再问:"告诉我这是什么地方,它在哪个城市? "

评分:每正确回答一项给1分。患者必须回答精确的日期和地点(医院、诊所、办公室的名称)。日期上多一天或少天都算错误,不给分。

总分:把右侧栏目中各项得分相加即为总分,满分30分。量表设计者的英文原版应用结果表明,如果受教育年限≤12年加1分,最高分为30分,≥26分属于正常。

(秦立霞)

实训指导三 个体情绪觉察体验及管理的操作技术

【实训目的】

1. 学会个体自我情绪觉察。

2. 学会使用情绪与社交孤独量表评估老年人的孤独状态。

3. 学会放松训练的基本操作技术,帮助他人和自己调节紧张情绪,实现心身和谐。

【实训准备】

1. 物品准备 录音机、放松训练的音像资料、纸、笔。

2. 操作者准备 着装整洁、宽松,熟悉放松训练的步骤和要求。

3. 环境准备 教室或示教室等安静场所。

【实训学时】

2 学时。

【实训方法与结果】

(一)实训方法

1. 训练学生对自我情绪的觉察能力。

(1)当 _____ 时,我会很焦虑。

(2)当我焦虑时,我常常会感觉 _____。

(3)当我焦虑时,我常常会去做 _____。

(4)当我回答完上述三题后,我觉得自己在情绪上是一个 _____ 的人。

注:本部分情绪觉察中,焦虑可以更换成愤怒、恐惧等等。

2. 训练学生对情绪与社交孤独量表的使用。

指导语:这些问题涉及你对你的社交质量的体验。按下述标准标明在最近一年内你出现以下每种情况的频度。

1	2	3	4	5
从无	偶尔有	有时	经常	很经常

(1)我周围的每个人似乎都像陌生人。

(2)我从我所参加的集体中不能获得很多满足。

*(3)我周围有不少人理解我的看法与信仰。

(4)没有任何人能在很长时间里让我感到亲密无间。

*(5)我有心上人(爱人、恋人、情人),他(她)能给我支持与鼓励。

*(6)我属于朋友当中的一员。

*(7)有人可以与我相伴。

(8)没有人与我保持使我感到相互理解的特殊关系。

*(9)我对于另一个人的感情能产生重大影响。

(10)我没有特殊的爱情关系。

注:量表共 10 个条目,其中情绪孤独条目为 4、5、8、9、10;社交孤独条目为 1、2、3、6、7;标有星号的条目为反向计分条目。两个分量表总分在 5~25 分。得分越高则孤独越重。

3. 学会对自我情绪的管理。

(1)教师播放关于放松训练的音响资料,并讲解放松训练的计划。

(2)每班分成若干组,按教师演示要求进行放松训练。

(3)在训练时,指导者说话声音要低沉、柔和,学生取舒适姿势靠在沙发或椅子上或平躺在地板上,自然闭上双眼。

（4）教师演示训练

1）准备："现在我来教大家如何使自己放松。为了让你体验紧张与放松的感觉。请先将你身上的肌肉群紧张起来,再放松。请用力弯曲你的前臂,同时体验肌肉紧张的感觉。（约 10s）然后,请你放松,尽量放松,体验紧张与放松在感受上的差异。"（停顿 5s）

2）现在开始放松练习

"深吸一口气,保持一会儿。（约 15s）好,请慢慢把气呼出来（停顿 3~4s）现在我们再来做一次……"

"现在伸出你的前臂,握紧拳头,注意你手上的感受。（约 15s）好,现在请放松,彻底放松你的双手,体验放松后的感觉,你可能会感到沉重、轻松或者温暖,这些都是放松的标志,请你注意并且细细体会这些感觉。（停顿 3~4s）我们现在再重复一次……"

"现在开始放松你的双臂,先用力弯曲绷紧双臂肌肉,保持一会儿,感受双臂肌肉的紧张。（约 15s）好,放松,彻底放松你的双臂,体会放松后的感受。（停顿 3~4s）现在我们再重复一次……"

……

说明:本部分的放松练习按照前臂 – 双臂 – 双脚 – 小腿 – 大腿 – 头部 – 躯干 – 双肩 – 双腿 – 臀部的次序依次进行放松训练。

3）结束放松:"这就是整个放松过程,现在感受你身上的肌肉群,从下至上,使每组肌肉群都处于放松的状态。（约 20s）请注意放松时温暖、轻松、舒适、愉快的感觉,并将这种感觉尽可能保持 1~2min。然后,我数数,数至 5 时,你睁开眼睛,你会感到平静温和舒适,精神焕发。（停 1~2min）好,我开始数数,1——感到平静,2——感到非常平静温和舒适,3——感到精神焕发,4——感到特别的精神焕发,5——请睁开眼睛。"

（5）学生按先前分组进行放松训练,教师巡回指导和纠正。

（6）学生训练结束后,分享自身的体验、感悟和收获,其他学生思考并发表意见。

（7）训练及分享完毕后,教师总结。

（二）实训结果

1. 学生能较好较准确地觉察和识别自身情绪。

2. 学生能正确使用情绪与社交孤独量表进行测查。

3. 学生能有效运用放松训练方法进行放松。

【实训评价】

1. 教师针对学生互动放松训练过程进行效果讲评,解答学生疑问。

2. 教师针对学生分享的体验、感悟和收获进行总结并提炼升华。

（史艳琴）

实训指导四　访谈评估

【实训目的】

1. 通过访谈收集老年人相关资料。

2. 掌握访谈提纲的制订方法。

3. 熟悉访谈的实施过程和访谈技巧的运用。

4. 培养学生尊重、关爱老年人的理念。

【实训准备】

1. 资料准备　老年人心理问题案例（第十章第二节导入情景）。

2. 物品准备　纸、笔等记录材料、时钟。

3. 环境准备　温度、光线适宜的访谈场地、访谈所需座椅。

【实训学时】

2学时。

【实训方法与结果】

1. 案例讨论 每12~15个学生为一组,对导入情景的案例进行讨论。讨论的问题:案例中的老年人的主要问题是什么? 应该重点收集哪方面资料?

2. 根据案例提供的信息和讨论的结果,为老年人制订一份访谈提纲。

3. 角色扮演 三人一组,一人扮演评估者,一人扮演老年人,另外一人扮演老年人的家属。老年人和家属可根据案例资料或者自设情景回答问题;评估者应按照访谈实施程序、依据访谈提纲、运用提问、倾听等技巧完成评估访谈,并做好访谈记录的整理工作。

4. 考核评价标准

访谈前的准备	访谈者服装鞋帽整洁、仪表大方	5分
	访谈所需工具如纸和笔等准备齐全	5分
	访谈提纲全面,问题设置合理	15分
访谈过程	访谈者自我介绍,并向老年人说明访谈目的	5分
	访谈者面带微笑,语言平和、清晰,态度和蔼	15分
	访谈者提问清晰、准确,方式恰当,能把握好提问的节奏	15分
	访谈者倾听技巧运用恰当,不打断并能够及时恰当的回应	15分
	能够记录重点,访谈与记录的关系处理恰当	10分
访谈结束	访谈者对访谈进行总结,并能够准确地澄清老年人的疑问	10分
	友好的与老年人告别	5分

(王晓琳)

实训指导五 心理测验评估

【实训目的】

1. 通过心理测验收集老年人的相关资料。

2. 掌握心理测验的施测程序。

3. 熟悉心理测验的计分方法和结果解释。

4. 培养学生尊重、关爱老年人的理念。

【实训准备】

1. 资料准备 老年人心理问题案例(第十章第四节导入情景)。

2. 物品准备 纸、笔等记录材料、心理测验。

3. 环境准备 温度、光线适宜的测验场地。

【实训学时】

2学时。

【实训方法与结果】

1. 案例讨论 每12~16个学生为一组,对导入情景的案例进行讨论。讨论的问题:案例中的老年人的主要问题是什么? 应该选用什么心理测验?

2. 角色扮演 两人一组,一人扮演评估者,一人扮演老年人,对老年人进行心理测量。

3. 统计测验分数。

4. 对测验结果作出科学的解释。

5. 考核评价标准

测量前的准备	施测者服装鞋帽整洁、仪表大方	5分
	测验所需物品准备齐全,放置妥当	5分
	测量场地温度、光线适宜	5分
	心理测验选择恰当	10分
测量过程	访谈者自我介绍,并向老年人说明测量目的	5分
	面带微笑,语言平和、清晰,态度和蔼	10分
	流利地向老年人说明测验的指导语,指导老年人顺利应答	15分
	及时有效的解决测量过程中老年人出现的问题	15分
测量结束	按计分程序和规则进行计分	15分
	对测验结果作出科学的解释	15分

6. 老年抑郁量表(GDS)

指导语:选择最切合您 1 周来感受的答案,在每题后选择"是"或"否"。

序号	项 目	回	答
1*	你对生活基本满意吗?	是	否
2	你是否已放弃了许多爱好与兴趣?	是	否
3	你是否觉得生活空虚?	是	否
4	你是否感到厌倦?	是	否
5*	你觉得未来有希望吗?	是	否
6	你是否因为脑子里一些想法摆脱不掉而烦恼?	是	否
7*	你是否大部分时间精力充沛?	是	否
8	你是否害怕会有不幸的事落到你头上?	是	否
9*	你是否大部分时间感到幸福?	是	否
10	你是否经常感到孤立无援?	是	否
11	你是否经常坐立不安,心烦意乱?	是	否
12	你是否愿意待在家里而不愿去室外做些新鲜事?	是	否
13	你是否常常为将来的生活担心?	是	否
14	你是否觉得记忆力比以前差?	是	否
15*	你觉得现在活着很开心吗?	是	否
16	你是否常感到心情沉重、郁闷?	是	否
17	你是否觉得像现在这样活着毫无意义?	是	否
18	你是否总为已经过去的事忧愁?	是	否
19*	你觉得生活很令人兴奋吗?	是	否
20	你开始一件新的规划很困难吗?	是	否
21*	你觉得生活充满活力吗?	是	否

续表

序号	项　目	回	答
22	你是否觉得你的处境已毫无希望?	是	否
23	你是否觉得大多数人比你强得多?	是	否
24	你是否常为一些小事伤心?	是	否
25	你是否常觉得想哭?	是	否
26	你集中精力有困难吗?	是	否
27*	你早晨起来很快活吗?	是	否
28	你希望避开各种聚会吗?	是	否
29*	你做决定很容易吗?	是	否
30*	你的头脑像往常一样清晰吗?	是	否

注:带 * 的项目反向计分。

（王晓琳）

实训指导六　老年心理咨询技术

【实训目的】
1. 正确接待老年初访者。
2. 正确运用询问、倾听、结构化技术等。

【实训准备】
1. 物品准备　老年来访者的初次咨询案例。
2. 操作者准备　着装整洁规范,复习老年心理咨询技术初访接待的技术与要求。
3. 环境准备　多媒体教室或模拟心理咨询室。

【实训学时】
2 学时。

【实训方法与结果】
（一）实训方法
1. 案例分析　将学生分成若干小组,每组 6~8 人,对案例进行讨论分析,着重理解咨询师所使用的技术,然后班级汇报。

刘某,女,62 岁。老伴身体一向很好,突然摔了一跤,就去世了。接下来的一个月,刘某天天失眠,服用安眠药也无法入睡。脑子很乱,有时很困,但是躺下就会想起老伴生前的各种事情,好像还站在跟前和自己说话。一睁眼,人就没了,有时连着好多天都没有一点睡意,就坐着回忆老伴生前和自己说过的话,边回忆边哭。现在觉得全世界就剩下自己一个人,又孤单又痛苦。因此前来求助,系初次来访。

咨询师:(起身,面带微笑)您好,我是王 ××,国家二级心理咨询师,您可以叫我王老师,接下来,我们将一起工作。请问,怎么称呼您比较合适?

来访者:你好,我姓刘,工程师,单位同事都叫我刘工。

咨询师:(主动握手)刘工,您好! 您的观念比很多同龄人要先进,不知您对心理咨询是否有深入的了解?

来访者:就是听说是解决心理问题的,别的就不知道了。

咨询师:那好,我简单地跟您介绍下。心理咨询主要是用心理学的理论、方法和技巧,帮助来访者认识问题,寻找方法,减轻困扰,恢复心理健康。一般每周一次,每次 50min 左右。如果有其他情况,您可以打前台电话问询……我们会严格遵守保密原则……您可以完全信任我,这样我才能更好地帮到您。不知道我说清楚了没有？

来访者：嗯，很清楚了。

咨询师：好的，那您此次前来，是希望能得到哪方面的帮助呢？

来访者：他们都不理解我，亲戚朋友，连我的孩子都不理解我，我真的受不了了。

咨询师：我能感受到您很难过，因为最亲的人都不理解您，那一定是发生了什么？

来访者：（眼圈发红，情绪有些激动）就是去年，我老伴突然摔了一跤就走了。一开始也没什么，可很快我就感到老伴一直在我身边没有走，还和我说话，可醒来发现……我觉得我的生命已经跟着老伴去了。

咨询师：（面对来访者，随着事件的铺开、来访者情绪的变化，咨询师身体逐渐前倾，蹙眉、表情显凝重，偶尔点头回应）……

2. 情景模拟、角色扮演并反馈　学生两两一组，分别扮演咨询师和来访者，根据案例和分析讨论的结果进行情景模拟、角色扮演。

来访者的扮演者用心体验、感受来访者的遭遇和心情，以及对咨询师咨询服务的感受；咨询师的扮演者努力进入角色，感受咨询师的内心世界和共情来访者并保持专业视角。然后相互反馈，并互换角色再次扮演，最后回到 6~8 人的小组内分享感受，教师点评补充。

（二）实训结果

1. 根据案例分析整理出心理咨询师主要使用的咨询技术。

2. 在模拟的情景下对来访者进行初访接待。

3. 根据角色扮演中的真实感受，写一份实训报告。

【实训评价】

1. 积极参与案例讨论，掌握老年人初访接待的具体技术。

2. 熟悉老年人心理咨询的流程和工作特点。

（王华栋）

中英文名词对照索引

H

J

K

L

M

N

P

Q

Z

［1］熊云新,叶国英.外科护理学[M].4版.北京:人民卫生出版社,2018.

［2］郭梦安,潘长玲.内科护理学[M].北京:人民卫生出版社,2016.

［3］刘晓红,陈彪.老年医学[M].3版.北京:人民卫生出版社,2020.

［4］孙建萍,张先庚.老年护理学[M].4版.北京:人民卫生出版社,2018.

［5］李卫东.基础医学概论[M].2版.北京:科学出版社,2015.

［6］吴苇,金锦珍.老年护理学[M].北京:科学技术文献出版社,2016.

［7］吴红宇,王春霞.老年护理[M].北京:高等教育出版社,2015.

［8］邓一洁.老年护理学[M].北京:北京出版社,2014.

［9］郭桂芳.老年护理学(双语)[M].北京:人民卫生出版社,2012.

［10］李玉明,郝静.老年护理[M].北京:人民卫生出版社,2018.

［11］郝伟,陆林.精神病学[M].8版.北京:人民卫生出版社,2018.

［12］张志杰,王铭维.老年心理学[M].重庆:西南师范大学出版社,2015.

［13］高云鹏,胡军生,肖健.老年心理学[M].北京:北京大学出版社,2013.

［14］胡勤勇,周晓渝.老年心理护理基础[M].北京:科学出版社,2014.

［15］姚树桥.心理评估[M].3版.北京:人民卫生出版社,2018.

［16］杨艳杰,曹枫林.护理心理学[M].4版.北京:人民卫生出版社,2017.

［17］中国痴呆与认知障碍指南写作组,中国医师协会神经内科医师分会认知障碍疾病专业委员会.2018中国痴呆与认知障碍诊治指南(五):轻度认知障碍的诊断与治疗[J].中华医学杂志.2018.98(17):1294-1301.

［18］吴江,贾建平.神经病学[M].3版.北京:人民卫生出版社,2016.

［19］刘铁桥,郝伟.2019精神病学精选习题集[M].北京:人民卫生出版社,2018.

［20］贾建平,陈生弟.神经病学[M].8版.北京:人民卫生出版社,2018.

［21］全国人民代表大会.中华人民共和国妇女权益保障法(2018修正)[M].北京:中国法制出版社,2018.

［22］蒋月.我国反家庭暴力法适用效果评析——以2016—2018年人民法院民事判决书为样本[J].中华女子学院学报,2019,31(03):13-22.

［23］王婷.老年心理慰藉实务[M].北京:中国人民大学出版社,2015.

［24］蒋玉芝.老年人心理护理[M].北京:北京师范大学出版社,2015.

［25］陆林.沈渔邨精神病学[M].6版.北京:人民卫生出版社,2018.

［26］于普林.老年医学[M].北京:人民卫生出版社,2019.

［27］王庭槐.生理学[M].9版.北京:人民卫生出版社,2018.

[28] 李德水,易德保 . 解剖学基础 [M] . 北京 : 人民卫生出版社,2014.

[29] 李法琦,司良毅 . 老年医学 [M] . 3 版 . 北京 : 科学出版社,2017.

[30] 化前珍,胡秀英 . 老年护理学 [M] . 4 版 . 北京 : 人民卫生出版社,2017.

[31] 姚树桥,杨艳杰 . 医学心理学 [M] . 7 版 . 北京 : 人民卫生出版社,2018.

[32] 周郁秋,张会君 . 老年健康照护与促进 [M] . 北京 : 人民卫生出版社,2018.